ATLAS OF DIAGNOSTIC SONOGRAPHY IN
OBSTETRICS AND GYNECOLOGY

# 实用妇产超声
## 诊断图解

### 第2版

杨太珠　罗红　主编

全国百佳图书出版单位

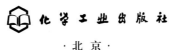
化学工业出版社
·北京·

**图书在版编目（CIP）数据**

实用妇产超声诊断图解/杨太珠，罗红主编．—2版．—北京：化学工业出版社，2017.5（2024.4重印）

ISBN 978-7-122-29488-3

Ⅰ.①实…　Ⅱ.①杨…②罗…　Ⅲ.①妇产科病-超声波诊断-图解　Ⅳ.①R710.4-64

中国版本图书馆CIP数据核字（2017）第075477号

责任编辑：高　霞　杨骏翼　　　　　　　　装帧设计：关　飞
责任校对：边　涛

出版发行：化学工业出版社（北京市东城区青年湖南街13号　邮政编码100011）
印　　装：北京虎彩文化传播有限公司
787mm×1092mm　1/16　印张20¾　字数551千字　2024年4月北京第2版第3次印刷

购书咨询：010-64518888　　　　　　　　售后服务：010-64518899
网　　址：http://www.cip.com.cn
凡购买本书，如有缺损质量问题，本社销售中心负责调换。

定　价：98.00元　　　　　　　　　　　　　　　　　版权所有　违者必究

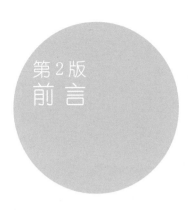

第2版
前言

　　《实用妇产科超声诊断图解》一书自2006年出版以来，深受广大超声医师和读者的喜爱和欢迎。鉴于现代妇产科超声理论和实践的快速发展，更新本书内容成为摆在我们面前的工作。为满足目前妇产超声工作中的实际需要，根据广大读者的需要和出版社的要求，我们对全书进行了修订。为与国际惯例一致，特将书名改为《实用妇产超声诊断图解》，但在内容和形式上与第一版是延续的。除订正原版书中的疏漏之处外，还增加了一些新的内容。现将修订情况说明如下：

　　1.基本保持原书注重实践的特点。

　　2.更加重视超声实用理论和病例部分。将原书基础理论的第一章和第二章合并；删除"子宫肥大"一节；减少超声与宫腔镜联合应用的内容，并改为超声内镜技术的应用。

　　3.在相应章节增加了以下内容：早孕期颈项透明层（NT）；胎儿颜面部和胸腔畸形；血管前置；脐带插入部位异常；新生儿头颅CT、MRI检查；胎儿心脏三血管切面；胎儿心功能评分；经静脉脏器声学造影；输卵管造影和盆底超声。

　　4.重视图片质量，更换和增加了新的相关图片近300幅。

　　本书由杨太珠、罗红、朱琦、杨帆、陈娇、田雨、庞厚清、何敏、徐红、唐英、郭楠、张波等共同编写与修订。我们本着对读者负责的态度，对原版书通篇进行斟字酌句的考量，力求杜绝瑕疵和错误。

　　由于编写时间以及编者水平的限制，难免存在不足、缺点和错误，恳请同道和读者批评指导。同时借此机会，向给予我们关心、鼓励和帮助的亲人、同事、同行和专家学者致以由衷的感谢。

杨太珠

2017年4月

　　妇产科超声作为超声医学的重要组成部分，近年来发展非常迅速。由于腔内超声、三维超声、介入性超声、超声造影以及胎儿超声心动图等新技术的发展，拓展了超声技术在临床的应用范围，使得超声在妇产科临床诊断与治疗活动中扮演着越来越重要的角色。

　　一门学科的发展，一是体现在理论和技术的革新上，二是体现在技术的普及程度上。由于超声检查具有无创、直观、经济等诸多优点，使得这一技术在各级医院得到了普遍应用，其他专业的医务人员也纷纷加入此项工作。正是因为目前从事妇产科超声工作人员，特别是基层人员的专业背景参差不齐，所以他们更需要一本实用的专业书籍以提高其专业技能，从而更好地满足临床工作需要。

　　目前国内以妇产科超声诊疗为主题的书籍较多，而针对基层超声专业人员实用的参考书有限。在我国政府大力倡导发展社区医疗体系的今天，培养大批业务过硬的基层妇产科超声检查人员是我们义不容辞的责任与义务。四川大学华西妇产儿童医院超声科的医务人员在总结自身多年工作经验的基础上，广泛听取来自基层的进修医师意见，针对他们的实际需求，并结合学科发展方向，编写了这本《实用妇产科超声诊断图解》。华西妇产儿童医院巨大的门诊量和手术量为他们提供了丰富的病例资源，为本书资料的收集与编写提供了良好的基础条件。

　　《实用妇产科超声诊断图解》为读者们提供了大量的超声图片与典型病例，同时附上了简明扼要的评述，并对临床超声诊断工作中涉及的一些难点问题做了特别提示。值得一提的是，作者精心组织录制了妇产科超声检查基本操作手法的光盘，并补充了大量动、静态图片与病例资料，不仅方便了读者自学，也开创了同类书籍出版的一种新模式。

　　诚愿本书能为妇产科超声技术的普及和提高起到积极的推动作用。我也乐于将这样一本特色鲜明、实用性强的专业书推荐给广大从事超声专业的医师，临床医师和医学生们。

中华医学会超声医学会主任委员<br>
北 京 协 和 超 声 科 主 任

2006 年 6 月 27 日　于北京

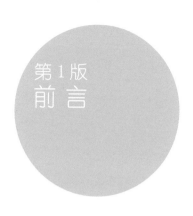

第1版
前言

超声检查在妇产科临床应用的重大价值已众所周知，随着超声技术的快速发展，其临床应用正在不断扩大和加深。与此同时，妇产科对超声诊断的要求也越来越高。妇产科超声诊断风险性高，尤以产科为甚。临床医师对妇产科超声诊断提出了更多和更高的要求，促使超声工作者必须在超声知识、扫查技能、图像识别以及妇产科相关临床知识等方面不断地充实自己。

我们在多年的临床医疗、教学工作中接触到了大量来自基层的超声进修人员和医科大学的学生，他们提出的问题大多不属于高深的理论知识，而是在日常临床工作中遇到的迫切需要解决的实际问题，例如在技术操作上，如何才能获得最佳图像；怎样正确识别正常和异常图像，以及进一步区分各种异常图像，从而做出正确的判断；在超声检查完毕后，如何恰如其分地提示诊断。为了适应这一现实需要，出版一部面向中、基层医务人员和医学学生，具有较强实用性的妇产科超声专著实属必要。为此，我们编写了《实用妇产科超声诊断图解》一书，希望能对他们的临床工作有所裨益。

四川大学华西第二医院是西南地区规模最大的妇产儿童专科医院。年均门、急诊约60余万人次，年手术量近万台次。超声科年检量达10万人次以上。这也使得我们能有更多的机会接触更多的病例和更容易收集到相关原始资料。

本书涵盖了妇产科超声的各个方面，以图例为主，突出实用性。全书40余万字，其中收集并精选了作者多年积累的典型超声图像500多幅，并对图像进行了简洁的文字注解，对妇产科的常见疾病及与妊娠有关的正常与异常的超声诊断理论方面进行了简要的归纳、提炼，避免了大段的文字理论阐述；对超声诊断中的注意事项与鉴别诊断要点作为特别提示列出；特别提示中也融入了作者在工作中的经验体会与教训。本书不仅包含有妇产科常见病、多发病的超声诊断，对近年来超声新技术在妇产科的应用也作了较为全面的介绍，本书在突出实用性和普及性的基础上，对妇产科超声的新进展也做了简要介绍。书中附有光碟，以生动而直观的形式展示了妇产科超声检查的基本操作手法，补充了大量书中无法展示的动、静态图片与病例资料，使全书内容更为充实。

袁佳同志为本书图像的收集与编辑做出了大量工作，谨此致谢！

由于作者水平有限，虽竭尽所能，不足和不当之处亦在所难免，恳请超声界前辈及同道不吝赐教。

杨太珠

2006 年 4 月 25 日　于成都

目录
Contents

**第一章　妇产科超声诊断临床基础**　　　1

第一节　超声诊断的物理基础和检查技术　/1

一、超声波的基础物理知识　/1

二、超声成像的物理基础　/1

三、超声检测技术　/2

第二节　女性盆腔的超声应用解剖与生理概要　/3

一、女性盆腔脏器的解剖结构与超声图像　/3

二、女性盆腔及脏器的血管与彩色多普勒超声　/14

第三节　妇产科超声检查途径与扫查方法　/17

第四节　妇产科超声诊断图像的阅读与报告书写　/20

一、超声诊断图像的阅读方法　/20

二、妇产科超声报告书写方法与要求　/20

第五节　妇产科超声检查的注意事项　/21

**第二章　超声诊断在围产期的应用**　　　22

第一节　妊娠期母体子宫的变化　/22

一、子宫体　/22

二、子宫峡部　/22

三、子宫颈　/22

第二节　胚胎、胎儿发育特征　/22

第三节　正常妊娠的超声诊断　/23

一、基本概念　/24

二、超声诊断　/24

　　三、特别提示　/ 44

　　四、超声多参数生物测量对妊娠中、晚期胎儿生长发育的评估　/ 45

　　五、彩色多普勒超声检测胎儿脐动脉血流的临床意义　/ 50

第四节　宫内胎儿发育异常的超声诊断　/ 51

　　一、正常多胎妊娠　/ 51

　　二、巨大胎儿　/ 55

　　三、胎儿宫内发育迟缓　/ 56

　　四、胎死宫内　/ 57

第五节　常见胎儿先天性畸形的超声诊断图像　/ 60

　　一、胎儿神经系统畸形　/ 60

　　二、胎儿消化系统畸形　/ 70

　　三、胎儿腹裂畸形（腹前壁缺陷）/ 77

　　四、胎儿泌尿系统畸形　/ 80

　　五、胎儿骨骼及四肢畸形　/ 88

　　六、复杂性双胎　/ 95

　　七、双胎输血综合征　/ 100

　　八、颜面部畸形　/ 102

　　九、胸腔畸形　/ 106

　　十、其他先天性畸形（颈部水囊瘤、骶尾部畸胎瘤、羊膜带综合征、
　　　　盆腔囊肿）/ 111

第六节　胎儿附属物异常的超声诊断　/ 114

　　一、前置胎盘　/ 114

　　二、胎盘植入　/ 118

　　三、胎盘早期剥离　/ 119

　　四、胎盘肿瘤　/ 121

　　五、脐带异常　/ 123

　　六、胎儿羊水过多与过少　/ 125

第七节　妊娠期子宫颈功能不全的超声诊断　/ 127

第八节　产褥期异常的超声诊断　/ 130

第九节　新生儿常见颅脑疾病的超声诊断　/ 134

　　一、颅脑的应用解剖　/ 134

　　二、新生儿颅脑的检查　/ 135

　　三、正常新生儿颅脑超声　/ 135

　　四、异常新生儿颅脑超声　/ 139

**第三章　病理产科的超声诊断**　　148

第一节　早期妊娠流产的超声诊断　/ 148

第二节　异位妊娠的超声诊断　/ 152

第三节　妊娠滋养细胞疾病的超声诊断　/ 160


**第四章　胎儿心脏的超声诊断**　　165

第一节　正常胎儿心血管发育及血液循环特点　/ 165

一、胎儿心血管发育　/ 165

二、胎儿血液循环特点　/ 165

第二节　超声心动图对胎儿心脏结构的检查　/ 166

一、胎儿超声心动图检查指征　/ 166

二、胎儿超声心动图检查　/ 166

三、正常胎儿心脏超声心动图检查　/ 168

四、异常胎儿心脏超声心动图检查　/ 174

五、胎儿超声心动图检查应注意的问题　/ 195

六、胎儿超声心动图进展　/ 195

第三节　胎儿心律失常的超声心动图检查　/ 198

一、胎儿心律失常的超声心动图检测方法　/ 198

二、胎儿心律失常的分类　/ 199

三、胎儿心律失常的超声心动图特征　/ 200

四、检查胎儿心律失常注意的问题　/ 206


**第五章　超声诊断在妇科的应用**　　207

第一节　子宫肌瘤的超声诊断　/ 207

第二节　子宫腺肌病的超声诊断　/ 217

第三节　子宫内膜癌的超声诊断　/ 221

第四节　子宫内膜良性病变（息肉）的超声诊断　/ 225

第五节　子宫颈病变的超声诊断　/ 229

第六节　子宫肉瘤的超声诊断　/ 233

第七节　女性生殖器官发育异常的超声诊断　/235

第八节　盆腔内卵巢肿块的超声诊断　/240

　　一、非肿瘤性囊肿　/241

　　二、卵巢肿瘤　/245

　　三、盆腔内其他肿块的超声诊断　/253


第六章　超声在女性不孕症与计划生育中的应用　　260

第一节　超声在女性不孕症诊断与治疗中的应用　/260

　　一、超声在女性不孕症诊断中的应用　/260

　　二、超声在辅助生殖中的应用　/264

第二节　子宫内节育器的超声诊断　/265

第三节　计划生育技术并发症的超声诊断　/270

　　一、子宫穿孔　/270

　　二、宫腔及宫颈粘连　/271

　　三、宫腔妊娠物残留　/272

　　四、流产失败（漏吸）　/273

　　五、盆腔感染　/273


第七章　介入性超声在妇产科的应用　　275

第一节　应用概况　/275

第二节　介入性超声应用的基本条件与操作方法　/275

　　一、适应证与禁忌证　/275

　　二、介入性超声操作方法　/276

第三节　介入性超声在产科的应用　/276

　　一、羊膜腔穿刺　/276

　　二、超声引导下胎血取样　/277

　　三、超声引导下绒毛取样　/279

　　四、超声引导下胎儿组织活检　/279

　　五、超声引导下胎儿宫内治疗　/279

　　六、介入性超声在辅助生殖中的应用　/280

　　七、胎儿镜　/280

第四节　介入性超声在妇科的应用　/282

一、超声引导下盆腔包块的穿刺活检、抽液和治疗　/282

二、宫腔输卵管声学造影　/284

三、宫腔手术术中超声监测　/295

四、脏器超声造影　/297


第八章　三维超声成像技术在妇产科的应用　　300

第一节　三维超声成像模式简介　/300

第二节　三维超声在产科的应用　/301

一、胚胎及胎儿活动的观察　/301

二、胎儿生物学测量　/301

三、胎儿畸形的三维超声诊断　/302

第三节　三维超声在妇科的应用　/304

一、子宫疾病　/304

二、宫内节育环　/306

三、监测卵泡发育　/306

四、卵巢疾病　/307

五、盆底超声　/308


第九章　超声内镜技术的应用　　309

第一节　超声与宫腔镜联合检查　/309

一、宫腔镜检查的适应证　/309

二、宫腔镜检查的禁忌证　/309

三、超声与宫腔镜联合检查的适应证　/309

四、超声与宫腔镜联合检查的方法　/310

五、常见病变　/310

第二节　宫腔内超声检查　/314

第三节　腹腔镜超声　/314


参考文献　　315

# 第一章

# 妇产科超声诊断临床基础

## □□ 第一节　超声诊断的物理基础和检查技术 □□

### 一、超声波的基础物理知识

超声波（ultrasonic wave）为声波的一种特殊类型，属弹性机械波，传导介质的质点在水平方向上做往返运动，表现为疏密波交替，以纵波形式向远方传导。

1.超声波的频率　人耳可以听到的声波频率为 16 ～ 20000Hz，频率＞20000Hz，则不能为人耳感知，故称为超声波。临床上常用的超声频率为 2 ～ 10MHz。

2.频率与波长的关系　频率（振动周期数/秒）与波长（每一振动周期占有的空间距离）成反比关系，频率越高，波长越短，其关系式如下：

$$C = \lambda f \text{ 亦即 } \lambda = C / f$$

式中　$C$——声速；

　　　　$f$——频率；

　　　　$\lambda$——波长。

3.声速（acoustic velocity）　声波在单位时间内传播的距离。不同介质具有不同的声速：固体物质中声速最快，液体次之，在气体中最慢。人体软组织的声速与液体声速（1500m/s）近似，约为 1540m/s，人体软组织声速的总体差异约为 5%，因此超声测距误差在 5% 左右。

4.声强（acoustic intensity）　声波在单位面积上的强度以 W/cm$^2$ 为单位，超声诊断的声强一般应小于 100mW/cm$^2$，检查胎儿时声强应偏小，检查时间宜短。

### 二、超声成像的物理基础

1.组织声阻抗差与超声成像（ultrasonic imaging）　密度不同的组织具有不同的声阻抗；声阻抗不同的组织的交界面上存在声阻差；声阻差＞1‰，就会产生回声反射；回声强度与声阻差的大小成正比关系；不同回声强度构成了各式各样的回声图像（表 1-1）。

**表 1-1　组织的回声反射类型**

| 回声 | 介质的声阻差 | 组织类型 |
| --- | --- | --- |
| 极强 | 极大 | 气体 - 实体界面（肠气、肺气），不利于超声向深部传输 |
| 强 | 大 | 钙质、纤维组织含量多的组织（骨、钙化、结石、瘢痕） |
| 高 | 较大 | 实质非均质性组织，纤维组织增生、血管壁、肾集合系统 |
| 中 | 较小 | 实质均质性组织（子宫、卵巢、肝脾、肾皮质、肌肉） |
| 低 | 很小 | 密度更均匀的组织（肾锥体、某些肿瘤） |
| 无回声 | 无 | 血液、羊水、尿液、囊液、胆汁、漏出液、渗出液 |

2.人体组织中超声能量衰减特点

（1）组织含水量多，声能衰减少，透声性强，与周围组织比较，该组织内部回声少，后方回声增强。液性介质中，囊液、尿液、羊水的透声性最强，胆液其次，血液再次。

（2）含钙质、纤维质（结构交错）多的组织，声衰减系数大，后方可出现声影。骨、结石、组织钙化表现为强回声伴随后方声影。

## 三、超声检测技术

### （一）B型超声

回声信号以光点形式表示，多声束扫描可获得具有一定深度和宽度的回声图像。回声强度的高低以光点的明暗度表示，现在均以灰阶度来表示回声强度的高低，超声仪器的灰阶梯度越多，显示力越强。根据探头类型的不同，回声图可呈矩形、弧形或扇形。

1.经腹超声探查　妇产科超声通常采用经腹探查法，超声探头的振子（晶片）呈直线形或弧形排列，前者称为线阵式探头，后者为凸阵式探头。现时经腹探查多采用凸阵式探头，频率3～5MHz，振子数128～256枚，按一定顺序发射和接收超声，以获得一帧断面回声图，声像图呈弧形。腹部超声扫描帧数为每秒16～18帧，可实时显像。

2.经阴道超声探查　探头体积小，置于手柄前端，可放入阴道，使子宫、卵巢等靶目标处于近场，多采用5～10MHz高频扇形超声扫描以获得清晰度更高的回声图像。

### （二）M型超声（M-mode ultrasound imaging）

在二维图像上，移动M型采样线至感兴趣区，采集该声束所经历的各结构的回声信号，以动态曲线形态予以展示。M型的时-空关系强，主要用于分析胎心活动状况。

### （三）多普勒超声

多普勒超声仪均具有二维超声、彩色和频谱多普勒超声技术。

1.速度型彩色多普勒（color Doppler velocity，CDV）　启动彩色多普勒设置，将彩色多普勒采样框在二维声像图上移至感兴趣区，对收到的多普勒信号进行彩色编码。

（1）以不同颜色表示血流方向：频率增加（正性频移），编码为红色，表示血流方向朝向探头；频率减低（负性频移），编码为蓝色，表示血流方向远离探头。

（2）以彩色的亮度反映血流的速度：色彩明亮，速度高；色彩暗淡，速度低。

（3）绿色代表血流分散性大（湍流）。

（4）在红、蓝、绿（三基色）的基础上进行混合可产生二次色：红和蓝混合产生紫色，红和绿混合产生黄色，蓝和绿混合产生青色，红、蓝、绿三色混合产生白色。

2.能量型彩色多普勒（color Doppler energy，CDE）　基于红细胞散射超声波的强度，与血流量有关，与血流方向和速度无关。血流以单一颜色显示，无正红、负蓝或多色镶嵌（花色）表现。CDE敏感性高，比CDV更能显示低速血流。CDE不受夹角影响，血流连续性好，能更好地显示血管的行径。但不能显示血流方向和速度，不能区分动、静脉，噪声较大。

3.频谱多普勒　超声探头接收到的血流信号为复杂信号，需经过快速傅立叶转换（FFT）将复杂的信号分解为简单的基本频率和振幅信号列于坐标图上组成频谱图，用以分析血流的方向、速度、分散性及其随时间的变化。

纵坐标（Y轴）代表血流速度（频移）；横坐标（X轴）代表时间；频带宽度反映血流速度的分散度（层流：流速一致，频带窄；湍流：流速不一致，血流分散性大，频带宽）。多普勒信号的振幅（Z轴上的信号）以频谱灰阶度表示：振幅高、灰阶度高、亮度大（反映红细胞数量多）；振幅低，灰阶度低、亮度小（反映红细胞数量少）。

频谱多普勒分脉冲多普勒（PW）和连续多普勒（CW）两种：前者以单晶片发射和接收多普勒信号，可精确定位采样；后者为双晶片，一个晶片发射超声波，另一个晶片接收超声多普勒信号，用于检测高速血流。

4.血流动力学指标

（1）血流基本参数及其测量方法

收缩期峰值流速（$V_s$，$V_{max}$）：在血流频谱收缩期的最高点测量。

舒张期最低流速（$V_d$，$V_{min}$）：在血流频谱舒张期的最低点测量。

平均速度（$V_{mean}$，$V_m$）和速度时间积分（$VTI$）：沿血流频谱绘包络线，即可得出。

（2）动力学指标

阻力指数（resistance index，$RI$）：反映血流阻力。

$$RI = \frac{V_s - V_d}{V_s} \quad （正常值：0.7 \pm 0.05）$$

搏动指数（pulse index，$PI$）：反映血管的弹性和顺应性。

$$PI = \frac{V_s - V_d}{V_m} \quad （正常值：1 \sim 1.5）$$

$S/D$（$V_s / V_d$）：收缩期峰值流速与舒张期最低流速比值，正常值为3：1。

$PI$、$RI$、$S/D$均为血流速度参数之间的比值，不受探查夹角的影响，在评价血管的阻力和组织器官的血流灌注上有较大价值。

（四）三维立体成像（3D ultrasound imaging）

采集系列二维断面图像信息，经专用计算机进行数字化图像处理后显示为立体的三维图像。

（1）三维重建：将三维探头置于下腹部，获取系列相关二维图像进行三维重建。图像立体感强、形象直观。

（2）实时三维成像：将实时容积三维探头置于下腹部，电子相控阵式自动偏转扫描，可快速获得实时三维图像。

三维超声成像技术在妇产科的应用参见第八章。

## □□ 第二节  女性盆腔的超声应用解剖与生理概要 □□

### 一、女性盆腔脏器的解剖结构与超声图像

（一）盆腔结构

骨盆为环状骨性结构，由骶骨、尾骨、两块髋骨及髋关节和韧带构成。盆腔内前部主要为膀胱和尿道，中部为子宫、宫颈、阴道，两侧为输卵管和卵巢；后部为直肠子宫陷窝（Douglas腔）和直肠。盆腔内的血管主要有髂内、外动静脉及其分支。膀胱、子宫、直肠与盆壁间腹膜延续形成的陷凹有膀胱子宫陷凹和直肠子宫陷凹，后者为女性腹膜腔最低处，腹膜腔内渗出液、出血、积脓等常积聚在此（图1-1）。

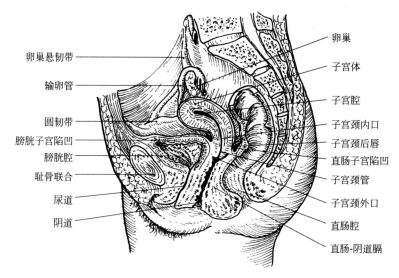

图 1-1　女性盆腔正中矢状切面

## （二）女性内生殖器官

女性内生殖器包括阴道、子宫、输卵管及卵巢。输卵管及卵巢常被称为附件（图1-2）。

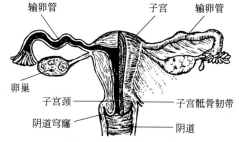

图 1-2　盆腔内生殖器

1. 阴道（vagina）

（1）阴道的解剖

① 为肌性管道，长 10 ～ 12cm。

② 前壁与膀胱和尿道毗邻，后壁与直肠相邻。

③ 阴道壁与子宫颈之间形成阴道穹窿，可分为前、后穹窿和两个侧穹窿。后穹窿较深，其后上方为直肠子宫陷凹。

④ 正常阴道前后壁相贴，阴道与宫颈以锐角连接。

（2）正常声像图表现

① 纵切面显示阴道前后壁紧贴，中央为阴道腔，其内含有少量气体，超声显示为细线状强回声，称为阴道气体线，根据有无阴道气体线，可判断有无阴道腔（图1-3）。

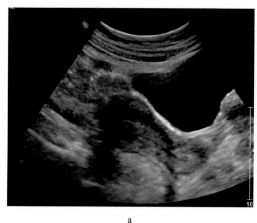
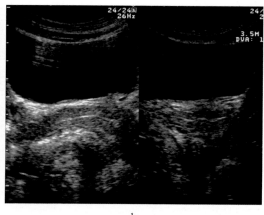

a　　　　　　　　　　　　b

图 1-3　子宫图像及阴道气体线

a.子宫矢状切面，显示阴道气体线；b.阴道纵切、横切面

② 阴道壁为薄层低回声。通过充盈的膀胱和充气的直肠来显示阴道前后壁厚度。

③ 横切面显示阴道为一较短的横行低回声，中央有一横线状强回声为阴道腔。

④ 膀胱与阴道腔之间是阴道-膀胱膈，直肠与阴道腔之间是直肠-阴道膈。

2. 子宫（uterine，UT）

（1）子宫的解剖

① 子宫呈倒置的梨形，其大小随年龄发生变化。新生儿子宫长2.5～3.0cm，成年人子宫长7～8cm，宽4～5cm，厚2～3cm，重约50g。绝经期妇女子宫体积变小。

② 子宫体上部较宽，隆突部分称子宫底。子宫底两侧为子宫角。子宫下部较窄，呈圆柱状，称子宫颈，成年妇女宫颈长约3cm，子宫颈管呈梭形。

③ 子宫体壁由浆膜层、肌层、黏膜层即子宫内膜组成。子宫肌层为子宫壁最厚层，非孕时厚约0.8cm。子宫腔呈上宽下窄的三角形，子宫腔容量约5ml（图1-4）。

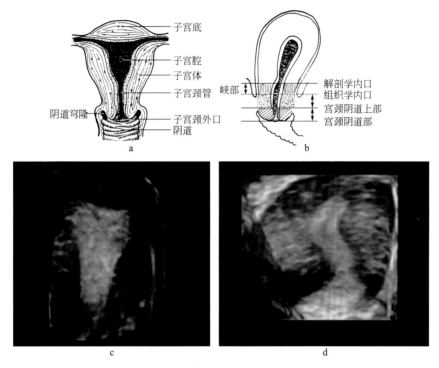

**图1-4  子宫的构成**

a. 子宫冠状切面；b. 子宫矢状切面；c. 子宫冠状切面（三维超声）；d. 子宫矢状切面（三维超声）

图a、图b引自：丰有吉. 妇产科学. 北京：人民卫生出版社，2002.

④ 在不同的生长发育期，宫体与宫颈长度的比例不同。婴儿期为1：2，青春期为1：1，成人期为2：1。

⑤ 子宫峡部，为宫体与宫颈交界的狭窄部分，是宫颈组织学内口与解剖内口之间的部分。非妊娠时，长1.0cm左右，到妊娠晚期，可长达10cm。

⑥ 子宫韧带包括阔韧带、圆韧带、主韧带和骶韧带，具有维持子宫位置的功能。子宫的正常位置呈轻度前倾、前屈位，易受体位、膀胱充盈度、直肠及腹压的影响。

（2）正常子宫声像图

① 纵切面：前位或水平位子宫呈倒置梨形，轮廓线光滑清晰，浆膜层呈强回声包绕子宫肌层，肌层为均匀中等强回声。宫内膜呈线状回声。子宫内膜作为识别子宫及病变位置的重要

标志，因盆腔手术、肿物或病变推移子宫、炎性粘连导致盆腔正常解剖结构改变时，内膜的显示对判断子宫位置及病变与子宫的关系非常重要。子宫前壁下段可见一轻微凹陷，为子宫峡部及子宫内口所在位置。可通过观察宫体与宫颈的夹角或子宫底与膀胱的关系来确定子宫的位置。子宫内膜随月经周期不同，其厚度及形态将发生变化（图1-5、图1-6）。

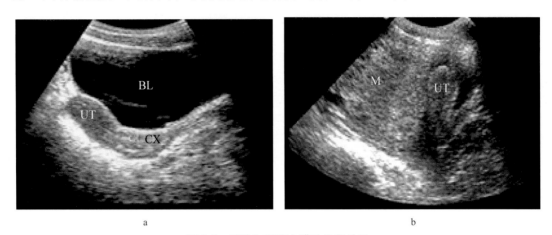

图1-5　肿块与子宫内膜的位置关系

a.子宫矢状切面，内膜呈线状居中，浆膜层呈强回声包绕子宫肌层；b.子宫受压推移，显示子宫内膜，判断团块位于子宫外

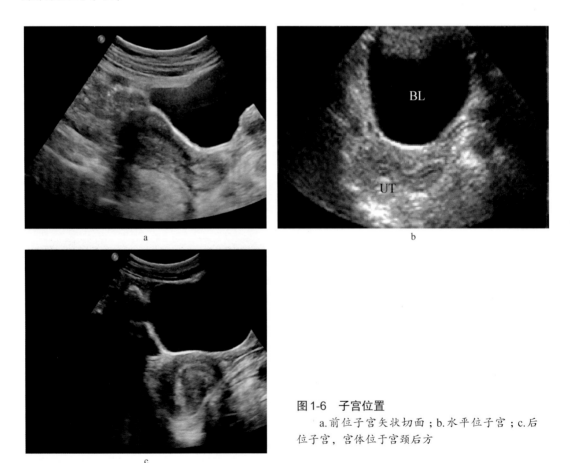

图1-6　子宫位置

a.前位子宫矢状切面；b.水平位子宫；c.后位子宫，宫体位于宫颈后方

② 横切面：子宫底呈三角形，宫角部如鸟嘴状突出，体部则呈椭圆形。其中心部位可见宫内膜呈"一"字形（图1-7）。

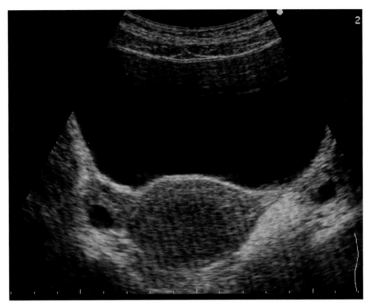

图1-7 子宫横切面图像

③ 子宫颈主要由结缔组织构成，回声较宫体稍强，且致密，纵切呈梭状强回声，横切呈环状强回声（图1-8）。

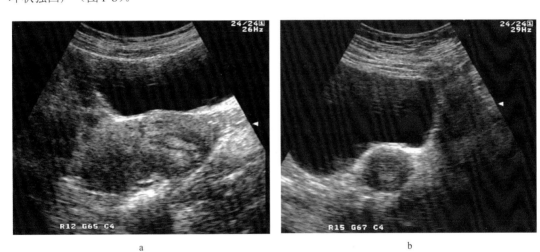

a                      b

图1-8 宫颈纵、横切面
a.宫颈纵切面，宫颈管呈梭状强回声；b.宫颈横切面，呈环状强回声

（3）子宫大小的测量方法：适度充盈膀胱后，纵切面测量宫体长径及前后径，横切面测量宫体横径。在宫颈纵切面测量子宫颈的长度与直径，宫颈横切面测量其横径。成年妇女正常子宫的超声测量参考值为：长径5.5～7.5cm，前后径3.0～4.0cm，横径4.5～5.5cm，子宫颈长2.5～3.0cm。多产妇子宫径线值可增大1.2cm。青春期子宫体大约与子宫颈等长，生育期子宫体长约为子宫颈的2倍，老年期又成为1∶1（图1-9，图1-10，正常值见表1-2）。

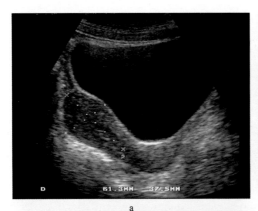

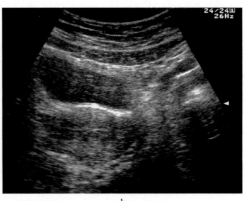

a

b

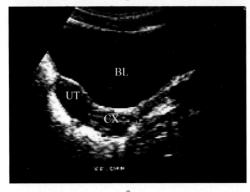

c

**图1-9　子宫的测量**

　　a.子宫纵切面：宫底浆膜层至宫颈内口的距离为长径；与子宫纵径相垂直的最大厚度为前后径；b.子宫横径：宫角下缘处卵圆形的子宫横断面上测得的左右径为横径；c.宫颈长度指宫颈内口到外口之间的距离，与宫颈长度垂直的最大前后径为宫颈直径

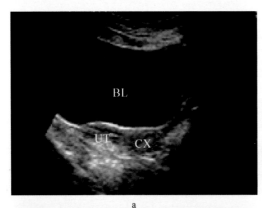

a

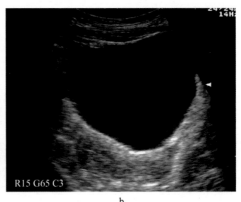

b

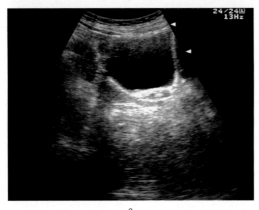

c

**图1-10　不同时期宫体与宫颈比例**

　　a.青春期子宫体、宫颈长度比约1∶1；b.生育期子宫体、宫颈长度比约2∶1；c.绝经期子宫体、宫颈长度比约1∶1

表1-2　四川省育龄妇女子宫大小的参数　　　　　　　（cm，$\bar{x}\pm s$）

| 项目 | 未　产 | | 已　产 | |
|------|--------|--------|--------|--------|
| | 子宫大小 | 95%区间 | 子宫大小 | 95%区间 |
| 宫体长径 | 4.97±0.62 | 3.80～6.21 | 5.35±0.65 | 4.13～6.61 |
| 宫体前后径 | 3.48±0.38 | 2.73～4.22 | 3.80±0.36 | 3.10～4.56 |
| 宫体横径 | 4.60±0.56 | 2.54～5.70 | 4.96±0.52 | 3.92～6.11 |
| 宫腔长径 | 3.75±0.52 | 2.76～4.82 | 4.00±0.55 | 2.94～5.14 |
| 宫腔横径 | 2.73±0.45 | 1.81～3.63 | 2.96±0.51 | 2.00～4.42 |
| 颈管长径 | 2.64±0.43 | 1.85～3.52 | 2.78±0.42 | 2.62～3.60 |
| 颈管前后径 | 2.62±0.32 | 2.01～3.34 | 2.93±0.40 | 2.17～3.70 |

注：数据来源于四川大学华西第二医院。

（4）子宫内膜的周期性生理变化及超声图像

① 增生期：子宫内膜分基底层和功能层。基底层呈中强回声，功能层为低回声。月经周期第5～14天，子宫内膜在雌激素作用下开始增生。增生早期至中期，超声图像显示子宫内膜呈线状强回声；增生晚期，内膜回声呈略增厚的条状强回声，厚度可达2～4mm（图1-11）。

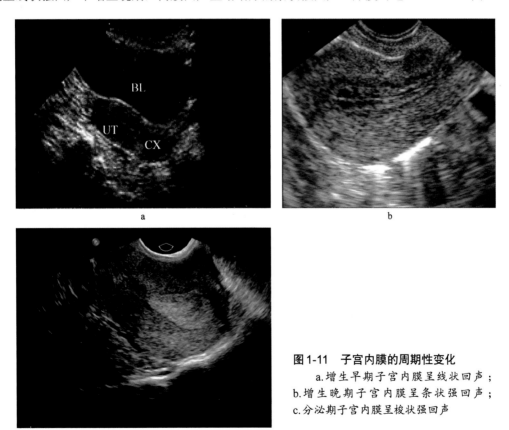

图1-11　子宫内膜的周期性变化
a.增生早期子宫内膜呈线状回声；
b.增生晚期子宫内膜呈条状强回声；
c.分泌期子宫内膜呈梭状强回声

② 分泌期：月经周期第15～28天，子宫内膜受卵巢激素的影响，功能层逐渐增厚。分泌早期，超声图像显示内膜厚度可达5～6mm，呈梭状强回声，周边呈低回声晕；分泌中期至晚期，内膜厚度可达7～10mm，呈椭圆形强回声，周围低回声晕增宽。

③ 月经期：月经周期第1～4天，卵巢激素下降，内膜脱落，月经来潮。超声显示宫腔线不清，内膜回声杂乱，有时可见小暗区。

④ 测量子宫内膜的方法：测量界限在内膜与肌层交界处，内膜厚度的计算方法为全层厚度或厚度的1/2。阴道超声可清楚显示子宫内膜各期的厚度及形态变化，对不宜做阴道超声检查的患者，经腹部超声检查要求膀胱充盈适度。

3. 输卵管（oviduct）

（1）输卵管的解剖：为一对细长弯曲的管状肌性器官，内侧与子宫角相通，外端游离，与卵巢接近，全长8～14cm。输卵管分为间质部、峡部、壶腹部和漏斗部（图1-12）。

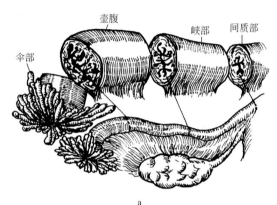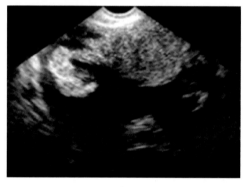

**图1-12　输卵管**
a.输卵管的组成及横断面示意图；b.输卵管超声图像

（2）输卵管超声图像：正常情况下，不能显示输卵管。当盆腔内有腹水，或输卵管有病变时，超声可显示漂浮于腹水中的输卵管或输卵管病变。诊断输卵管疾病时，阴道超声检查优于腹部超声检查（图1-13）。

4. 卵巢（ovary）

（1）卵巢解剖

① 卵巢位于盆腔内，子宫两侧，输卵管后下方，左右各一，外观呈扁椭圆形，借卵巢系膜与子宫阔韧带后层相连。

② 卵巢表面为致密的结缔组织，称为白膜，白膜下的卵巢组织分为皮质和髓质。皮质中有数以万计的始基卵泡及致密的结缔组织，髓质含有疏松结缔组织及丰富的血管、神经、淋巴管及少量平滑肌纤维。髓质内无卵泡。

③ 卵巢的形状、大小随年龄而有不同的变化，成年女性的卵巢重5～6g，容积应小于6ml，生育年龄妇女在排卵期，卵巢容积可达6ml，2岁以前小于1ml，12岁以前为2ml。绝经期后卵巢萎缩变小、变硬，卵巢的长、宽和厚度约0.5cm。青春期以前，卵巢表面光滑，卵巢含有多个卵泡，青春期开始排卵以后，表面逐渐凹凸不平。

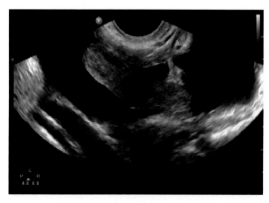

**图1-13　输卵管超声图像**
超声显示漂浮于腹水中的输卵管

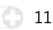

（2）卵巢生理

① 卵泡的发育及成熟：卵巢中所有的卵细胞均在胚胎期形成。进入青春期后，在促卵泡生成素（FSH）作用下，卵巢内的10余个直径约5mm的卵泡开始生长、发育。如卵泡中FSH受体丰富，在卵泡内生长因子的共同作用下，合成足量的雌激素，卵泡则继续发育。每个月经周期中，一般只有一个生长卵泡发育成熟，直径达18～20mm。

② 排卵：成熟卵泡分泌大量的雌二醇和少量黄体酮，在雌激素诱导下黄体素（LH）、FSH呈峰状分泌，卵泡成熟后即破裂，卵泡液流入盆腔，卵子排出。

③ 黄体期：成熟卵泡排卵后，卵泡塌陷，泡膜内血管破裂，血液流入腔内，形成血肿，称血体。卵泡壁的破口很快被纤维蛋白封闭而修复，卵泡壁的卵泡颗粒细胞和内膜细胞向内侵入，周围由卵泡外膜包绕，共同形成黄体，开始分泌少量孕酮。排卵后，黄体分泌孕酮逐渐增加，于排卵后7～8天达高峰，以后逐渐下降，到月经来潮时降到卵泡期水平。黄体的寿命一般为2周左右，退化的黄体于6～8天后，细胞变性，组织纤维化，呈瘢痕状，称为白体（图1-14）。

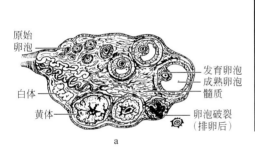
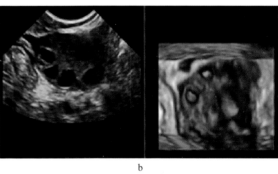

**图1-14 卵巢**
a.卵巢构造及各期卵泡示意图；b.卵巢二维及三维超声图像

（3）卵巢超声图像

① 卵巢位于子宫两侧，近宫底部，声像图上显示卵巢为椭圆形实质性结构，生育期妇女卵巢大小约4cm×3cm×1cm，内部呈衰减的低回声，其中卵泡显示为大小不等的圆形无回声。两个卵巢大小略有不同，随年龄和月经周期变化（图1-15）。

② 卵巢由卵巢韧带与子宫相连，活动度较大，位置不固定，超声检查时注意扫查范围，在子宫上方、后方，或远离子宫处寻找。当卵巢位置变异或肠气干扰明显时，影响卵巢的显示率。盆腔髂内血管可作为寻找卵巢的解剖标志（图1-16）。

③ 卵巢长轴最大切面测量其长径及前后径，卵巢横轴切面测量宽径（横径）。

④ 生育期妇女，卵泡的大小随月经周期变化。超声可以观察正常月经周期中卵泡期、排卵期和黄体期卵巢的不同变化（图1-17）。

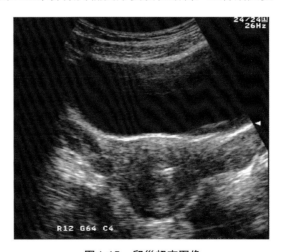

**图1-15 卵巢超声图像**
双卵巢略呈椭圆形，回声略高于子宫，边界清楚，可见小卵泡

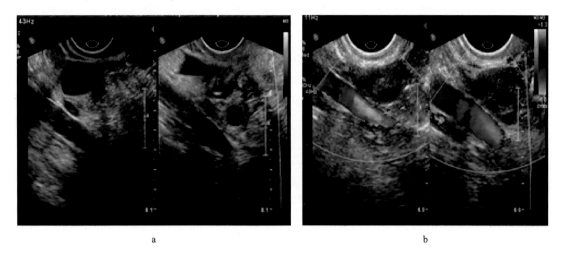

a

b

**图1-16　卵巢与髂血管的关系**

a.卵巢与髂血管的二维图；b.卵巢与髂血管的彩色血流图

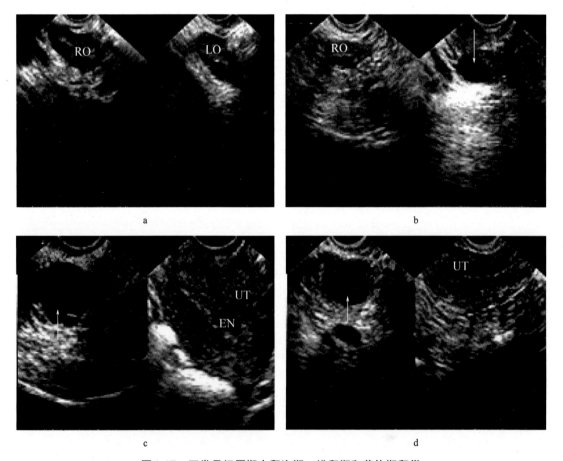

a

b

c

d

**图1-17　正常月经周期中卵泡期、排卵期和黄体期卵巢**

　　a.卵泡发育期，可见5～10个发育中的卵泡；b.排卵前期：卵泡直径可达14mm，有成熟的可能，为优势卵泡（箭头示）；c.卵泡成熟期：直径达18mm以上，平均20～25mm，此时卵泡移向卵巢表面；d.黄体期：排卵后黄体形成，呈弱回声，壁稍厚，边缘不规则，囊肿内部有细弱点状回声及分隔

（三）邻近脏器

1.膀胱、输尿管

① 膀胱（bladder，BL）位于子宫及阴道上部的前方，分为膀胱顶、膀胱底、膀胱体、膀胱颈，各部之间无明显界限。膀胱前中部有闭锁的脐尿管，后侧两旁有输尿管插入。

② 输尿管（ureters）起始于肾盂，沿腹膜后向下行，进入盆腔后，在子宫颈旁2cm处与子宫动脉交叉，进入膀胱，全长约25cm。

③ 膀胱充盈状况下，超声显示轮廓清楚、内壁光滑、回声连续，腔内充满尿液为无回声区。女性膀胱受充盈度与超声切面不同的影响，形态有所不同。彩色多普勒血流显像可见输尿管喷尿现象（图1-18，图1-19）。

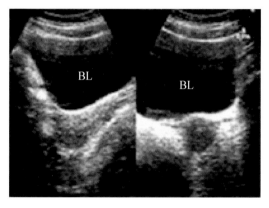

图1-18　充盈膀胱纵、横切面

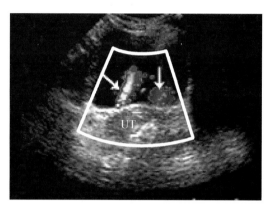

图1-19　膀胱三角区可见喷尿现象，箭头示喷尿

④ 正常输尿管超声不易显示。按其解剖位置可从下往上扫查，通过充盈的膀胱在阴道水平上方，可显示输尿管呈管状无回声结构，位于卵巢后方和髂内动、静脉之前。

2.盆腔内肠管

① 盆腔内肠管因充气呈一片云雾状强回声，其后方伴部分声影，可见其蠕动。经腹扫查如膀胱未充盈，则盆腔脏器无法显示；膀胱充盈后，推移肠管，可清楚显示盆腔脏器及部分肠管（图1-20，图1-21）。

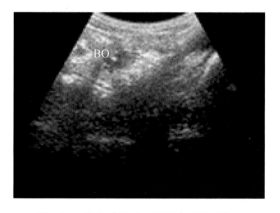

图1-20　排空膀胱后，盆腔内充满肠气

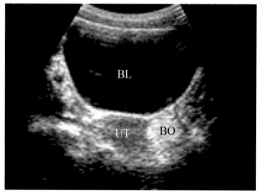

图1-21　膀胱充盈，盆腔内查见部分肠道回声

② 盆腔检查时，要注意直肠内粪便及气体回声与卵巢实性或混合性肿瘤的鉴别，如果难于鉴别，则须排净大便或灌肠后再复查。

**3.盆腔内肌肉**

① 髂腰肌：位于骨盆内的两侧，由腹正中线向髋部作斜切即可显示。纵切面显示为长带形弱回声，横切时，在充盈膀胱上方的两侧，显示为两个椭圆形弱回声区（图1-22）。

② 髂窝三角：髂窝三角由腹壁、髂腰肌、漂动的肠管构成。正常时此三角内充满肠管，当腹腔内有出血或积液时，在此三角内有液性暗区出现（图1-23）。

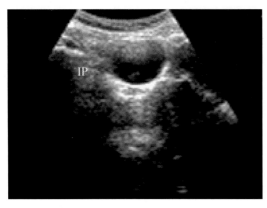
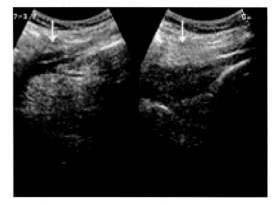

图1-22　子宫上方两侧显示髂腰肌　　　　　　　　图1-23　双侧髂窝三角（箭头示）

## 二、女性盆腔及脏器的血管与彩色多普勒超声

### （一）女性盆腔的血液供应

（1）盆腔内脏器的血液供应主要来自髂内动脉的分支（图1-24）。

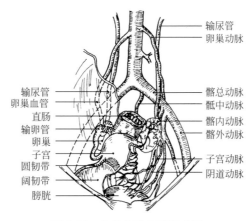

图1-24　女性盆腔血液供应图

（2）子宫动脉发自髂内动脉前干，于子宫颈外侧约2cm处，跨过输尿管末段前上方，至子宫侧缘，在到达宫颈阴道上部之前，分为两支。较小支向下行供应子宫颈及阴道上部。子宫动脉的主支在阔韧带两层间沿子宫侧缘迂曲上行，供应宫体、卵巢及输卵管。

（3）子宫动脉进入子宫肌层后分为弓状动脉及螺旋动脉，供应子宫肌壁及内膜。

（4）子宫静脉丛与子宫的弓状动脉伴行，在子宫肌层中呈环状流通。

### （二）髂内动、静脉的多普勒超声特征

（1）髂内动脉表现为阻力稍低、正向显示的收缩期血流频谱，舒张末期有时可见小的驼峰

样改变（图1-25）。

（2）髂静脉与髂内动脉伴行，无搏动性的特征，其波形随呼吸可发生波动性变化，血流方向与邻近的动脉相反（图1-26）。

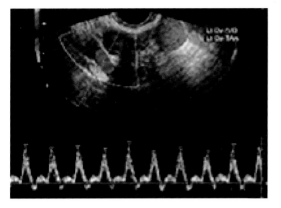

图1-25 髂内动脉的彩色血流显像及频谱

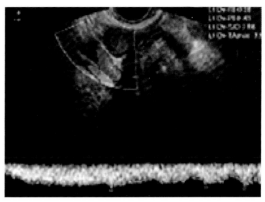

图1-26 髂静脉的彩色血流显像及频谱

（三）子宫动脉的彩色血流显像

（1）彩色多普勒超声探头置于子宫颈旁2cm处行斜向扫查或纵向扫查，可以显示子宫动脉。

（2）子宫肌壁内的血流呈环状或星点状，越靠近浆膜层，血流信号越明显。子宫螺旋动脉的血流信号在非妊娠期难以显示，妊娠早期在孕囊周边可显示点状彩色血流，呈低阻型频谱特征（图1-27，图1-28）。

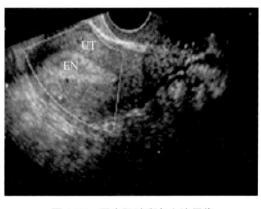

图1-27 子宫肌壁彩色血流显像

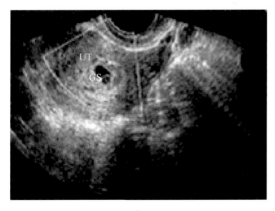

a

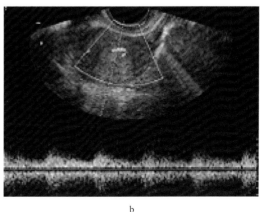

b

图1-28 妊娠囊周围滋养层彩色血流显像及频谱

a.滋养层彩色血流信号；b.滋养层的低阻血流频谱

（四）子宫动脉的多普勒超声特征

（1）在非妊娠状态下和早孕期，子宫动脉的彩色多普勒频谱显示为收缩期呈尖锐峰，舒张期速度减低，并出现舒张早期"切迹"。随着月经周期的变化，子宫动脉及分支的血流阻力指数（$RI$）和搏动指数（$PI$）等有关血流参数亦发生相应的变化。在分泌晚期和月经期，$RI$ 和 $PI$ 值增高（$RI = 0.88 \pm 0.1$，$PI = 1.8 \pm 0.4$）；增生期为中间值；而分泌早、中期 $RI$、$PI$ 值降低（图1-29）。

（2）进入中期妊娠后，子宫动脉逐渐增粗，血流阻力进一步降低，由高阻力型血流频谱逐渐变为低阻频谱，阻力指数逐渐下降（图1-30）。

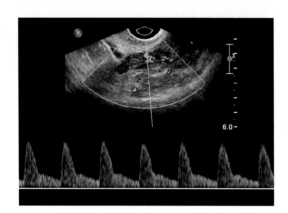

| | |
|---|---|
| 图1-29　非妊娠期子宫动脉血流频谱 | 图1-30　妊娠期子宫动脉血流频谱 |

（3）绝经后的妇女，彩超难以显示子宫动脉及其分支。

（五）卵巢动脉及其多普勒超声特征

（1）卵巢动脉发自腹主动脉（左侧可以来自左肾动脉），在腹膜后沿腰大肌前方下行至盆腔，并跨过输尿管与髂总动脉下段，经卵巢系膜进入卵巢门。卵巢动脉在输卵管系膜内分出若干分支供应输卵管，其末梢在子宫角附近与子宫动脉卵巢支相吻合。卵巢具有双重血供。

（2）卵巢血管检测受超声仪器的灵敏度、超声扫查方法及操作者的技术等因素影响。

（3）彩色多普勒可以显示从卵巢门进入的血管以及在卵巢内呈星状或放射状分布的血流信号（图1-31）。

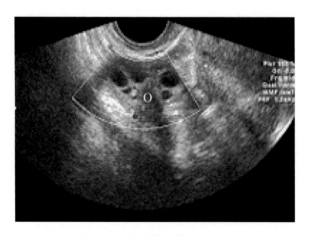

图1-31　卵巢的彩色血流显像

（4）彩色血流和频谱多普勒检查可以反映卵巢的功能状态。卵巢动脉主支的血流频谱呈高阻力，表明卵巢无功能或处于不活动状态。绝经后，卵巢功能减退，卵巢内的血管减少，彩色多普勒血流难以检测到血流信号（图1-32）。

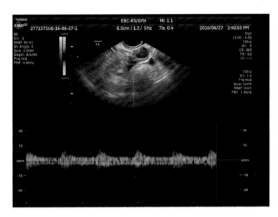

a

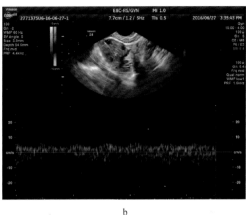

b

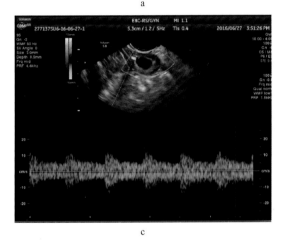

c

图1-32  卵巢不同生理期彩色血流显像及频谱
a.月经期：频谱表现为低振幅、高阻抗型；b.卵泡期：卵巢内动脉的频谱表现为抛物线状，RI值在0.5左右；c.黄体期：黄体血管的生成和血流阻力与妊娠有关

## □□ 第三节　妇产科超声检查途径与扫查方法 □□

妇产科超声检查途径主要有：经腹部扫查、经阴道扫查、经直肠扫查、经会阴扫查、经宫腔内扫查。

（一）经腹部扫查

经腹部扫查（transabdominal scanning，TAS）是妇产科最常用的超声检查途径，用于所有需要进行盆腔超声检查的妇女。经腹部扫查使用的探头频率为3.5～5.0MHz，以凸阵电子扫描探头为佳，其优点为：扫查范围广泛，扫查切面与角度灵活，利于盆腔内脏器及其邻近脏器的全貌显示。

1.检查前准备　除正常中晚期妊娠的孕妇外，经腹部扫查盆腔均要求受检者的膀胱适度充盈。

2.膀胱充盈的目的　适度充盈的膀胱内尿液作为液体介质形成一个良好的透声窗，可以将遮挡盆腔脏器的肠管推开，避免受肠气干扰，使膀胱后方的盆腔脏器的形态、轮廓显示清楚。对中晚期妊娠出血怀疑前置胎盘或宫颈功能不全者，充盈的膀胱能够显示子宫下段、子宫颈结构及胎盘下缘与宫颈内口的关系。

3.充盈膀胱的方法与标准

（1）患者于超声检查前1h饮水500～700ml，待膀胱有较明显的尿意即可进行超声检查。

（2）插尿管法：对于急症、肾功能不全或年老体弱及短期内无法饮水憋尿的患者，可在常规消毒下插尿管，注入灭菌生理盐水300～500ml。

4.膀胱充盈度对经腹超声检查的影响　膀胱充盈不足或为排空的膀胱，盆腔脏器不能完整或充分显示，甚至因肠管内气体干扰，根本无法显示盆腔内脏器，容易导致漏诊、误诊，甚至无法获得盆腔脏器及病变的图像。膀胱过度充盈可能压迫子宫使之变小而影响测值的准确性，部分盆腔包块可能被推出盆腔之外而造成漏诊（图1-33）。

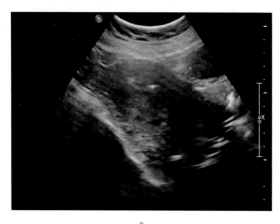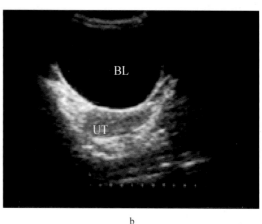

a　　　　　　　　　　　　　　　　b

**图1-33　膀胱充盈度对经腹扫查盆腔的影响**

a.膀胱不充盈，子宫、附件显示不清楚；b.膀胱过度充盈，子宫受压

5.扫查方法　受检者取平卧位，将探头放置于脐下至耻骨联合之间的腹壁表面，局部涂以适量的超声耦合剂。先采用纵向扫查，显示子宫正中矢状切面，即宫腔内膜回声线与宫颈管内膜回声显示在同一矢状切面上，在此切面上观察子宫、宫颈、内膜的形态、轮廓，以及子宫三层组织结构的回声情况，测量子宫前后径、长径和子宫内膜的厚度。然后以子宫矢状切面为中心，将探头向子宫两侧缓慢滑行并变换扫查的角度，观察子宫两侧壁及宫旁的回声有无异常。再将探头旋转90°，改为横切面扫查，从上向下或从下向上连续平行扫查，在子宫各个横断面上观察宫腔和前后壁的回声，测量子宫横径。扫查卵巢采用纵向、横向和斜向扫查方式，并在扫查中变动探头的扫查角度，使卵巢和盆腔内的病变显示更加清楚，从而获得最佳图像，以利诊断。

（二）经阴道扫查

经阴道扫查（transvaginal scanning，TVS）是妇产科超声检查的重要途径，已成为对已婚妇女盆腔超声检查的常规方法。使用经阴道探头频率为5.0～7.5MHz或5.0～9.0MHz的变频阴道探头。由于阴道探头频率高，扫查途径更接近盆腔器官，能够更清晰地显示子宫、卵巢及盆腔内肿块的细微结构，以利于获得更为丰富和准确的超声图像信息，从而提高超声诊断盆腔疾病的正确率。

1.检查前准备　检查前患者需排空膀胱。经阴道超声扫查一般应安排在专用的超声检查室内进行，并具备妇产科盆腔检查条件。需要准备一次性垫巾，消毒橡胶避孕套及会阴消毒剂等。

2.扫查方法　患者取膀胱截石位，隔离阴道探头的消毒避孕套内加入少量耦合剂，将阴道探头轻缓插入阴道，探头顶端到达阴道穹窿或宫颈部，探头一般置于阴道后穹窿部。首先找到子宫的标准矢状切面（子宫腔回声线与宫颈管回声线在同一矢状切面上显示），并确定子宫的位置。过度前倾前屈或过度后倾后屈的子宫位置可能影响标准矢状切面显示，可以通过调整探头进入阴道的深浅度和侧动探头扫查面与子宫的角度，使图像切面显示较为标准。在此切面上观察子宫颈管、内膜、宫腔和子宫肌壁的情况，并可测量子宫的前后径和长径及子宫内膜的厚度。当不易获得标准的子宫矢状切面图像时或不易获得清晰子宫图像时，操作者可用一只手在受检者耻骨联合上方稍加压；使子宫稍固定并贴近探头。还可通过调节阴道探头的柄部，使图像显示更完整、更清楚。然后旋转探头进行横切面扫查，测量子宫横径，并观察子宫左、右侧壁及宫腔内的回声形态。最后将探头向子宫左、右两侧旋转并滑动，以髂血管为标志寻找双侧卵巢的位置。测量卵巢的大小，观察卵巢的形态及宫旁肿块的结构特点。注意分辨肿块与卵巢的关系，观察子宫直肠凹有无积液或其他异常。

3.经阴道超声扫查的禁忌证　对于盆腔包块过大或妊娠在3个月以上者，受阴道探头频率高、穿透力有限和聚焦深度的限制，不能全貌显示子宫和肿块。未婚妇女、处女膜闭锁、阴道畸形缩窄无法放置阴道探头的患者，不能施行阴道扫查。

（三）经直肠扫查

经直肠扫查（transrectal scanning，TRS）可选用专用的直肠探头。多用于诊断直肠、乙状结肠、前列腺等疾病，也是妇产科超声检查的辅助途径。主要用于未婚妇女、老年性阴道严重萎缩或者因阴道手术、放射治疗后导致阴道狭窄及严重的阴道畸形患者的盆腔内脏器检查。

（四）经会阴扫查

经会阴扫查（transperineal scanning，TPS）是将探头置于妇女的外阴部，其优点是不需要充盈膀胱，可以排开肠道气体干扰及腹壁脂肪的衰减；用于女性盆底结构的观察；对子宫颈部病变、阴道包块、尿道微小病变等也能获得较满意显示。但需注意对探头的上套隔离。

（五）经宫腔内扫查

经宫腔超声探头是一种特别探头，探头直径2～7mm，频率在7.5～20MHz范围。经宫腔内扫查（transcavitary scanning）主要用于观察子宫腔和子宫肌层的微小病变，目前，未普及应用。

（六）妇产科超声常用的检查技术要点

1.经腹部超声检查盆腔

① 检查前使受检者膀胱适度充盈。患者常规取平卧位，原位侧动探头角度、旋转探头，或采用几种组合性扫查手法。

② 在子宫矢状切面上观察子宫各部轮廓、形态，测量子宫的前后径及长径，观察子宫颈的形态，测量子宫内膜的厚度，观察内膜回声及形态。横切面观察子宫底、子宫体部，测子宫横径。注意通过各种切面观察子宫肌层的回声特点。

③ 卵巢长轴最大切面测量其长径及前后径，卵巢横轴切面测量宽径（横径），观察卵巢的大小、形态、回声。生育期妇女卵巢内卵泡直径大于1cm者要求测量其大小，并记录数目。

④ 中、晚期妊娠超声扫查胎儿采用组合性扫查方法，检查中随胎位和胎动不断改变扫查手法，以利于清楚显示胎儿身体表面及内脏的结构与形态。超声产前扫查胎儿应按照一般性、

常规性、系统性、针对性的产前超声分级检查的要求进行相关内容的扫查。

2.经阴道超声检查盆腔　经阴道超声检查需要排空膀胱，受检者取膀胱截石位，选用专用的阴道探头。操作中注意阴道探头的消毒、隔离。

# 第四节　妇产科超声诊断图像的阅读与报告书写

## 一、超声诊断图像的阅读方法

（一）经腹壁扫查盆腔的超声诊断图像阅读方法

1.纵切面（矢状切面，sagittal plane，SP）　患者仰卧位时，超声仪显示屏上的声像图左侧代表受检者头端，即为子宫底部，图像右侧代表足端，即受检者的子宫颈、阴道，图像上方为受检者腹前壁、膀胱，图像下方为盆后壁、直肠。

2.横切面（transverse plane，TP）　患者仰卧位时，超声仪显示屏上的声像图左侧为受检者的左侧附件，声像图的右侧为右侧附件。

（二）经阴道扫查盆腔声像图的阅读方法

1.矢状切面　可以根据操作者个人习惯选择仪器图像方位设置，将盆腔内子宫和附件显示在视屏的上方或者下方。

阴道超声诊断图像阅读方法：

（1）子宫和附件图像显示在屏幕下方时，超声仪显示屏上的声像图上方（近场）代表受检者头端，即子宫及底部，声像图下方（远场）代表足端，即宫颈、阴道，声像图左侧代表受检者盆腔后壁、直肠，声像图右侧代表盆腔前壁及膀胱。

（2）子宫和附件图像显示在屏幕上方时，超声仪显示屏上的声像图上方代表受检者的足端，即宫颈，声像图下方代表头端，即子宫及底部。声像图左侧代表受检者盆腔前壁、膀胱，声像图右侧代表盆腔后壁及直肠。

2.横切面　通过旋转探头，使声束扫查与子宫体轴呈垂直方向，显示子宫横切面。声像图右侧代表受检者子宫右侧壁及右附件，声像图左侧代表子宫左侧壁及左附件。探头扫查的方向决定左、右附件的位置。

（三）胎儿超声诊断图像方位的识别

根据孕妇纵轴和胎儿纵轴的关系以及胎儿先露指示点与孕妇骨盆前后、左右的关系，决定胎儿的姿势、胎位和胎方位。

## 二、妇产科超声报告书写方法与要求

超声报告单是一次检查的结论，临床上作为诊断的客观依据，也是将超声检查情况用文字（或图像）告诉受检者的凭据。妇产科超声检查报告单的内容主要包括有一般项目、检查所见（描述）、诊断意见（提示）三个主要部分。

1.一般项目　按照报告单上的一般项目中内容填写完整，必要时，加填仪器型号、探头频率、扫查方法等。

2.检查所见　通过各种扫查手法获得的若干幅超声图像后，进行综合分析，应用文字细致、客观地全面描述。内容主要包括所查的脏器和病变的形态、结构、大小；位置、回声特

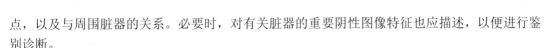

点，以及与周围脏器的关系。必要时，对有关脏器的重要阴性图像特征也应描述，以便进行鉴别诊断。

3.诊断意见　用简短的文字提示病变部位及性质。超声诊断意见或提示的原则是定位和物理定性。从图像上能够确定的疾病，可以直接提示病名诊断，或可能诊断；不能从图像上确定的疾病，不宜直接提示病名诊断。多种疾病改变者，肯定诊断放首位。一般不宜直接进行病理诊断。

经进修医师或技术员检查后所书写的超声报告单，必须由指定的上级医师审核后加以签字方能发出。超声报告单应注意字迹工整、清楚、易于识认，不能涂改，避免错别字。任何情况下不得出具超声虚假报告。

# 第五节　妇产科超声检查的注意事项

1.仪器操作技术要规范化，熟悉并重视妇产科超声的扫查途径与扫查方法。介入性超声及腔内超声，必须严格遵守无菌原则，防止交叉感染。做好并发症的术前预防与术中的急救准备。介入性超声诊断或治疗，应该在专门设置的超声介入室内进行。

2.对患者进行腔内超声检查、介入超声诊断或治疗及某些特殊超声诊断时，必须在检查前向患者说明检查的必要性，说明可能出现的检查结果及不适反应或者并发症，取得患者与家属的理解和同意后方能进行，并请患者签署有关知情同意书。

3.超声报告书写应严肃、认真，提出的超声诊断结果应该客观、真实，对超声图像无法判断的疾病或结构，仅进行超声图像描述，不能进行推测性病名诊断。

（杨太珠　罗　红　何　敏　张　波）

# 第二章

# 超声诊断在围产期的应用

## □□ 第一节　妊娠期母体子宫的变化 □□

妊娠期在胎盘产生的激素的参与及神经内分泌的影响下，母体子宫为适应胚胎、胎儿生长发育的需要，将发生一系列的解剖和生理的变化。

### 一、子宫体

1.体积及容量　子宫体在妊娠后逐渐增大变软。子宫由非孕时（7～8）cm×（4～5）cm×（2～3）cm增大至妊娠足月时35cm×25cm×22cm。

宫腔容量从非孕时约10ml或更少增加约数百倍，至妊娠足月时约5000ml。

2.子宫肌壁厚度　在非孕时，子宫肌壁厚度约1cm，妊娠中期逐渐增厚达2.0～2.5cm，孕末期又逐渐变薄，全妊娠足月时为1.0～1.5cm或更薄。

3.子宫动脉形态及血流量　子宫动脉在非孕时迂曲，至妊娠足月变直，以适应胎盘内绒毛间隙血流量增加的需要。妊娠足月时子宫血流量为450～650ml/min，比非孕时增加4～6倍，其中肌层约占5%、子宫蜕膜层占10%～15%、供给胎盘的血流量占绝大部分（80%～85%）。但在宫缩时，子宫血流量就明显减少。

### 二、子宫峡部

子宫峡部是位于子宫体与子宫颈之间最狭窄部位，妊娠后变软。在非孕时长约1cm，妊娠12周以后逐渐伸展拉长变薄，扩展为宫腔的一部分，为子宫下段。临产后逐渐伸展至7～10cm，成为软产道的一部分。

### 三、子宫颈

临产前子宫颈管长2～3cm，初产妇比经产妇略长。临产后，子宫颈管在规律的宫缩、胎儿先露部及前羊水囊的作用下，使宫颈内口水平的肌纤维向上牵拉，逐渐短缩直至消失。

## □□ 第二节　胚胎、胎儿发育特征 □□

成熟的卵子从卵巢排出后进入输卵管内，多在输卵管壶腹部与精子相遇结合，此过程称为受精。结合后的新细胞称为受精卵，经过不断地分裂形成一实心细胞团，称为桑葚胚。细胞继续分裂增多，细胞间出现很多间隙，间隙合并增大就形成囊胚腔，此时整个胚泡呈囊状称为囊胚。囊胚的滋养层参与胚胎附属结构的形成，囊胚内细胞群的一部分细胞发育为胎儿。不断分裂的受精卵依靠输卵管纤毛的摆动及管壁的蠕动，逐渐向子宫移动，在受精后4～5天到达子宫腔。受精卵埋植到子宫内膜的过程称为植入或着床，从受精到着床需7～8天，着床的部位多在子宫体上部的后壁或前壁。如果胚泡植入到子宫颈附近，以后胎盘就将生长在此，称为前置胎盘。当胚泡在子宫体腔以外着床，称异位妊娠，习称宫外孕。

胚胎的发育是一个连续的，经过细胞分裂、分化，逐渐发育的过程。包含受精、卵裂、植入、胚卵期、胚胎期至成熟胎儿。

胚胎、胎儿发育以4周（28天）为一个妊娠月或一个孕龄单位，临床常用妊娠龄指月经龄，是从末次月经来潮的第一天开始计算，至胎儿及其附属物由母体排出为止，全过程平均约40周（相当于受精龄38周）。妊娠全过程共280天。

妊娠开始8周的孕体称胚胎，是主要器官结构完成分化的时期。至妊娠第9周开始，胚胎外形具有人胚的形象，称为胎儿，早期妊娠为孕13周末前。各器官进一步发育，直至成熟（表2-1）。

表2-1　胎儿发育过程中身长、体重及发育特征

| 胎龄（周） | 身长 | 体重 | 发育特征与超声图像特征 |
| --- | --- | --- | --- |
| 8周末 | | | 可分辨出眼、耳、鼻、口。初具人形，超声可见早期心脏形成并有搏动，可测量顶臀长 |
| 12周末 | 9cm | 14g | 外生殖器已发育，胎儿指（趾）可分辨。四肢有活动。超声可显示骨骼系统，分段扫查上、下肢 |
| 16周末 | 16cm | 110g | 可确定胎儿性别。胎儿开始出现呼吸运动，部分孕妇能感觉胎动。超声可清楚观察胎头、颅内结构、脊柱、躯干、颌面部及四肢骨、胃泡、膀胱 |
| 20周末 | 25cm | 320g | 开始出现吞咽、排尿功能。经孕妇腹壁可听见胎心音。胎儿肾脏轮廓清楚 |
| 24周末 | 30cm | 630g | 妊娠16周以后超声对胎儿的各个器官已经能够观察，18～26周期间是胎儿畸形筛查的最佳时期 |
| 28周末 | 35cm | 1000g | 睾丸逐渐下降 |
| 32周末 | 40cm | 1700g | |
| 36周末 | 45cm | 2500g | |
| 40周末 | 50cm | 3000g | |

（唐　英）

## 第三节　正常妊娠的超声诊断

自超声诊断仪应用于产科以来，医生借助日益发展的超声技术，能够实时动态地观察胎儿在母体子宫内妊娠中各阶段发育的全过程，并能了解胎儿身体各系统、器官及体表结构和形态是否正常；通过超声对胎儿的多参数生物测量，能够准确地确定胎龄和胎儿的成熟度，并能评估其在宫内的发育状况。作为产科临床不可缺少的检查方法，产前应用超声筛查各种胎儿发育异常和先天性畸形，是产前诊断的重要内容，几乎每个孕妇妊娠期都要做1次或多次超声检查。近年来，超声技术的发展使图像质量大大提高，高频阴道探头的应用为早期妊娠胎儿异常

的筛查提供可能，提高了超声在产科领域的应用价值，对提高胎儿生存质量、降低围产儿死亡率有十分重要的应用价值。

## 一、基本概念

（1）妊娠是胚胎和胎儿在母体内发育成长的过程。卵细胞受精是妊娠的开始，而胎儿及其附属物自母体排出则是妊娠的终止。临床上将妊娠全过程共40周（月经龄）分为3个时期：妊娠12周末以前称为早期妊娠，第13～27周末称中期妊娠，第28周末及以后称晚期妊娠。

（2）胎儿在母体子宫腔内经过胚胎、胎儿发育，各个器官结构完成分化并进一步发育成熟。胎盘、羊水和脐带等胎儿附属物的形成是胎儿与母体联系并获得生长发育的重要保证。

（3）临床诊断妊娠主要根据孕妇有停经史伴早孕反应，妇科检查子宫长大、变软，宫颈充血呈紫蓝色。尿液及血清中绒毛膜促性腺激素（HCG）测定呈阳性。中、晚期妊娠孕妇腹部逐渐膨隆，临床产前检查孕妇体重、宫高、腹围随孕周逐渐增加。妊娠12周后即可听到胎儿心率，平均每分钟120～160次。

（4）从妊娠11周起到分娩前，通过超声监测胎儿宫内生长发育状况，了解胎儿各器官的结构与形态及胎盘、羊水、脐带等情况，是围产期超声检查的重要内容。

（5）妊娠11～14周行早孕期超声筛查，通过观察胎儿颈项透明层厚度、鼻骨等筛查胎儿非整倍体染色体异常及某些不良妊娠结局，观察形态结构发现某些胎儿结构异常。

（6）妊娠18～26周是超声观察胎儿各系统发育是否正常的最佳时期，绝大多数胎儿发育畸形能在这个阶段被检测出来。应用超声对胎儿进行多参数生物测量，可以推测孕龄和评估胎儿生长发育是否正常；超声还能够准确地确定胎产式、胎先露、胎方位及胎心活动。应用彩色多普勒血流显像及频谱多普勒能够通过检测胎儿脐动脉和子宫动脉血流频谱，间接了解胎盘的血流灌注情况，子宫动脉血流检测对预测孕妇妊娠高血压疾病（妊高征）的发生有一定临床价值。

## 二、超声诊断

（一）早期妊娠

1.子宫的变化及妊娠囊的出现　经腹部超声扫查，子宫长大，饱满。宫腔内出现妊娠囊，约在末次月经后6周显示妊娠囊。经阴道超声扫查，妊娠囊最早可在停经后30～35天出现（图2-1）。

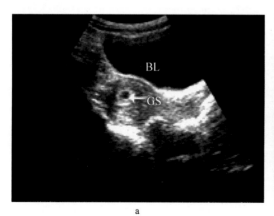

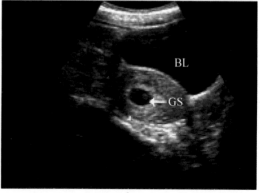

a

b

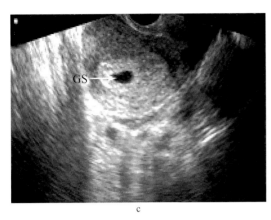
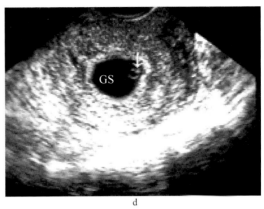

**图2-1 早期妊娠经腹部经阴道扫查**

a.妊娠38天，经腹部扫查，宫腔内查见小孕囊；b.妊娠42天，子宫饱满，妊娠囊位于宫腔内；c.妊娠33天，经阴道扫查，宫内小孕囊；d.妊娠44天，卵黄囊增厚部分为早期胚芽

2.妊娠囊（gestational sac，GS）的特点 妊娠囊（孕囊）呈圆形或椭圆形无回声暗区，囊周边的蜕膜呈完整强回声，妊娠囊大小随停经天数增加而逐渐增大，在妊娠12～13周后绒毛膜子宫蜕膜等相互融合，超声不再显示妊娠囊（图2-2，图2-3）。

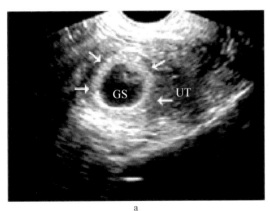
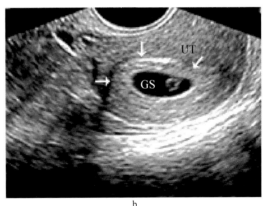

**图2-2 妊娠囊的特征**

a.停经38天，孕囊呈圆形，囊周蜕膜呈强回声；b.停经42天，孕囊呈椭圆形，囊周蜕膜呈强回声

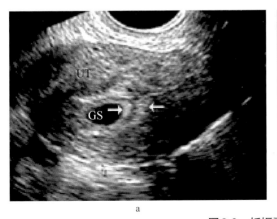
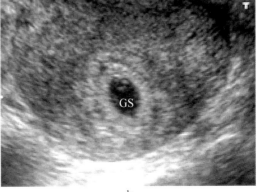

**图2-3 妊娠囊"双环征"**

a、b：妊娠35天及37天，妊娠囊呈"双环征"

3.卵黄囊（yolk sac，YS）　卵黄囊位于妊娠囊内，图像特点是一个环状亮回声结构，其内为无回声。末次月经后5～6周时，经阴道超声扫查，可以予以显示，卵黄囊大小直径为3～8mm，出现时间早于胚芽，最初的卵黄囊大于胚芽本身。卵黄囊是宫内妊娠的重要标志。卵黄囊出现的时间、大小、形态改变与早期妊娠结局有密切关系，其直径过大或过小及回声异常则提示早期妊娠结局不良。卵黄囊的出现可以排除异位妊娠时宫内假妊娠囊，在妊娠10周以后开始逐渐消失（图2-4，图2-5）。

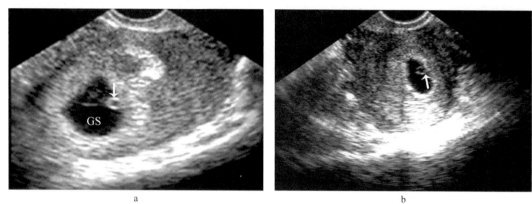

图2-4　早期妊娠卵黄囊

a.妊娠48天，正常卵黄囊呈环状亮回声；b.卵黄囊早于胚芽先出现

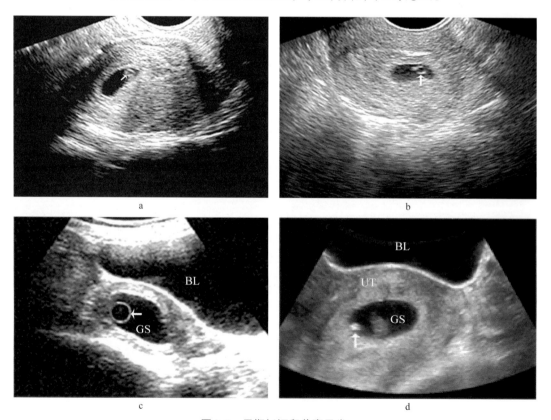

图2-5　早期妊娠卵黄囊异常

a.妊娠50天，卵黄囊过小，无胚芽出现；b.妊娠48天，卵黄囊变形，无胚芽出现；c.妊娠56天，卵黄囊过大，无胚芽出现；d.妊娠50天，卵黄囊钙化，有胚芽，无心管搏动

4.胚芽（embryo）　最早胚芽在声像图上表现为卵黄囊一侧的增厚部分，经阴道超声扫查时，胚芽径线在2mm以上即可见原始心管搏动，多数原始心管搏动可在妊娠6周左右查见，增长速度约1 mm/d。妊娠6.5周以后，胚芽逐渐长大；妊娠8周后，胚胎初具人形，可见胎儿肢芽呈强回声。查见妊娠囊内胚芽与原始心管搏动即可确定为宫内妊娠（图2-6，图2-7）。

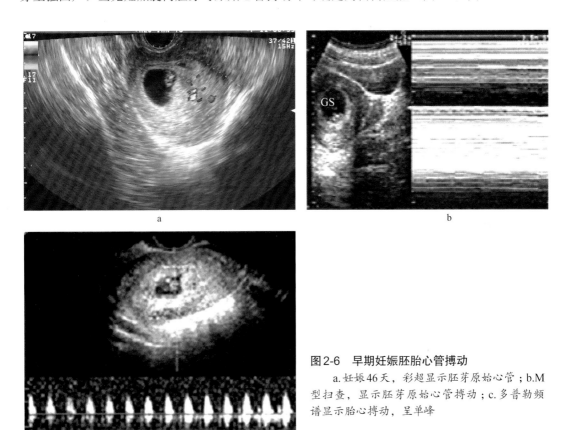

**图2-6　早期妊娠胚胎心管搏动**

　a.妊娠46天，彩超显示胚芽原始心管；b.M型扫查，显示胚芽原始心管搏动；c.多普勒频谱显示胎心搏动，呈单峰

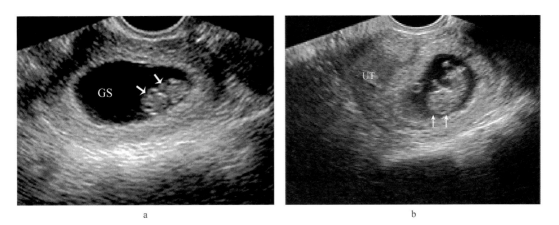

图2-7

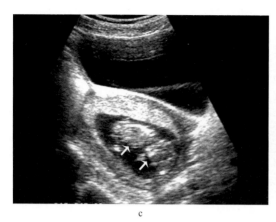
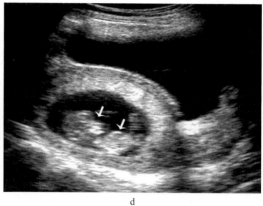

图2-7　早期妊娠胚胎图像

a.妊娠48天，宫内明显胚芽；b.妊娠56天，宫内胚芽初具人形；c.妊娠66天，宫内胎儿可见头、躯干及肢芽；d.妊娠82天，胎头、躯干、四肢显示明显

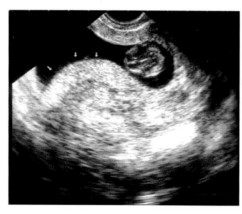

图2-8　早期胎盘

妊娠83天，胎盘已成形，呈"新月形"

5.胎盘　妊娠9周左右，超声图像上能够较清楚地显示回声增强的月牙形初期胎盘图像（图2-8）。

6.羊膜囊（amnion sac，AS）　随孕周增加，羊膜囊逐渐增大与绒毛膜靠近并融合。羊膜腔内充满羊水，是胎儿生存的重要环境。

7.早期妊娠孕周的估计　① 妊娠囊测量：孕龄（周）=妊娠囊最大直径+3（图2-9）。② 胎儿顶臀径（CRL）测量：简便估计方法为CRL（cm）+6.5=孕龄（周）（图2-10）。测量方法：胎儿自然伸展姿势时测量颅顶部皮肤到臀部皮肤外缘间的距离。头臀长度未超过84mm时建议使用头臀长度推算孕龄；头臀长度超过84mm时，使用头围推算孕龄比使用双顶径更为精确。

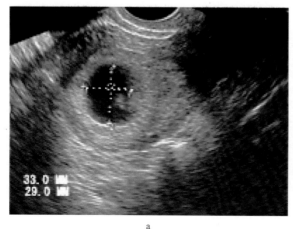
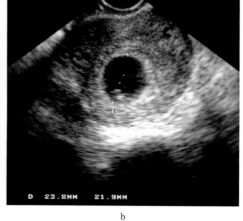

图2-9　妊娠囊测量

a.显示子宫矢状切面，测量孕囊长径及前后径；b.显示子宫横切面，测量孕囊左右径

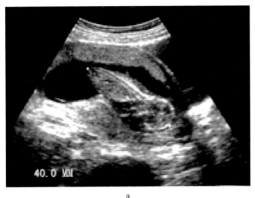

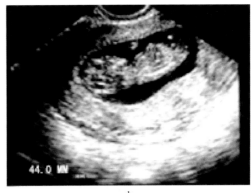

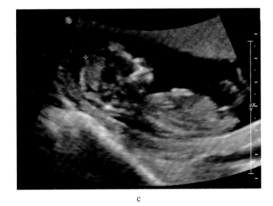

**图2-10 胎儿顶臀径**

a.妊娠66天，测量胚胎长；b.妊娠74天，测量胎儿顶臀径；c.孕13周胎儿顶臀径

8.胎儿颈后皮肤透明层（nuchal translucency，NT）指颈部与表面皮肤间的正常的充满液体的间隙，随着孕周增加NT值增加趋势（表2-2）。在妊娠11～13$^{+6}$周（胎儿CRL 45～84mm）测量，胎儿自然伸展姿势，取胎儿头颈部及上半胸的正中矢状切面，尽可能将图像放大，使图像只显示胎儿头颈部及上半胸，在NT的最宽处测量垂直于NT无回声区的距离。游标尺的横线不应放置于透明区域内，而应使横线与白线恰好重叠。测量两次或以上，并记录所得的最大值。多胎妊娠的情况需要特殊考虑，并且要考虑绒毛膜性。测量胎儿NT要求操作者经过专门的培训、资格认证，需要合适的超声仪器及相应的管理咨询（图2-11）。

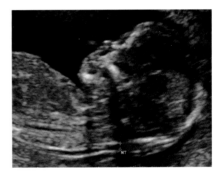

**图2-11 胎儿NT**

妊娠12$^{+3}$周，测量NT

表2-2 妊娠11～14周正常胎儿NT、NB参考值

| 孕周（周） | NT | | | NB | | |
|---|---|---|---|---|---|---|
| | $n$（例） | $X$（mm） | $SD$（mm） | $n$（例） | $X$（mm） | $SD$（mm） |
| 11 | 1252 | 0.995 | 0.333 | 329 | 1.969 | 0.474 |
| 12 | 2435 | 1.189 | 0.358 | 656 | 2.003 | 0.465 |
| 13 | 2227 | 1.331 | 0.371 | 564 | 1.995 | 0.458 |
| 14 | 1043 | 1.378 | 0.396 | 255 | 2.048 | 0.486 |

注：数据来源于四川大学华西第二医院。

9.胎儿鼻骨（Nasal Bone，NB） 孕11周后可观察到鼻骨。胎儿自然伸展姿势，取胎儿头颈部及上半胸的正中矢状切面，尽可能将图像放大，使图像只显示胎儿头颈部及上半胸，鼻根、鼻尖及鼻骨呈3条强回声线，下方较粗且回声较皮肤线明显增强的为鼻骨回声线（图2-12，图2-13）。

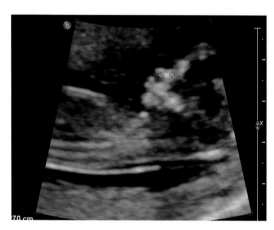

图2-12　胎儿鼻骨
妊娠12$^{+3}$周，测量鼻骨

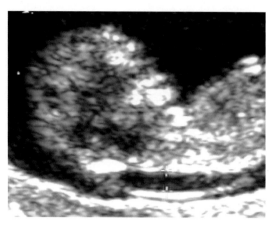

图2-13　胎儿鼻骨回声异常
妊娠12$^{+6}$周，胎儿NT增厚伴鼻骨缺失

10.胎儿早孕期基本结构筛查　检查时应放大胎儿检查部位占屏幕的1/3以上。妊娠10周后，超声图像上显示胎儿头颅骨呈环状强回声，12周后可观察胎儿颅脑横切面显示完整的脑中线、蝴蝶形脉络丛、侧脑室、丘脑和小脑半球。早孕期颅内的某些结构（如胼胝体、小脑）尚未充分发育，无法进行准确评估。妊娠10周后，超声图像能够逐渐清晰地显示胎儿脊柱为平行排列串珠状强回声的骨性结构及椎管（骶尾部椎体需在18周左右骨化完全）。观察椎骨的排列和完整性，并试行观察外围皮肤的完整性。妊娠12周后，胸腔横切面可观察四腔心，判断心脏位置及心胸比例等情况。妊娠11周后，大部分胎儿可显示胃泡，通过腹腔横切面观察胃泡位于腹腔左侧，肝脏位于腹腔右侧。胎儿肾脏回声稍低，位于脊柱旁形似蚕豆。脐带腹壁插入切面，可观察腹壁完整性，脐带腹壁入处位置。孕11周后仍可见生理性脐疝，故妊娠12周后诊断脐膨出。妊娠11周后膀胱横切面可观察脐动脉数目，膀胱位置、大小等。妊娠9周后，可显示四肢长骨初级骨化中心，11周可显示手、足（图2-14）。

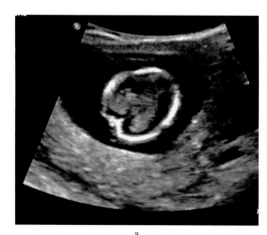

a

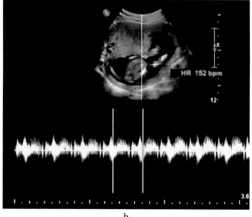

b

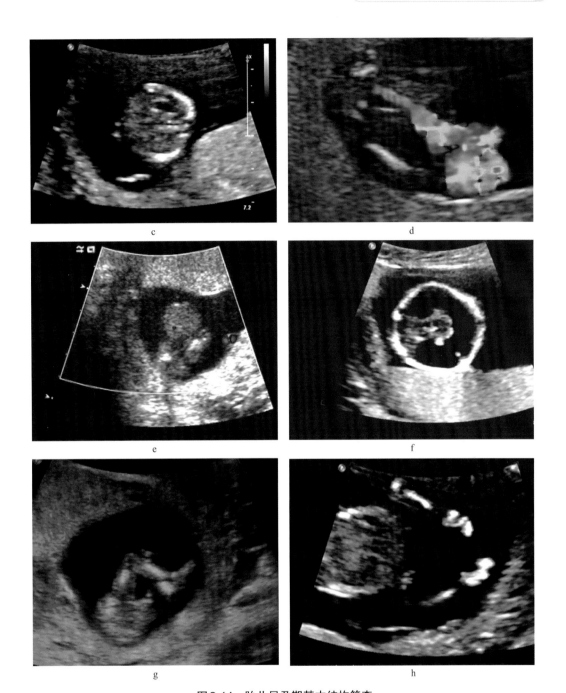

**图2-14 胎儿早孕期基本结构筛查**

a.孕13周胎儿头颅横切面；b.胎儿胸腔横切面：采集胎儿三尖瓣血流频谱；c：胎儿腹腔横切面：胃泡；d.胎儿膀胱切面显示双侧脐动脉；e.孕13周胎儿脐膨出，见脐带在膨出部位一侧插入腹腔；f.孕13周胎儿全前脑；g.孕12周胎儿双下肢；h.孕12周胎儿双上肢

（二）正常中、晚期妊娠

1.胎儿头颅的超声图像 以横切面扫查为主，随着妊娠延续，胎儿头颅环逐渐增大，成为一椭圆、反光强的光环，颅内结构逐渐显示，颅内可观察到的结构为：透明隔、脑室系统、

丘脑、脑中线、脉络丛、小脑、延髓池等。彩色多普勒血流检测，可以显示胎儿颅内的血管（图2-15，图2-16）。

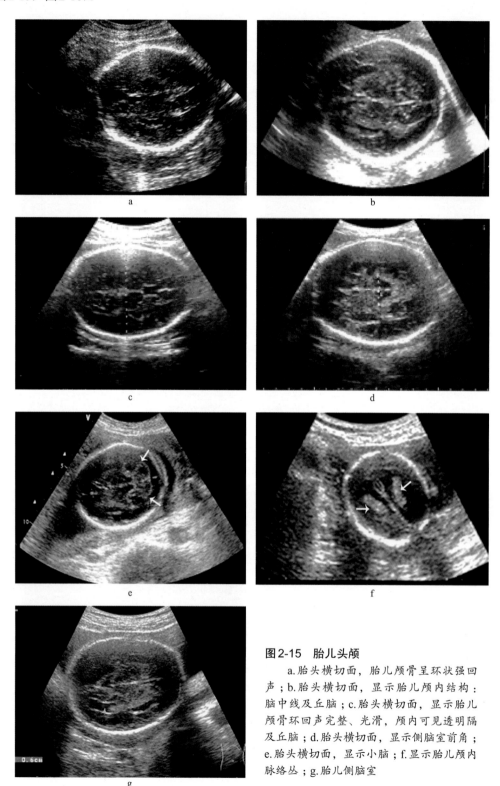

**图2-15 胎儿头颅**

　　a.胎头横切面，胎儿颅骨呈环状强回声；b.胎头横切面，显示胎儿颅内结构：脑中线及丘脑；c.胎头横切面，显示胎儿颅骨环回声完整、光滑，颅内可见透明隔及丘脑；d.胎头横切面，显示侧脑室前角；e.胎头横切面，显示小脑；f.显示胎儿颅内脉络丛；g.胎儿侧脑室

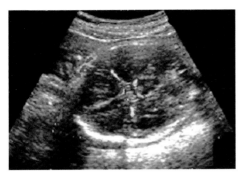

**图2-16　胎儿颅内血管**
*胎儿颅底切面显示Willis动脉环*

2.胎儿面部的超声图像　妊娠11周后，胎儿的颌面骨逐渐显示，通过以冠状切面、横切面结合矢状切面的系列扫查，以羊水为背景且扫查角度合适则可观察眼眶、鼻部、唇部、人中、面颊、上牙槽突、下牙槽突、双耳、头皮、毛发等（图2-17）。

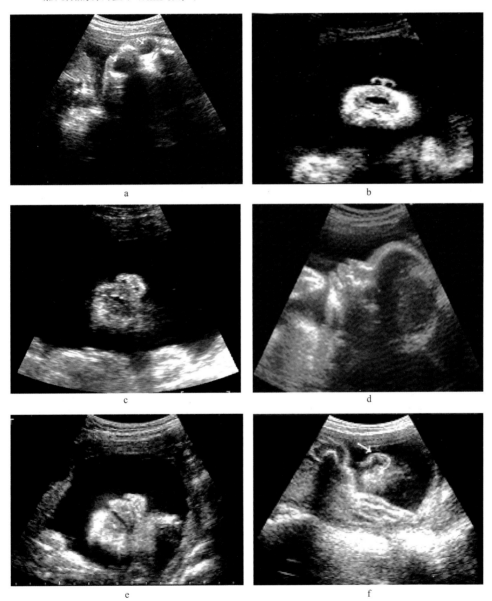

**图2-17　胎儿颌面部**
a.超声显示胎儿眼眶；b.二维超声显示胎儿下颌、口及鼻孔；c.超声显示胎儿鼻部及嘴；d.显示胎儿颜面部矢状切面；e.显示胎儿面部；f.显示胎儿耳朵

3.胎儿脊柱的超声图像　椎骨回声为强回声，矢状切面时呈较规则的"串珠样"平行排列的强回声，骶尾部略后翘，在腰段膨大。横切面上，椎骨呈"品字形"，椎管为条状无回声暗区，中央为椎体骨化中心。在冠状切面上，近腹侧为平行排列的三条强回声带（图2-18、图2-19）。

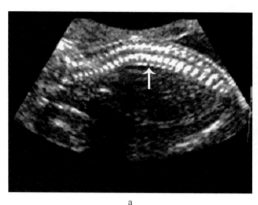 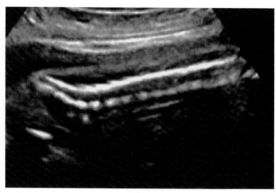

a　　　　　　　　　　　　　　　　b

**图2-18　胎儿脊柱**
a、b.显示胎儿脊柱全貌，椎骨排列规则，椎管呈条状无回声暗区，脊柱有自然生理弯曲度

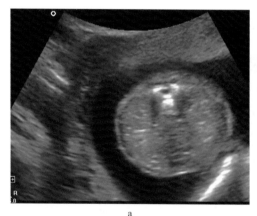 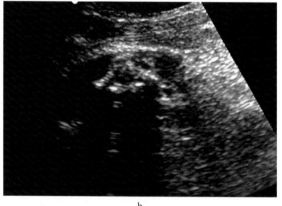

a　　　　　　　　　　　　　　　　b

**图2-19　胎儿脊柱横断面**
a、b.胎儿脊柱横断面，椎骨呈"品"字形

4.胎儿胸廓的超声图像　胸腔由脊柱、肋骨、胸骨等构成，胎儿胸腔内主要器官为心脏、大血管、气管、肺、食管等，心脏位于左侧胸腔，心尖指向左侧，左、右心室和左、右心房基本等大。妊娠11～12周后，可显示多条呈强回声斜向排列的肋骨，晚期妊娠后，肋骨回声逐渐清楚。中、晚孕期胎肺回声为中等回声，边缘光滑，不挤压心脏，在液体衬托下，胎肺显示较为清楚（图2-20，图2-21）。

5.胎儿腹部的超声图像　位于胎儿右上腹部的肝脏呈均匀一致的实质等回声（图示肝脏），胎儿脐静脉在胎儿腹壁正中线进入腹腔，分为两支，一支入门静脉到肝脏，另一支入静脉导管与下腔静脉相连（图示脐带进入腹壁）。胆囊在妊娠24周后可显示，与脐静脉在同一切面。腹腔内偏左开始显示胎儿胃泡（图示胃泡），呈无回声。妊娠20周以后，如果无胃泡显示，并伴羊水过多，应注意是否有消化道发育异常，应在30～45min后复查。中、晚期妊娠起，胎儿腹腔内见多个无回声肠袢（图示肠袢），随妊娠增长，胎粪变黏稠，肠腔回声逐渐增强（图2-22）。

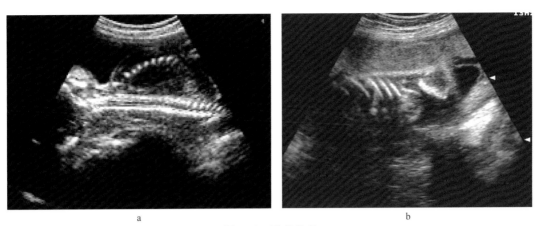

**图2-20　胎儿肋骨**

a.胎儿肋骨横断面；b.胎儿肋骨矢状切面

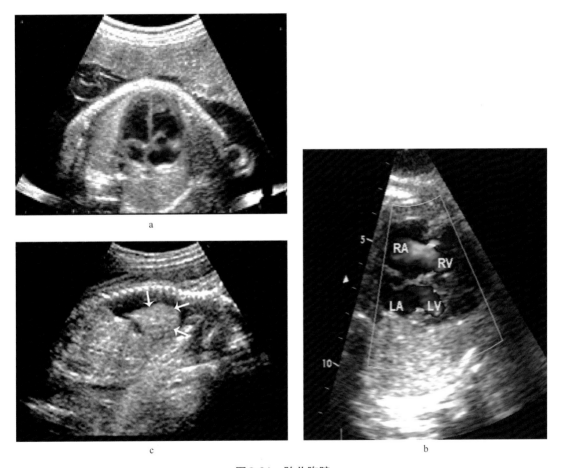

**图2-21　胎儿胸腔**

　　a.胎儿胸腔横断面，显示心脏；b.胎儿各腔室血流；c.胎儿胸腔矢状切面，显示胎儿肺脏呈强回声（胸腔有积液时，能清楚显示）

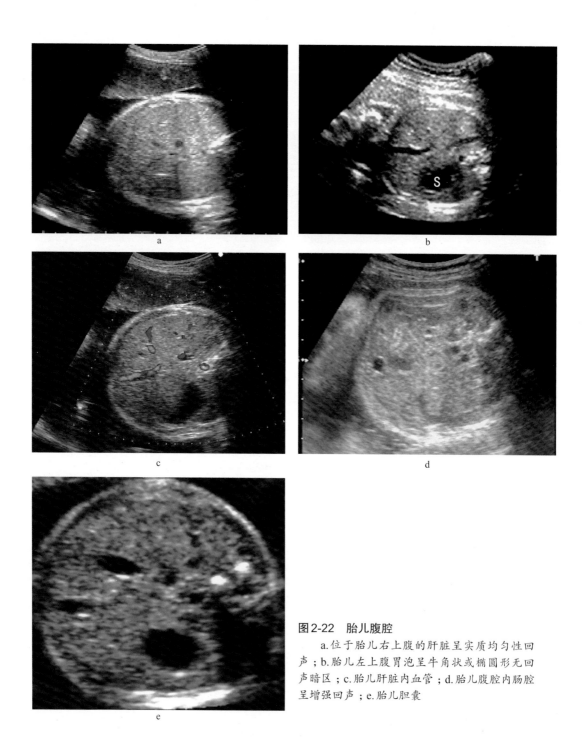

**图 2-22　胎儿腹腔**

a.位于胎儿右上腹的肝脏呈实质均匀性回声；b.胎儿左上腹胃泡呈牛角状或椭圆形无回声暗区；c.胎儿肝脏内血管；d.胎儿腹腔内肠腔呈增强回声；e.胎儿胆囊

6.胎儿泌尿系及生殖道的超声图像　妊娠16周后，超声能够清楚显示胎儿肾脏形态，通过胎儿腹部纵、横断面扫查，胎肾位于脊柱两旁为椭圆形或圆形的稍低回声结构，肾包膜及肾集合部回声增强。胎儿膀胱为圆形囊性结构，动态观察时，膀胱大小可发生变化。妊娠16～18周后，超声可分辨胎儿外生殖器并鉴别男女性别（图2-23，图2-24）。

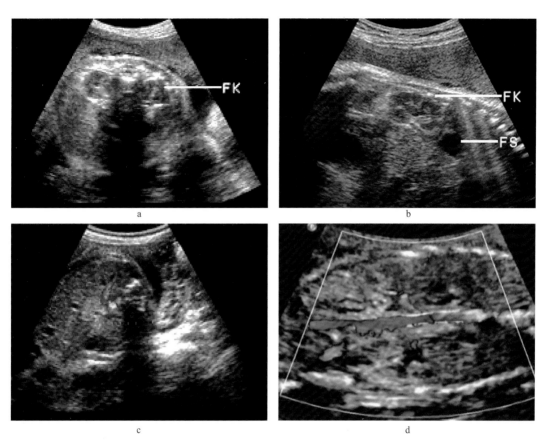

**图2-23　胎儿肾脏**

　　a.胎儿肾脏横切面观肾包膜髓质及肾盂均能显示；b.胎儿脊柱旁显示肾脏矢状切面观肾脏呈椭圆形；c、d.胎儿腹部横切面及矢状切面显示胎儿肾脏血流

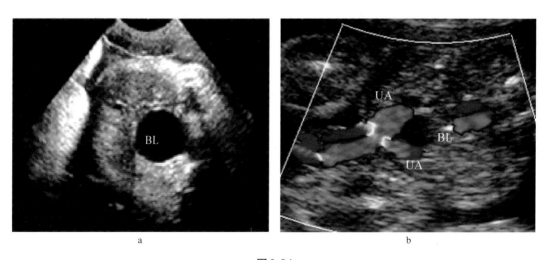

**图2-24**

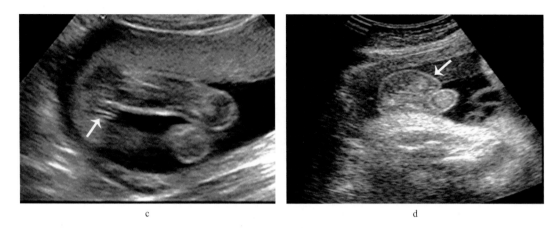

c             d

**图2-24　胎儿膀胱及生殖器**

　　a、b.胎儿下腹部矢状切面及横切面显示膀胱呈圆形无回声暗区；c.胎儿臀部切面显示两侧大阴唇，为女性生殖器；d.男性生殖器可清楚显示阴囊、阴茎及两侧睾丸

　　7.胎儿肢体及宫内生理活动的超声图像　随着孕周增加，骨骼回声逐渐增强并伴有后方衰减声影；通过羊膜腔内羊水池的衬托，中期妊娠是观察胎儿肢体及其生理活动的最佳时期；晚期妊娠后，因胎儿长大、胎位、羊水等因素的影响，致使胎儿的某一肢体显示困难。妊娠28周后，在胎儿股骨远端可见一椭圆形的小团状回声，为股骨骨骺，骨骺出现的时间可作为判定孕龄的指标（图2-25，图2-26）。

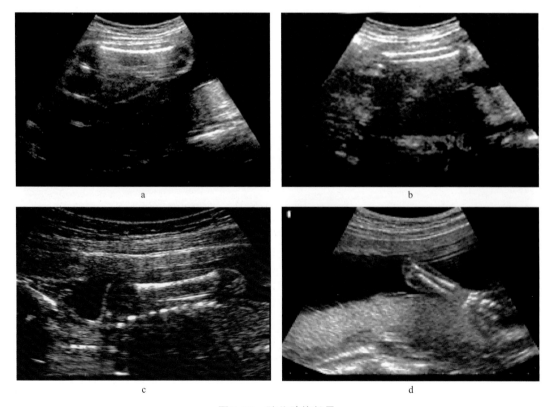

a             b

c             d

**图2-25　胎儿肢体长骨**

a.胎儿股骨纵切面；b.胎儿胫腓骨矢状切面；c.胎儿肱骨矢状切面；d.胎儿尺桡骨及手掌骨矢状切面

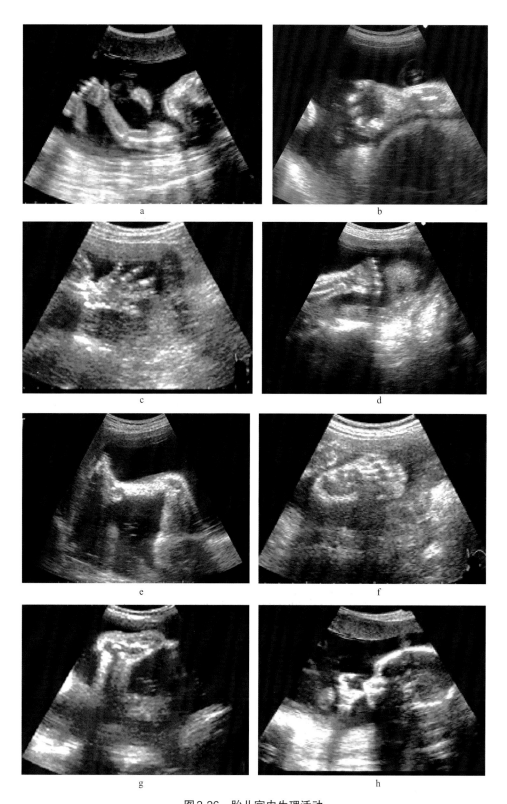

图2-26 胎儿宫内生理活动

a ~ d.胎儿上肢全貌及手在宫内的各种姿势；e ~ g.胎儿下肢全貌及足在宫内的不同切面；h.宫内胎儿吮手

（三）胎儿附属物

1.胎盘　胎盘是母体与胎儿之间进行物质交换的器官，是胚胎与母体组织的结合体，由羊膜、叶状绒毛膜和底蜕膜构成。足月妊娠的胎盘呈圆形或椭圆形，直径16～20cm，厚1～3cm，一般不超过5cm。胎盘分为胎儿面和母体面。脐带动、静脉从胎盘附着处分支向四周呈放射状分布（图2-27）。

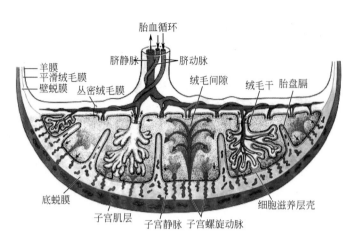

图2-27　胎盘示意图

胎盘胎儿面表面覆盖光滑的羊膜，呈细条状强回声；胎盘母体面与子宫壁回声接近，胎盘后方与子宫肌壁间可见低回声的后间隙，内为子宫血管。胎盘实质呈均匀的细弱回声（图2-28）。

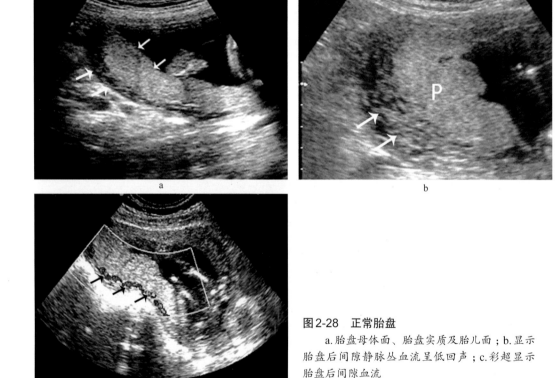

图2-28　正常胎盘

　　a.胎盘母体面、胎盘实质及胎儿面；b.显示胎盘后间隙静脉丛血流呈低回声；c.彩超显示胎盘后间隙血流

胎盘附着于子宫的前壁、后壁、左侧壁、右侧壁或子宫底部，妊娠早中期胎盘实质内为均匀细弱回声，妊娠中晚期及足月，根据胎盘的不同回声，根据超声图像的特点可将胎盘分为0、Ⅰ、Ⅱ、Ⅲ级，并以此评估胎盘的成熟度（图2-29，图2-30）。

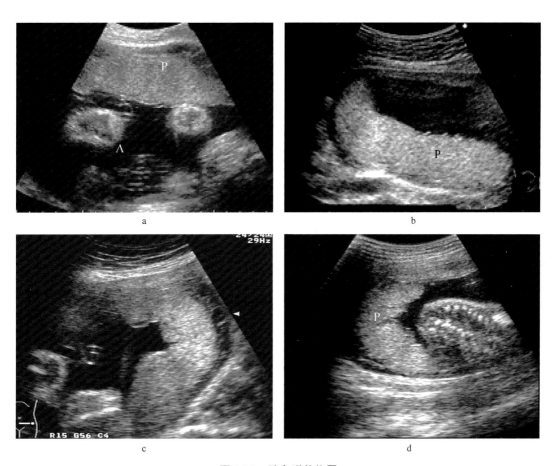

图2-29　胎盘附着位置

a.胎盘附着子宫前壁；b.胎盘附着子宫后壁；c.胎盘附着子宫侧壁；d.胎盘附着宫底

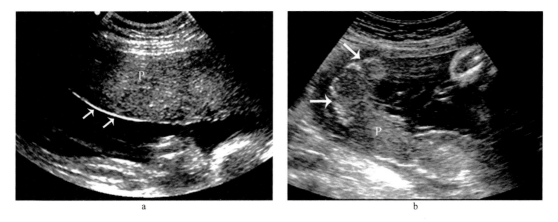

图2-30

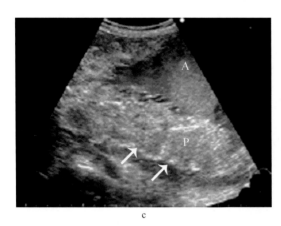
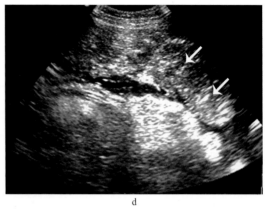

c　　　　　　　　　　　　　　　　d

**图2-30　胎盘成熟度分级**

　　a.0级胎盘，绒毛板平直呈亮线，胎盘实质呈细弱回声光点，分布均匀，基底层回声不明显；b.Ⅰ级胎盘，绒毛板轻度起伏，胎盘实质回声均匀，于胎盘母面可见少许颗粒状增粗强回声光点或光斑，呈散在分布；c.Ⅱ级胎盘，绒毛板出现切迹，向胎盘实质内延伸，未达基底层，实质内颗粒回声较粗，基底层可见条状强回声；d.Ⅲ级胎盘，绒毛板切迹延伸至基底层，胎盘小叶呈多个光环状回声，环内可见血池无回声区，小叶间隙可见纤维素及钙质强回声，胎盘实质颗粒粗反光强，基底层与小叶混为一体，无明显界限

　　2.羊水　羊水是胎儿生长发育的重要环境，其作用为保护胎儿与母体。中期妊娠羊水量充足，以后量逐渐减少，过期妊娠时羊水量明显减少。羊水透声性好，在超声图像上表现为无回声暗区，晚期妊娠羊水中可见散在中等强度的点状回声（图2-31）。

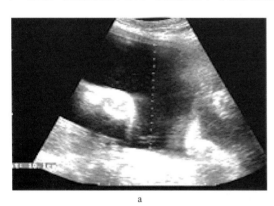
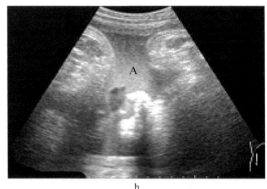

a　　　　　　　　　　　　　　　　b

**图2-31　羊水**

a.早、中期妊娠羊水透声性好，呈无回声暗区；b.妊娠晚期羊水中有点状回声浮动

　　超声测量羊水的方法有两种：一是测量羊水的深度，另一种是测量羊水的指数（AFI）。测量羊水深度应寻找羊水相对较多的区域并进行多次测量，取平均值。羊水指数（AFI）的测量方法：以孕妇脐部与腹白线中点为标志，将孕妇腹部分为左上、左下、右上、右下四个象限，测量每个象限内的最大羊水深度，将四个象限的测值相加。正常羊水深度在2～8cm，正常羊水指数在5～20cm（图2-32）。

　　3.脐带　脐带是连接胎儿与胎盘的条索状组织，是母体与胎儿血气体交换、营养物质供应和代谢产物排除的重要通道。脐带一端连于胎儿腹壁脐轮，另一端附着于胎盘胎儿面，脐带内含有一条脐静脉，两条脐动脉。超声图像上显示脐带为一表面扭曲、亮暗相间的条带状回声，呈链条状，漂浮在羊水中。彩色血流显示为红、蓝相间的链条状回声。频谱多普勒可分析脐带内动、静脉的血流频谱（图2-33）。

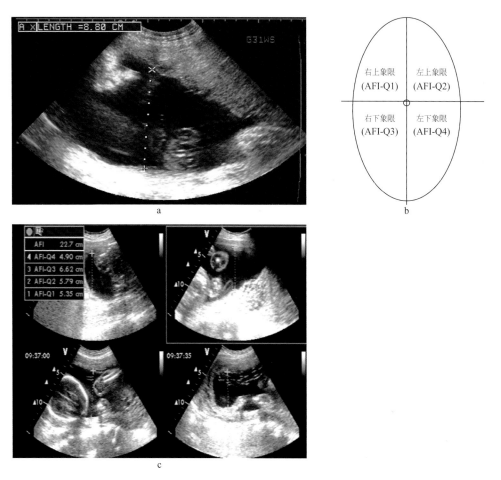

图2-32 羊水测量

a.羊水深度测量应尽量避开胎体，进行垂直测量；b.羊水指数测量示意图；c.羊水指数测量四个象限，将四个象限测值相加，即为羊水指数（AFI）

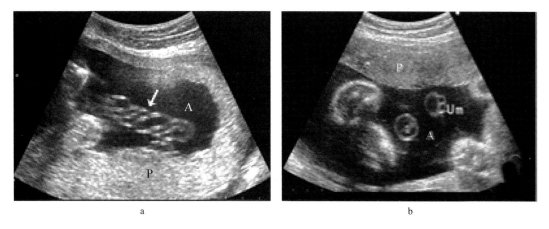

图2-33

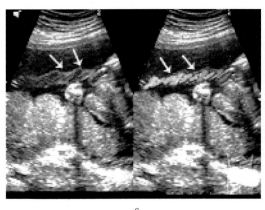
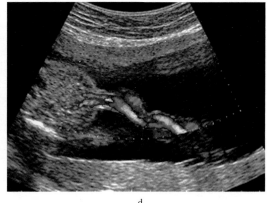

c        d

**图2-33　脐带**

　　a.黑白二维超声显示羊水中脐带呈"链条"状；b.脐带的横断面呈"品"字形；c.脐动脉及脐静脉血流显示；d.脐带起始于胎儿腹部脐轮

## 三、特别提示

　　（1）超声检查时应注意核准胎儿的孕龄，通过测量多个参数评估胎儿与孕龄是否相符。

　　（2）早、中、晚期妊娠超声常规扫查胎儿的基本顺序为：胎头→脊柱→躯干、内脏→四肢→妊娠→附属物。

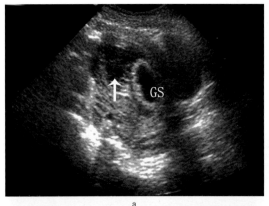
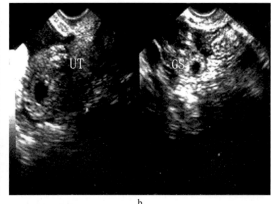

a        b

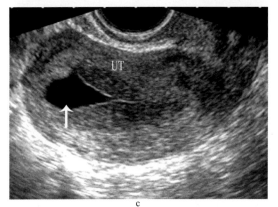

c

**图2-34　早孕期宫腔积血的超声表现及鉴别诊断**

　　a.停经45天，宫内孕囊内有胚芽及胎心伴宫腔积血；b.停经36天，宫腔内查见似孕囊样暗区，其内无胚芽，周边蜕膜反应不明显，右附件区查见直径约0.8cm的孕囊回声，蜕膜反应明显，HCG阳性；c.并可见宫腔积液

（3）观察胎儿异常应该妊娠11～13⁺⁶周联合妊娠18～26周筛查，必要时可重复多次复查。下述胎儿畸形应在产前超声检查时做出明确诊断：无脑儿，脑膨出，开放性脊柱裂，胸、腹壁缺损内脏外翻，单心腔，致命性软骨发育不全等。

（4）早期妊娠流产伴宫腔积血，应注意与异位妊娠中的假孕囊、双胎早孕、宫腔积血或积液等进行鉴别（图2-34）。

（5）中期妊娠期间，胎盘位置可能为低置或前置状态，需要动态观察，不宜过早诊断前置胎盘。

（6）测量羊水深度时，探头的扫查方向应与子宫羊膜腔垂直，尽量避开胎体胎肢和减少探头对孕妇腹壁的压力。

## 四、超声多参数生物测量对妊娠中、晚期胎儿生长发育的评估

妊娠12周以后，胎儿全身各系统迅速生长发育，各个器官的形态结构和宫内胎儿的生理活动都能够通过超声图像实时而清楚地显示。从中期妊娠开始，应用超声对胎儿身体的许多解剖标志进行多项指标测量，能够及早筛查胎儿畸形和发现胎儿发育异常。应用超声测量胎儿的生长参数和计算孕龄的方法较多，常用者有：胎儿双顶径、头围、腹围及股骨长；有发育异常时，可加测小脑横径、胸围、皮下组织及其他肢骨。

（一）超声测量值对胎龄的估计

1.双顶径的测量　双顶径（biparietal diameter，BPD）是超声产前检查的常规项目。测量双顶径的标准切面应为胎头横切时丘脑平面，此时胎儿颅骨光环呈椭圆形，可见透明隔、对称的丘脑、断续居中的脑中线、第三脑室等结构。测量方法有三种：① 胎头颅骨骨板的外缘至对侧骨板外缘；② 胎头颅骨骨板近场的外缘至对侧远场骨板的内缘；③ 头颅两侧颅骨骨板之间的距离（图2-35）。

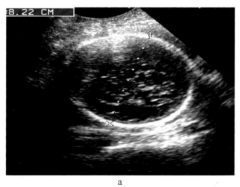
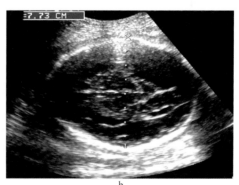
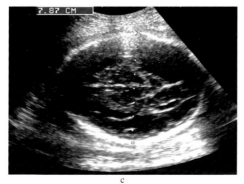

图2-35　胎头双顶径测量

a.胎儿双顶径测量法一：颅骨板外侧缘至对侧骨板外侧缘；b.胎儿双顶径测量法二：颅骨板外侧缘至对侧内侧缘；c.胎儿双顶径测量法三：头颅两侧颅骨骨板中点之间的距离

2.头围的测量　头围（head circumference，HC）测量更能准确反映胎头的增长，有异常型胎头时，头围测量可以弥补单测双顶径的局限性。头围测量采用双顶径标准切面，测量方法可利用超声仪器上周围描迹功能键，沿胎头颅骨的外缘包绕描迹，即可自动得出头围数值；也可以在头颅标准切面上测量颅骨的前后径（$A$）和横径（$B$），头围计算公式为：头围 = （$A+B$）×1.57（图2-36）。

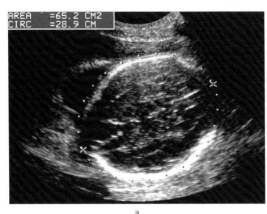 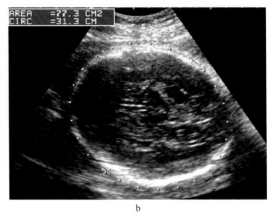

图2-36　胎儿头围测量

a.头围测量法一：用描迹功能键，沿胎头颅骨的外缘包绕描迹；b.头围测量法二：头围 = （$A+B$）×1.57

3.腹围的测量　腹围（abdominal circumference，AC）测量多用于晚期妊娠，进入晚期妊娠后，胎儿的内脏器官，皮下脂肪增长迅速，腹围的增长速度逐渐超过头围的增长。因此，腹围被认为可以作为晚期妊娠评估胎儿生长发育、估计体重的最佳指标。测量腹围时，取胎儿腹部横切面，呈圆形或椭圆形，在此平面上显示左上腹的胃泡，前方显示左、右支门静脉的汇合处，背部显示脊柱横切面，测量包括皮肤和皮下脂肪。测量方法与头围测量相同，腹围计算公式为：腹围 = （$A+B$）×1.57（图2-37）。

计算方法：应用超声仪器内椭圆功能键沿腹壁外缘直接描迹即可得出腹围数值。

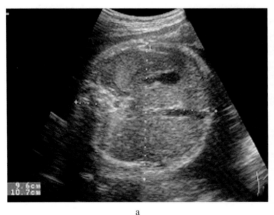 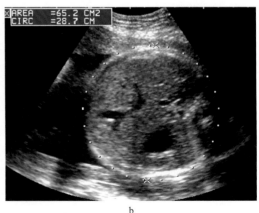

图2-37　胎儿腹围测量

a.腹围测量法一：腹围 = （$A+B$）×1.57；b.腹围测量法二：仪器内椭圆功能键直接沿腹壁横断面外缘包绕描迹

4.股骨长度的测量　股骨（femur）测量比较容易，而且测量股骨长度（FL）的准确率与双顶径相似，也是超声产前常规检查胎儿的一项指标。测量股骨时使用超声探头沿胎儿脊柱向下纵向扫查到骶骨可显示一侧股骨横断面，然后慢慢旋转探头，显示股骨长轴，使整条股骨全貌显示。测量股骨时声束与股骨长径垂直，测量股骨近端弧形顶端至远端斜面中点之间的距离（图2-38）。

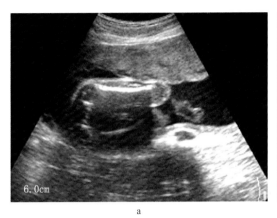
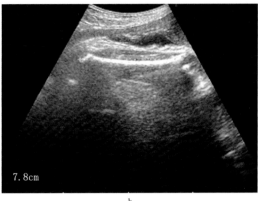

a　　　　　　　　　　　　b

**图2-38　胎儿股骨长测量**
a、b.测量股骨近端弧形顶端至远端斜面中点之间的距离

19～42周胎儿双顶径、胸围、腹围、股骨长、股骨长/腹围正常值见表2-3、表2-4。

**表2-3　预测胎龄及胎儿发育的指标**　　　单位：cm

| 项目 | BPD | | | TC | | | AC | | | FL | | | FL/AC |
|---|---|---|---|---|---|---|---|---|---|---|---|---|---|
| 百分位 | 10 | 50 | 90 | 10 | 50 | 90 | 10 | 50 | 90 | 10 | 50 | 90 | |
| 19～22周 | 4.25 | 4.94 | 5.43 | 12.09 | 14.01 | 15.83 | 12.72 | 14.51 | 16.65 | 2.76 | 3.39 | 4.02 | 0.23 |
| 23～26周 | 5.70 | 6.29 | 7.06 | 16.87 | 18.54 | 20.39 | 15.81 | 19.29 | 21.55 | 3.96 | 4.68 | 5.32 | 0.24 |
| 27～28周 | 7.17 | 7.62 | 7.84 | 20.92 | 22.15 | 23.69 | 21.80 | 23.40 | 25.00 | 5.50 | 5.78 | 6.12 | 0.25 |
| 29～30周 | 7.72 | 7.92 | 8.30 | 22.18 | 23.50 | 25.13 | 25.53 | 24.41 | 25.95 | 5.78 | 5.90 | 6.46 | 0.25 |
| 31～32周 | 7.98 | 8.29 | 8.53 | 23.38 | 24.66 | 25.95 | 24.57 | 25.86 | 26.92 | 5.97 | 6.36 | 6.63 | 0.25 |
| 33～34周 | 8.36 | 8.66 | 9.00 | 24.79 | 25.76 | 27.11 | 26.08 | 26.99 | 28.34 | 6.43 | 6.74 | 7.09 | 0.25 |
| 35周 | 8.65 | 8.91 | 9.22 | 26.04 | 27.11 | 28.46 | 27.01 | 27.99 | 29.39 | 6.76 | 6.98 | 7.37 | 0.25 |
| 36周 | 8.81 | 9.02 | 9.40 | 26.86 | 29.63 | 28.77 | 27.83 | 28.93 | 30.15 | 6.88 | 7.22 | 7.48 | 0.25 |
| 37周 | 8.88 | 9.19 | 9.41 | 27.04 | 28.21 | 29.34 | 28.36 | 29.53 | 30.59 | 7.14 | 7.48 | 7.85 | 0.25 |
| 38周 | 9.03 | 9.33 | 9.66 | 27.55 | 23.71 | 29.81 | 28.74 | 30.09 | 31.25 | 7.24 | 7.65 | 7.98 | 0.25 |
| 39周 | 8.99 | 9.35 | 9.65 | 28.24 | 29.37 | 30.41 | 28.80 | 30.09 | 31.54 | 7.36 | 7.82 | 8.11 | 0.25 |
| 40周 | 9.10 | 9.42 | 9.65 | 27.84 | 29.06 | 30.35 | 29.31 | 30.44 | 31.73 | 7.40 | 7.79 | 8.16 | 0.25 |
| 41～42周 | 9.15 | 9.59 | 9.83 | 27.65 | 29.34 | 30.82 | 29.63 | 30.70 | 32.04 | 7.68 | 7.87 | 8.17 | 0.25 |

注：数据来源于四川大学华西第二医院

表2-4　胎儿期肢骨的长度　　　　　　　　　　　单位：cm，$\bar{x}\pm s$

| 受精龄 | 肱骨 | 尺骨 | 桡骨 | 股骨 | 胫骨 |
|---|---|---|---|---|---|
| 12 | 1.29±0.23 | 0.96±0.18 | 0.81±0.23 | 1.36±0.30 | 0.93±0.23 |
| 13 | 1.50±0.29 | 1.32±0.22 | 1.00±0.27 | 1.60±0.25 | 1.22±0.24 |
| 14 | 2.06±0.48 | 1.78±0.49 | 1.56±0.46 | 2.11±0.45 | 1.61±0.49 |
| 15 | 2.08±0.29 | 1.86±0.19 | 1.62±0.17 | 2.11±0.26 | 1.74±0.32 |
| 16 | 2.51±0.24 | 2.23±0.23 | 2.02±0.20 | 2.59±0.20 | 2.14±0.14 |
| 17 | 2.83±0.24 | 2.59±0.23 | 2.34±0.19 | 2.88±0.20 | 2.52±0.24 |
| 18 | 3.10±0.12 | 2.91±0.18 | 2.55±0.21 | 3.32±0.26 | 2.88±0.25 |
| 19 | 3.37±0.21 | 3.10±0.20 | 2.79±0.19 | 3.53±0.19 | 3.06±0.21 |
| 20 | 3.68±0.18 | 3.34±0.10 | 2.96±0.14 | 3.93±0.10 | 3.33±0.25 |
| 21 | 3.79±0.20 | 3.58±0.21 | 3.17±0.20 | 4.06±0.28 | 3.48±0.22 |
| 22 | 4.10±0.23 | 3.85±0.26 | 3.46±0.34 | 4.40±0.37 | 3.76±0.21 |
| 23 | 4.29±0.24 | 3.94±0.19 | 3.52±0.15 | 4.52±0.30 | 3.95±0.21 |
| 24 | 4.51±0.22 | 4.06±0.19 | 3.63±0.20 | 4.67±0.21 | 4.29±0.18 |
| 25 | 4.66±0.20 | 4.34±0.17 | 3.85±0.18 | 5.09±0.19 | 4.45±0.21 |
| 26 | 4.89±0.30 | 4.43±0.45 | 3.97±0.41 | 5.49±0.41 | 4.69±0.34 |
| 27 | 5.14±0.30 | 4.60±0.28 | 4.19±0.30 | 5.72±0.28 | 4.98±0.37 |
| 28 | 5.14±0.20 | 4.73±0.20 | 4.34±0.17 | 5.73±0.31 | 4.96±0.17 |
| 29 | 5.23±0.32 | 4.86±0.24 | 4.38±0.26 | 6.00±0.30 | 5.22±0.28 |
| 30 | 5.55±0.21 | 5.15±0.25 | 4.72±0.24 | 6.26±0.21 | 5.52±0.28 |
| 31 | 5.76±0.26 | 5.28±0.26 | 4.81±0.36 | 6.50±0.34 | 5.66±0.26 |
| 32 | 5.83±0.31 | 5.31±0.29 | 4.77±0.28 | 6.73±0.37 | 5.79±0.39 |
| 33 | 5.95±0.26 | 5.45±0.33 | 4.95±0.36 | 6.98±0.24 | 5.93±0.33 |
| 34 | 6.04±0.40 | 5.52±0.30 | 5.01±0.37 | 6.89±0.33 | 5.92±0.31 |
| 35 | 6.31±0.26 | 5.89±0.37 | 5.35±0.37 | 7.43±0.23 | 6.22±0.20 |
| 36 | 6.38±024 | 5.74±0.32 | 5.31±0.42 | 7.37±0.17 | 6.19±0.39 |
| 37 | 6.47±0.19 | 5.92±0.18 | 5.36±0.20 | 7.59±0.13 | 6.45±0.23 |
| 38 | 6.72±0.40 | 6.00±0.37 | 5.56±0.46 | 7.60±0.43 | 6.56±0.50 |

注：数据来源于四川大学华西第二医院

（二）胎儿体重的估计

通过产前超声对胎儿单项或多项生长指标测量来估计胎儿体重，对先兆早产、宫内胎儿发育迟缓、巨大胎儿、过期妊娠等具有重要的临床意义。产前胎儿体重的预测可以帮助产科医师判断胎儿出生后的存活率，以便制订治疗措施和决定分娩时间与方式。

超声测量值估计胎儿体重的计算方法和公式比较多，国内外学者报道各异。本院应用超声单项测量指标估计胎儿体重与出生后体重的相关性进行了研究，对115例无任何并发症、孕周龄准确的38～41周胎儿，于分娩前3天内超声测量双顶径、头围、腹围、小脑横径、股骨长、股骨中段皮下组织厚度及肾长径和肝长度等多项指标，于分娩后24h内测量新生儿体重，经统计学处理，算出各项指标预测胎儿体重的单元线性相关关系和相对误差，其中小脑横径相关性最好。无论参考哪种方法或公式对胎儿体重进行估计，都应考虑到超声测值的准确性受多种因素影响，如孕妇的月经周期与孕龄的核实、孕妇的体形、有无并发症、有无药物滥用和家族遗传因素等（图2-39）。

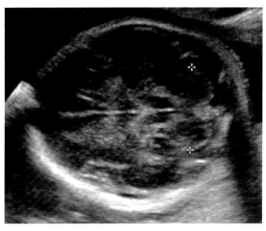

图2-39　胎儿小脑切面

（三）特别提示

（1）测量胎儿各个生长参数时，应注意标准切面的选择，测量3次以上取平均值。

（2）选用的测量方法必须统一。国内外介绍胎儿的超声测量有多项参数和多种方法，应选择统一的方法与标准进行测量，通过所获取的资料推算出适用于本地区的标准。

（3）产生误差的原因多为切面不标准、测量方法不统一、胎位和头形的影响等（图2-40）。

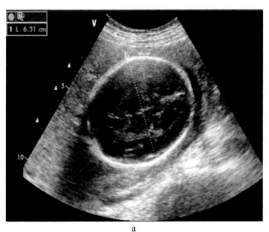

a

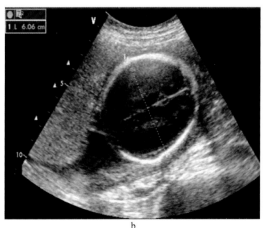

b

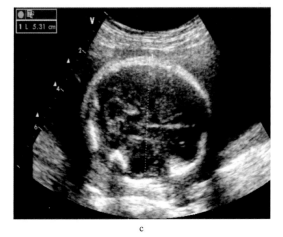

c

图2-40　胎儿双顶径测量受切面影响

　　a.双顶径标准切面；b.脑中线呈一条直线，颅内结构标志显示不清，测量值过小；c.胎儿颅内出现骨性回声时，测量双顶径偏小

## 五、彩色多普勒超声检测胎儿脐动脉血流的临床意义

（一）基本概念

胎儿胎盘循环与母体胎盘循环是妊娠期间母儿各自的血液循环系统，以脐带作为两者之间的重要联系通道，通过胎盘的屏障作用，进行母儿之间的供氧与物质交换，以供胎儿的生长发育。胎盘是胎儿血液物质交换的重要基地，通过胎儿脐动脉、脐静脉、静脉导管、动脉导管、未闭卵圆孔等血液循环通道，将富含营养的血液输送到胎儿全身各个组织器官中。通过应用彩色多普勒超声仪检测胎儿血循环路径的血流，可以间接了解母儿供血状况。

胎儿脐动脉血流动力学的变化能够间接反映胎盘的功能和宫内胎儿的生存状态，在正常妊娠时，胎儿胎盘循环的血流动力学特点表现为脐动脉血流速度收缩期峰值（$S$）和舒张末期峰值速度（$D$）之间的比值。

彩色多普勒超声检测胎儿脐动脉血流频谱容易获得，对孕妇无任何不适，对胎儿无副作用，作为产前了解胎盘功能和胎儿宫内监护的一项无创性检查，已在产科临床得到广泛应用。

脐动脉血流频谱的检测方法：检测脐动脉的部位可选脐带在羊水中的漂浮段，近胎盘起始部或胎儿腹壁段，用彩色多普勒找到脐带中的动脉，将取样容积放置动脉内检测血流频谱，获得$S/D$比值。

（二）胎儿的脐动脉正常超声频谱

频谱多普勒超声技术应用于产科领域以来，许多学者对胎儿脐动脉血流动力学进行了研究，并建立了各自的脐动脉$S/D$比值的正常标准，大量的研究表明，随着正常妊娠的进展，胎盘逐渐成熟，绒毛血管增多，胎盘血管阻力下降，血流量随之增加，脐动脉血流舒张末期流速增加。因此，脐动脉$S/D$比值随孕周而逐渐下降。大多数学者将足月妊娠的脐动脉$S/D \leqslant 3$作为正常标准。本院应用超声测定胎儿脐血流 S/D 值见表2-5。

表2-5　正常妊娠胎儿脐动脉血流的$S/D$值（$\bar{x} \pm s$）

| 孕周（周） | $20^+ \sim 24$ | $24^+ \sim 28$ | $28^+ \sim 30$ | $30^+ \sim 34$ | $34^+ \sim 38$ | $38^+ \sim 42$ |
|---|---|---|---|---|---|---|
| $S/D$ | 3.9±0.8 | 3.1±0.5 | 2.8±0.4 | 2.7±0.4 | 2.3±0.3 | 2.1±0.3 |

注：数据来源于四川大学华西第二医院

（三）胎儿的脐动脉异常血流频谱

随着妊娠的进展，如果胎儿脐动脉$S/D$比值不随孕周的增加逐渐下降，或者到妊娠足月后$S/D > 3$，甚至出现脐动脉舒张末期血流速缺失（AEDV）或倒置（REDV）的异常血流频谱，则提示胎盘功能不全、胎儿宫内发育迟缓、胎儿宫内窘迫、母亲妊娠高血压疾病及其他疾病、胎儿畸形、羊水过少等。本院于1999年应用彩色多普勒血流显像对101例足月单胎高危妊娠胎儿的脐动脉血流进行检测，根据ROC曲线，以$S/D = 2.8$作为最佳测量值，预测不良妊娠结局的敏感性为70.6%，特异性97.6%，准确性92.0%。

对本院59例畸形胎儿与118例正常胎儿脐动脉$S/D$比值进行对比分析，多发性畸形、消化道系统畸形、中枢神经系统畸形的胎儿脐动脉$S/D$比值明显高于正常对照组，提示脐动脉$S/D$增高或有异常时，应高度警惕胎儿有无畸形。

（四）典型病例

当胎儿脐动脉血流频谱中出现 AEDV 或 REDV 时，胎儿预后不良（图2-41，图2-42）。

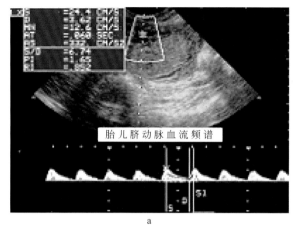
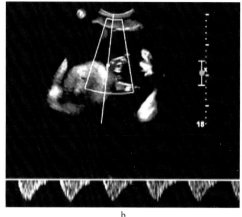

a　　　　　　　　　　　　　　　　b

**图2-41　胎儿脐动脉血流频谱异常（一）**

　　a、b.妊娠33周合并妊娠高血压综合征，羊水过少，IUGR，第一次彩超检查脐动脉S/D=6.74，5天后再次做CDFI频谱舒张期反流，多次NST无反应，2天后胎死宫内，胎盘病理检查：实质广泛性多灶性缺血梗死合并多发性血肿

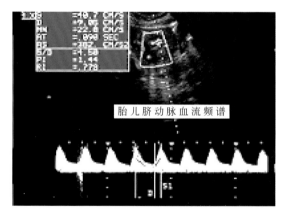

**图2-42　胎儿脐动脉血流频谱异常（二）**

　　妊娠37$^{+5}$周，羊水过少，胎儿脐动脉频谱S/D=4.5，2天后因胎动明显减少行剖宫产，胎儿出生后立即评分6分，1分钟7分，3分钟后10分，临床诊断新生儿轻度窒息

（杨太珠　唐　英）

# 第四节　宫内胎儿发育异常的超声诊断

## 一、正常多胎妊娠

### （一）基本概念

　　一次妊娠同时有两个或两个以上胎儿时，称多胎妊娠（multiple pregnancy）。我国统计双胎与单胎之比为1：（66～104）。家族史、胎次多等因素使多胎妊娠发生概率增多。近年来由于辅助生殖技术的广泛开展，使双胎及两胎以上妊娠发生率显著增加，双胎与多胎妊娠可高达20%～40%。

　　多胎妊娠时，孕妇并发症增高，孕产妇疾病发生率、围生儿死亡率及新生儿疾病发生率较高。超声诊断双胎以上的多胎妊娠简单易行，早孕期准确率几乎达100%。超声诊断已成为多胎妊娠中必不可少的监护手段。

双胎有双绒毛膜双胎和单绒毛膜双胎两种，双绒毛膜双胎由两个卵子分别受精形成，约为双胎妊娠总数的2/3；单绒毛膜双胎约占双胎总数的1/3。单绒毛膜双胎的胎盘和胎膜按受精卵复制时间不同，分为双羊膜囊双绒毛膜双胎、双羊膜囊单绒毛膜双胎和单羊膜囊单绒毛膜双胎。

临床病史中可询问到有双胎家族史，孕前曾服用过促排卵药物或接受体外受精多胚胎移植。孕妇妊娠反应较重，体重增加较单胎快，妊娠晚期腹部膨隆，多伴有羊水过多，出现呼吸与行走困难。产科检查可扪及两个或两个以上的胎极，在孕妇腹部不同部位可以听到两个胎心。

（二）超声诊断

（1）早期双胎或多胎妊娠超声图像显示宫内有两个或两个以上的妊娠囊。每个妊娠囊中均出现卵黄囊、胚芽及胎心搏动（图2-43）。

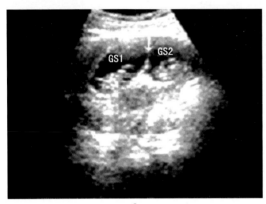
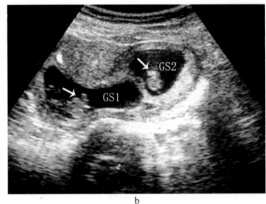

图2-43 早孕双胎

a.妊娠50天，宫腔内查见妊娠囊内有分隔，见两个胎芽及胎心；b.妊娠57天，宫腔内查见妊娠囊内有分隔，见两个胎芽、胎心搏动及胎动

（2）早期双胎妊娠根据宫内妊娠囊的位置或囊内隔膜相距的距离，可以初步判断双胎的类型。早期双卵双胎可见两个相距较远的妊娠囊或一个妊娠囊中有一较厚的隔膜或隔膜与胎盘间呈"入"征；单绒毛膜双胎仅见单个妊娠囊或隔膜薄，妊娠囊内可见两个卵黄囊、两个胚芽及胎心。单羊膜囊双胎较罕见，容易发生双胎输血综合征、联体双胎等并发症，围产儿死亡率甚高（图2-44～图2-48）。

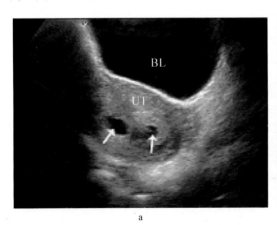
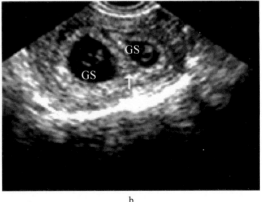

图2-44 双卵双胎

a、b.宫内早期妊娠，两个胎囊相距较远，囊内隔膜偏厚

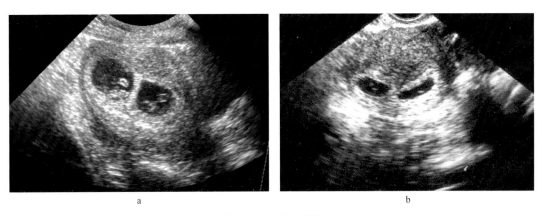

**图2-45　早孕双胎**

a、b.早期妊娠，宫内两个孕囊，其内各有胚芽、胎心及卵黄囊

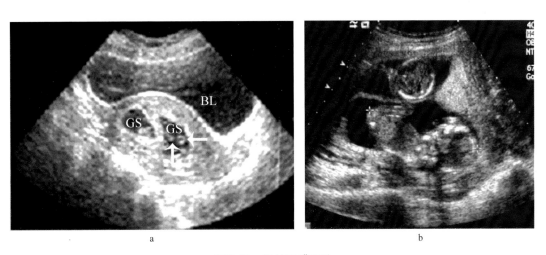

**图2-46　双绒毛膜双胎**

a.两个妊娠囊三个胎芽，其内一个为单羊膜囊双胎，内有两个胎芽；b.双胎间隔膜与胎盘间呈"入"征

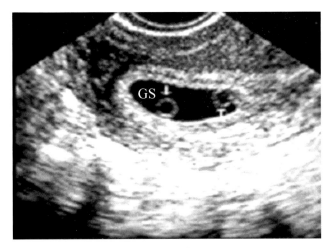

**图2-47　单羊膜囊双胎**

一个妊娠囊，囊内无分隔，内有两个卵黄囊及胎芽

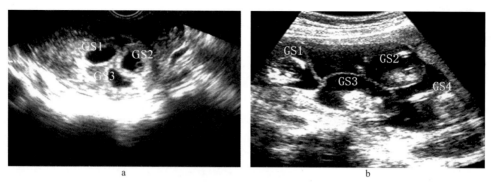

图2-48　早孕多胎

　　a.试管婴儿胚胎种植成功后宫内3个孕囊,囊内见胚芽、胎心;b.自然妊娠76天,宫内5个妊娠囊,其内各有胎儿,均有胎心搏动及胎动

　　(3)中、晚期双胎或多胎妊娠超声图像显示宫内有两个以上成形的胎儿,一个或两个胎盘,羊膜囊内可见羊膜隔膜(图2-49)。

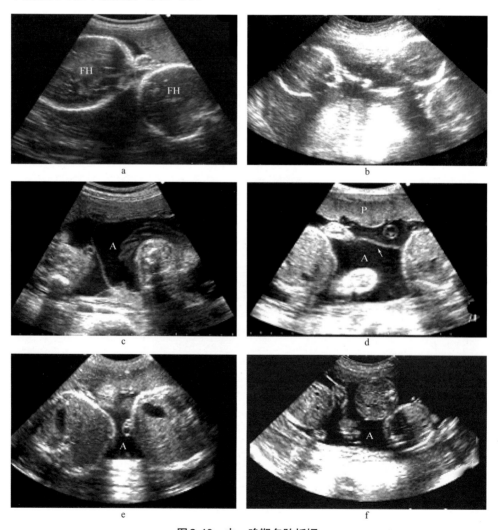

图2-49　中、晚期多胎妊娠

　　a.胎儿双胎双头位;b.胎儿三胎三个头颅;c、d.双胎羊膜腔内有隔膜;e.双胎腹部横断面;f.三胎腹部横断面

（4）根据胎儿性别不同、胎盘个数、羊膜内隔膜厚薄等可辨别是双绒毛膜双胎或单绒毛膜双胎（图2-50）。

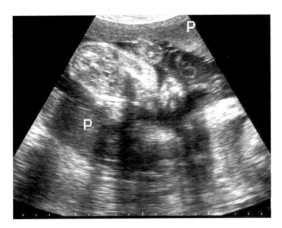

**图2-50 双胎妊娠，双胎盘**

（三）特别提示

（1）早期妊娠期间超声诊断双胎或多胎妊娠时，必须在声像图中确定典型的妊娠囊数目和两个以上的胚胎和胎心搏动。

（2）进入中期妊娠后，可以根据胎盘的个数、羊膜囊间隔的厚度、胎儿性别等初步判断双绒毛膜或单绒毛膜双胎。经反复检查考虑为单绒毛膜双胎时，如未发现羊膜囊间隔的分隔，应注意有无双胎联体畸形、脐带相互缠绕等。

（3）超声判断多胎妊娠时，应注意探头扫查方向，检查中分别从各个胎头脊柱追踪观察头、颈、脊柱、胸、心脏、腹部、肢体，并分别进行测量，避免超声图像出现假阳性双胎或漏诊。最能准确诊断的声像图是在同一切面上显示出两个或两个以上的胎头，或同一横切面上显示两个以上胎体躯干横断面。

## 二、巨大胎儿

（一）基本概念

胎儿体重达到或超过4000g者称为巨大胎儿（macrosomia）。国内资料显示，巨大胎儿占出生总数的5.62%～6.49%。因巨大胎儿的围生期发病率高，分娩时常因头盆不称而发生难产的概率增高，可造成新生儿、母体并发症增加。因此，通过超声测量估计胎儿体重，对临床处理分娩方式颇有帮助。

母亲患糖尿病是形成巨大胎儿的主要危险因素，其他相关因素有双亲身材高大、某些经产妇体重随分娩次数增多而增加、部分过期妊娠、孕妇饮食摄入过多而活动太少及羊水过多等。临床根据孕妇病史和孕晚期出现的症状及体重增加迅速，子宫底和腹围明显增加作为诊断巨大胎儿的依据。

目前超声检查多采用多参数测量值来估计胎儿体重，包括BPD、HC、FL、AC及体重预测值等，如均在正常孕龄的第90百分位数以上，应考虑巨大胎儿，另外还有测量双肩径、上臂软组织厚度等方法。

（二）超声诊断

（1）超声测量胎儿各项参数，预测胎儿体重大于相应孕周的第90百分位以上（图2-51）。

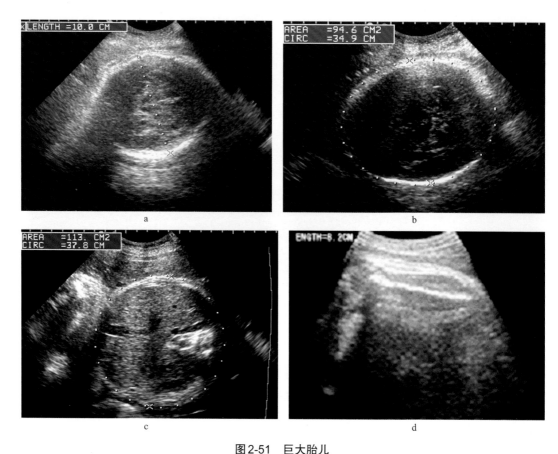

图2-51 巨大胎儿

a ~ d.妊娠38$^{+6}$周，胎儿双顶径、头围、腹围、股骨长均大于同孕囊，出生后体重4300g

（2）测量胎儿的股骨皮下组织厚度、胎儿双面颊间径、双肩径大于双顶径等可考虑巨大胎儿（图2-52）。

## 三、胎儿宫内发育迟缓

### （一）基本概念

胎儿宫内发育迟缓（intrauterine growth retardation，IUGR）是指妊娠31周后，胎儿出生体重小于2500g或低于同孕龄平均体重的两个标准差，或低于足月孕龄正常体重的第10百分位数。我国的发病率平均为6.39%，是围生期主要并发症之一。

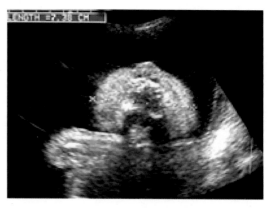

图2-52 巨大胎儿

可见胎儿皮下组织增厚、面颊部肥胖

IUGR的病因多而复杂，主要与母体的遗传、营养、妊娠病理、妊娠合并症及其他因素有关。也可因胎儿本身发育缺陷、代谢功能紊乱、各种生长因子缺乏、宫内感染、接触放射线等，以及胎儿附属物异常等有关。

临床分类为内因性均称型IUGR和外因性不均称型IUGR、外因性均称型IUGR三类。均称型IUGR发生在妊娠早期，胎儿的所有器官均受影响，预后不良。外因性不均称型IUGR发生在妊娠中、晚期，胎儿发育不均称。外因性均称型IUGR多由于多方面的影响和缺乏氨基酸、微量元素或有害药物的作用等。

超声动态测量胎儿的双顶径，胎儿股骨长径，腹围、胸围、头围，HC/AC，FL/HG，小脑横径，胎儿脐动脉S/D比值等，能够较准确地判断胎儿大小，协助临床诊断和分型。

（二）超声诊断

（1）妊娠中期后，胎儿双顶径、股骨长度、腹径、测值小于正常孕周2个标准差；36周后，胎儿腹围小于头围（图2-53）。

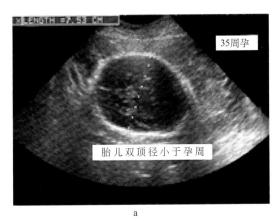

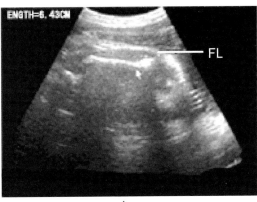

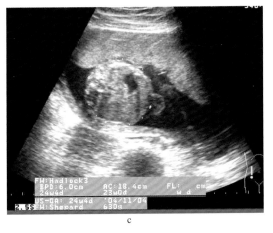

**图2-53　IUGR超声诊断**
a ～ c.妊娠35周，胎儿双顶径、股骨长、腹围明显小于同孕周

（2）胎儿在整个孕期中生长率减慢，连续观察3周，双顶径、股骨长生长速度低于正常孕周标准，提示IUGR。

（三）特别提示

（1）超声判断IUGR不能仅根据一次测量结果，至少应动态观察2 ～ 3周。

（2）孕晚期脐动脉S/D比值升高时，IUGR的发生率明显升高。

（3）诊断胎儿IUGR注意结合个体遗传因素、胎儿营养状况等进行综合分析。

## 四、胎死宫内

（一）基本概念

妊娠20周后的胎儿因母体或胎儿方面的原因而死亡，称为胎死宫内。

超声可以直接观察胎心、胎动情况确定宫内胎儿死亡，并可根据胎儿停止生长后退变的一些继发征象，估计胎儿死亡时间。

在3周后仍未排出，退行性变的胎盘组织释放凝血活酶进入母体血循环，可能引起母体凝血功能障碍。一旦确诊死胎，应尽早结束妊娠。

（二）超声诊断

（1）宫内胎儿无胎心搏动及胎动。各径线测值均小于正常孕周值（图2-54）。

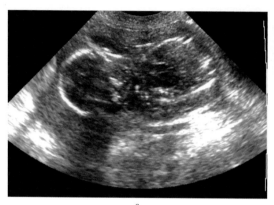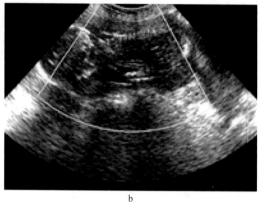

a                                    b

**图2-54    妊娠21周胎死宫内**

a.妊娠21周，胎儿无胎心搏动和胎动，双顶径小于孕周；b.胎儿心脏无血流显示

（2）胎儿颅骨变形、颅脑塌陷、重叠，头皮分离，颅内结构不清，胎儿死亡时间过久，可出现胎头及全身皮肤呈双层回声，内脏显示不清，出现胸腔积液和腹水，羊水减少甚至浑浊（图2-55，图2-56）。

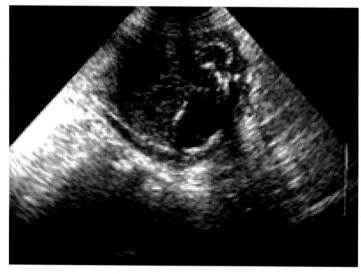

**图2-55    妊娠22周胎死宫内**

妊娠22周，因胎儿死亡时间较长，羊水极少，胎儿全身结构模糊

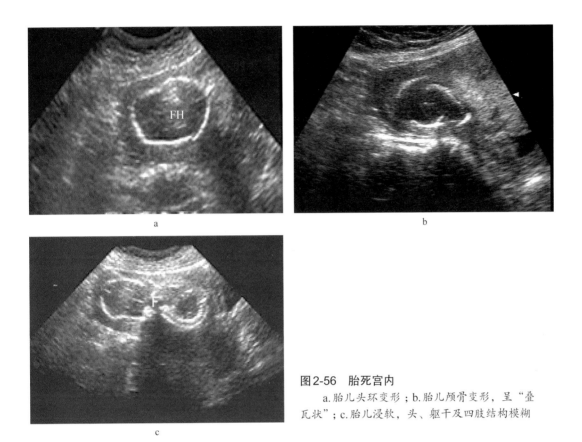

a

b

c

**图2-56 胎死宫内**

　　a.胎儿头环变形；b.胎儿颅骨变形，呈"叠瓦状"；c.胎儿浸软，头、躯干及四肢结构模糊

（3）胎盘模糊、轮廓不清，胎盘实质水肿、回声不均匀（图2-57）。

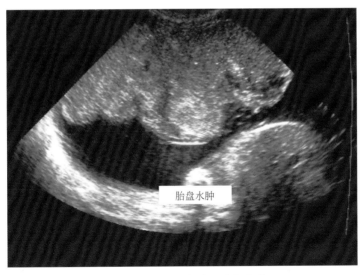

胎盘水肿

**图2-57 胎儿死亡后，胎盘水肿**

（杨太珠　田　雨）

## 第五节　常见胎儿先天性畸形的超声诊断图像

先天性畸形（congenital anomalies）是指以形态、结构异常为主要特征的胎儿发育异常。妊娠最初8周内，是胚胎的细胞组织、血管、功能的重要分化时期。在分化过程中，如果受到遗传因素、环境致畸因素或遗传与环境致畸因素共同作用的干扰与影响，即可导致胎儿的发育异常。胎儿的各系统均可受累，出现异常的种类繁多，重则致死，轻则出现畸形。胎儿先天畸形和异常在胎儿、婴儿死亡率中占有相当比例。据统计，约有30%的死胎有畸形，即使存活的胎儿中也有2%左右有明显畸形。现代的超声技术的普及与飞跃发展，使得绝大多数先天性发育异常的胎儿能够通过超声在产前被检查出来。

### 一、胎儿神经系统畸形

（一）基本概念

胎儿神经系统畸形有无脑儿、露脑畸形、脑积水、脑及脑膜膨出、脊柱裂、脊髓脊膜膨出、小头畸形等。发生原因是从胚胎早期神经管形成到胎儿时期大脑各个结构原基的形成、生长、发育、移行的过程中，受到内因或外因性致畸因素的影响，干扰了中枢神经的正常发育，导致神经系统结构、形态，甚至功能上的异常。最易受损的时间在妊娠5～18周。10%的病例与染色体畸形、基因突变、母亲糖尿病、摄入致畸药物有关。

病理改变基础多为神经管未发育或未闭合及闭合不全等，致使胎儿脑部发育原始或不发育、颅骨缺乏、脊柱异常、脑及脊膜膨出等畸形；因胎儿脑积液分泌异常或循环通道受阻可发生颅内积水，还有部分可因为染色体异常而导致中枢神经系统发育异常。

胎儿中枢神经系统畸形常合并羊水过多，临床表现为孕妇腹部膨隆、胀痛不适或恶心、呕吐，急性羊水过多可致呼吸困难，不能平卧。产科腹部检查，子宫张力大，宫高、腹围大于停经月份，胎方位扪不清，不能触及圆而硬的胎头。母血、羊水中AFP增高。

超声对正常胎儿神经系统观察的内容应包括头颅形态与大小，多切面显示脑内结构如大脑半球、侧脑室及其内的脉络丛、第三脑室、脑中线、丘脑、透明隔腔、小脑半球及小脑蚓部、颅后凹池、第四脑室等；脊柱回声的连续性与完整性。胎儿遗传学研究与超声相结合，使得大多数胎儿神经系统畸形能够在产前经超声检查诊断。

（二）超声诊断

1.无脑、露脑畸形（anencephaly）

（1）露脑畸形：主要特征为无颅骨及皮肤，脑组织结构紊乱并暴露在羊水中。早期显示胎头呈"米老鼠"征，耳朵向两侧分离的大脑半球（图2-58）。

（2）无脑儿：不能显示胎儿完整头颅骨和大脑回声。无脑中线显示。沿后颈部脊柱方向纵切时，脊柱头端无颅骨光环及大脑回声。面部扫查眼眶上方无前额，呈"青蛙样"面容（图2-59，图2-60）。

（3）多数合并羊水过多。常合并脊柱裂或其他部位的畸形。

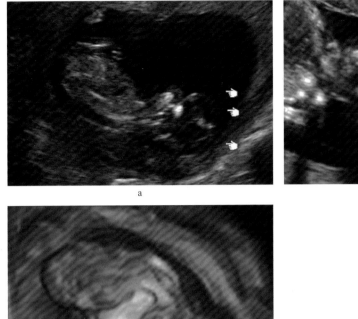
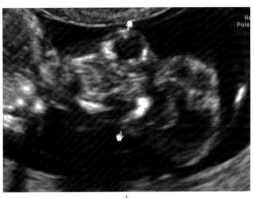

a

b

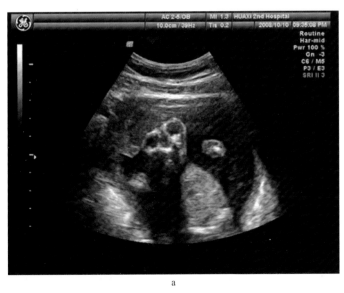

c

**图2-58 露脑畸形**

　　a.妊娠15周，矢状切面胎儿无头环显示；
b.冠状切面胎头呈"米老鼠"征，仅见眼眶；
c.三维超声直观显示露脑畸形

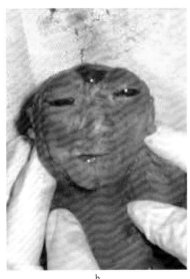

a

b

**图2-59 无脑畸形**

a.胎儿无颅盖无大脑，眼眶位于最高点，无额骨显示，呈"青蛙状"面容；b.尸检图片

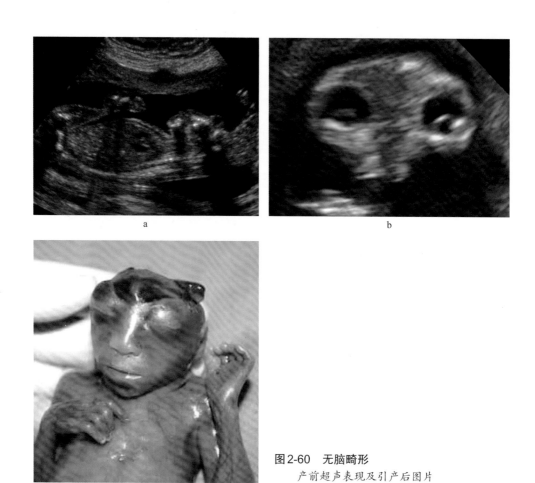

a

b

c

**图2-60 无脑畸形**

*产前超声表现及引产后图片*

2. 胎儿脑积水（hydrocephalus）

（1）胎儿的一侧或双侧侧脑室扩大，或第三脑室、第四脑室均扩大。脑室率为侧脑室宽度与半球宽度之比，妊娠20周后，脑室率超过1/3，或任何孕周侧脑室后角超过1cm，应疑为侧脑室扩张。侧脑室扩大到≥1.5cm时，胎儿预后较差（图2-61）。

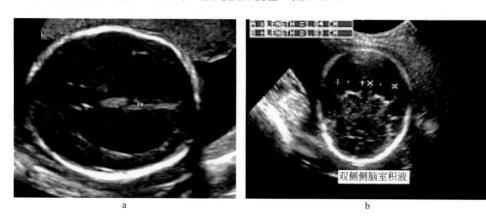

a

b

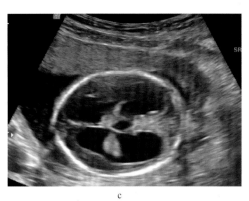
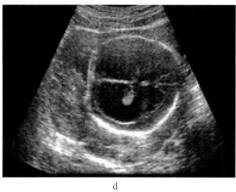

图2-61 脑积水

a.胎儿侧脑室增宽，脑室率增大；b.胎儿双侧侧脑室前角扩张；c.第三脑室扩张；d.胎儿双侧侧脑室大量积液

（2）单侧侧脑室积液明显，脑中线偏移至对侧。双侧积液严重时，出现脑中线偏移（图2-62）。

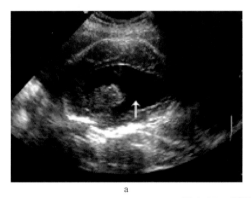
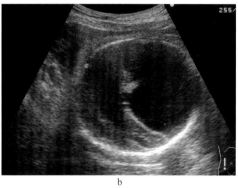

图2-62 严重脑积水（一）

a、b.单侧侧脑室明显积液，脑中线偏移

（3）胎儿脑积水严重时，脑组织受压变薄，双顶径、头围明显大于同孕周胎儿（图2-63，图2-64）。

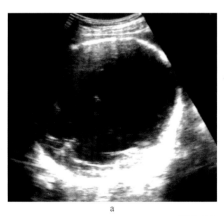
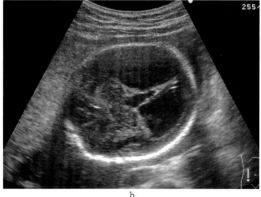

图2-63 严重脑积水（二）

a.胎儿颅内呈大片状液性暗区，脑室结构无法显示，大脑皮质受压变薄，头围增大；b.双侧侧脑室积液，第三脑室明显扩张

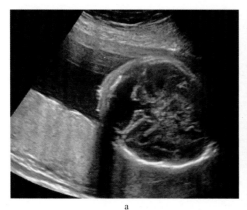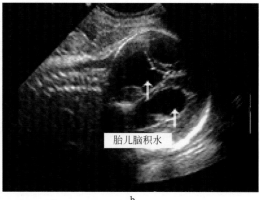

a                                  b

**图2-64　严重脑积水（三）**

a.胎儿颅后凹池积液；b.胎儿颅后凹池及侧脑室积液

3.脑及脑膜膨出

（1）多切面显示胎儿头环回声中断，不连续。

（2）颅骨缺损处有脑组织和脑膜膨出形成团块，团块呈不均质低回声。大量脑组织膨出时，可致使胎儿头颅骨环变小。膨出物为囊性、壁薄者多为脑膜膨出（图2-65，图2-66）。

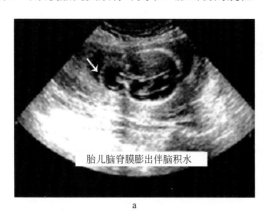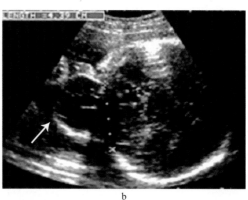

a                                  b

**图2-65　颅骨缺损伴脑膜膨出**

a、b.胎儿颅骨部分缺损，显示颅骨环回声中断，脊膜呈囊状膨出

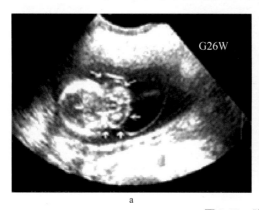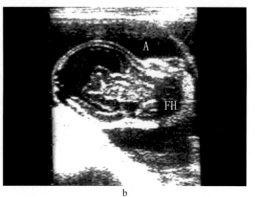

a                                  b

**图2-66　脑膜脑膨出**

a、b.胎儿颅骨明显缺损，膨出团块呈混合性回声，为脑膜及脑组织膨出

（3）缺损的75%见于枕后部（图2-67），额部、顶部较少，鼻根部更少见。

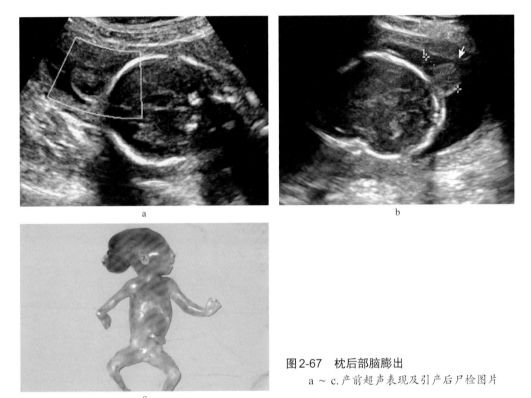

图2-67 枕后部脑膨出

a～c.产前超声表现及引产后尸检图片

4.脊柱裂（spine bifida）和脊髓脊膜膨出（meningomyelocele）

（1）探头从胎儿背侧方向对脊柱纵向扫查时，脊柱裂部位的皮肤及软组织缺损，其回声连续性中断［图2-68（a）］。

（2）脊柱横断切面显示病变部位，脊椎三角形骨化中心形态失常，呈典型的"V"字形或"U"字形改变［图2-68（b）］。

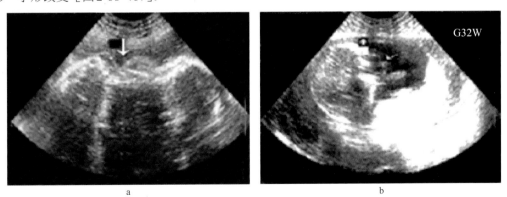

图2-68 脊柱裂

a.矢状切面显示胎儿颈背部脊柱胸颈段，皮肤回声中断，椎骨缺失；b.同一部分横切面，颅骨缺损处见囊状膨出物

（3）脊柱裂口处可见膨出的包块，包块内只含有脊膜和脑积液时，称为脊膜膨出，膨出的包块内含有脊膜与神经组织称为脊髓脊膜膨出。膨出的包块回声特点大多数为囊性无回声（图2-69）。

（4）脊柱裂可伴有一系列的脑部异常超声特征，包括小脑异常、颅后窝池消失（香蕉小脑征）、柠檬头征、脑室扩大等。在超声扫查胎儿头部过程中，如发现上述可疑征象，应对胎儿脊柱进行仔细扫查（图2-69，图2-70）。

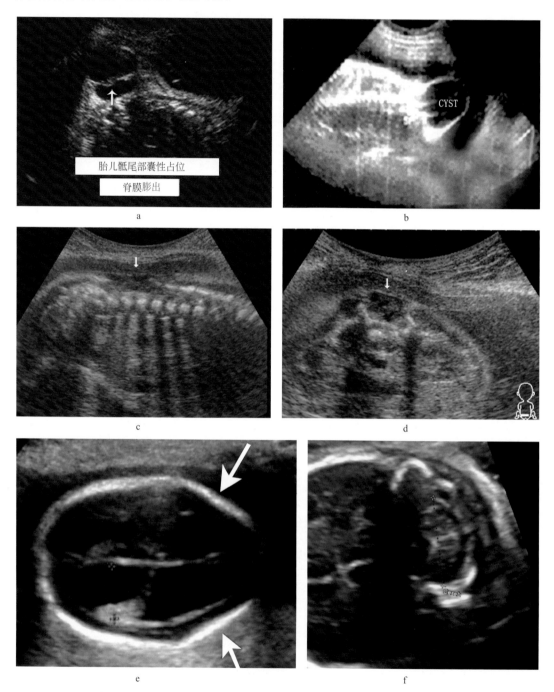

图2-69　脊柱裂伴脊膜膨出（一）

　　a、b.胎儿骶尾部查见囊性包块膨出为脊膜膨出；c、d.骶尾部矢状切面及横断面显示皮肤回声中断，椎管增宽；e、f."柠檬头征"及"香蕉小脑征"

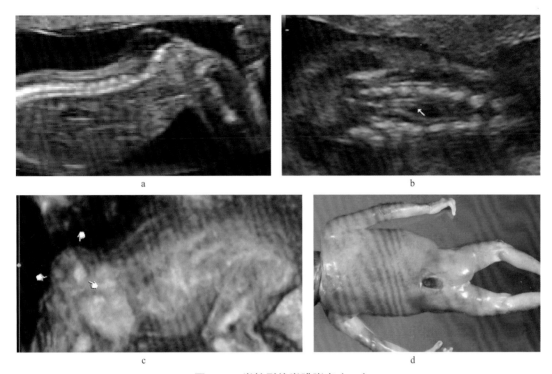

a

b

c

d

**图2-70　脊柱裂伴脊膜膨出（二）**

*a ~ d.产前超声表现及产后图片*

5.胎儿小头畸形（microcephaly）

（1）胎儿小头畸形的头颅形态结构无明显异常，而是通过超声生物测值来判断。胎头双顶径、头围的超声测量值小于同孕龄胎儿的3倍标准差以上是判断小头畸形的指标之一（图2-71）。

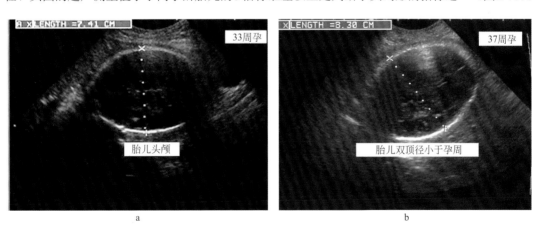

a

b

**图2-71　胎儿小头畸形**

*a.妊娠33周，双顶径7.4cm，股骨长5.6cm；b.妊娠37周，双顶径8.3cm，股骨长7.0cm，伴唇裂，引产后证实*

（2）胎儿其他生长参数的超声测量值可在正常范围内。

（3）胎儿头围/腹围、双顶径/腹围、双顶径/股骨长等比值明显小于正常。头围越小智力障碍越严重。

（4）可伴发其他畸形。

6.其他少见的神经系统畸形

（1）前脑无裂（或全前脑）畸形（holoprosencephaly）：颅内结构紊乱，仅见一个较大的原始脑室、中线消失、透明隔及第三脑室消失，双侧侧脑室及两侧丘脑不显示，面部结构严重异常，颅后凹池及第四脑室增大呈囊性肿块（图2-72）。

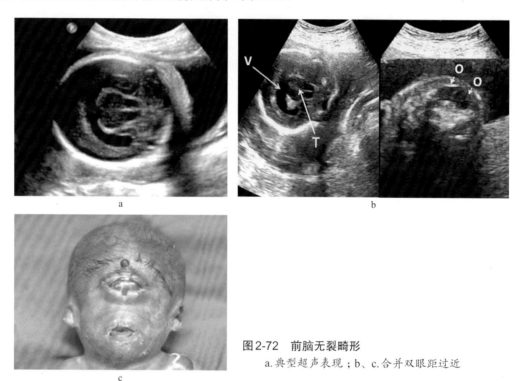

图2-72　前脑无裂畸形

a.典型超声表现；b、c.合并双眼距过近

（2）脉络丛囊肿（choroid plexus cyst）：妊娠10周以后，呈强回声的脉络丛内出现圆形、光滑的囊性无回声，可单侧或双侧，可单发亦可多发。大多数在妊娠26周后消失。经动态观察，囊肿为双侧，持续存在或逐渐长大，应进一步行染色体检查（图2-73）。

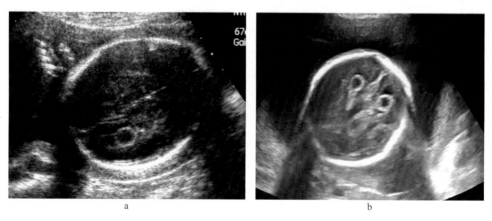

图2-73　脉络丛囊肿

a.胎儿单侧脉络丛囊肿，一般于妊娠26周后自然消失；b.胎儿双侧脉络丛囊肿，定期观察妊娠26周后不消失应进行染色体方面检查

（3）蛛网膜囊肿及先天性脑穿通畸形：蛛网膜囊肿表现为脑内出现圆形或不规则囊性暗区，囊壁薄、光滑、与侧脑室不相通。囊肿长大或合并其他畸形则预后不良。若发现这种囊肿，应进行胎儿染色体检查。而先天性脑穿通畸形在胎儿颅内见一个或多个不规则囊性无回声，囊肿多与侧脑室相通，可伴脑积水图像。极罕见（图2-74）。

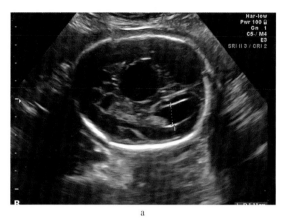 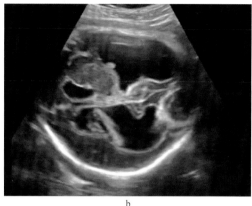

a            b

**图2-74 蛛网膜囊肿及先天性脑穿通畸形**

a.蛛网膜囊肿为局限清楚的无回声肿块或低回声，壁薄而光滑，囊肿表面多直接紧贴硬脑膜下；b.脑穿通畸形常表现非对称性大脑半球空洞

（4）Dandy-walker综合征（Dandy-walker syndrome）：超声显示胎儿颅内小脑蚓部完全缺失，两侧小脑半球分开。颅后凹池明显增大，第四脑室增大，并与颅后窝相通。部分伴侧脑室扩张（图2-75）。

（5）颅内肿瘤（intracranial tumor）：极罕见。常见的肿瘤为畸胎瘤。常发生于小脑幕上，因肿瘤的占位可导致颅内正常结构受压移位，中线偏移，或脑积水。大部分要到中、晚期妊娠才被发现。为致死性畸形。

（三）特别提示

（1）胎儿中枢神经系统畸形绝大多数预后极差，一般出生后几小时即死亡，如无脑、

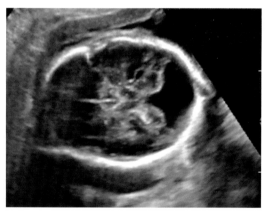

**图2-75 Dandy-walker综合征**

大脑颅后窝囊肿与第四脑室相通，另三脑室扩张

露脑、脑及脊膜膨出、严重脑积水、开放性脊柱裂等均为致死性畸形，一旦确诊，应立即终止妊娠。

（2）胎儿神经系统畸形存在再发风险。已生过一胎神经管缺陷者再发风险为5%，生过两胎者为10%，生过三胎者为15% ～ 20%。对有高危因素的孕妇应在不同孕周进行多次检查。

（3）无脑、脑积水、露脑畸形中半数合并脊柱裂或其他畸形。超声检查中应注意对脊柱和其他部位进行仔细扫查。

（4）胎儿颅后凹池积液大于1.2cm时，应严密定期观察随访。超声诊断小头畸形要谨慎，必须经过定期动态测定胎儿BPD和HC等生长值均低于同孕龄正常值的3个标准差以上才应高度怀疑。应注意特殊头型与父母的遗传因素所致的胎头测值偏小（图2-76）。

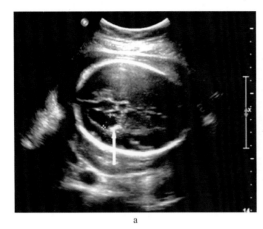
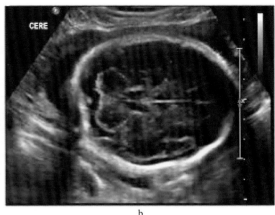

a　　　　　　　　　　　　　　　　　b

图2-76　胎儿侧脑室扩张1.0cm，胎儿颅后窝积液在1.5cm以下诊断脑积水应慎重

（5）要提高超声对胎儿畸形的早期诊断准确率，从事超声诊断的专业人员在进行产前胎儿检查时，应熟记胎儿不同阶段的各种解剖特征和声像图特征，要求扫查胎儿的方法程序化、标准化，避免漏诊和误诊。根据情况选择有关实验室检查，如染色体核型分析、脐血管穿刺等。

（6）超声检查胎儿时可因胎位或母体因素影响检查效果，应推动胎儿或让孕妇适当活动后再检查。检查中切忌急躁与粗心，当发现胎儿某系统或某部分有可疑病变但尚不能肯定时，应嘱孕妇定期复查，不宜过早或草率下结论。尽可能由两个以上的检查人员会诊后再作结论，或者转诊到上一级医院确诊。

（7）扫查胎头环及脊柱时应当注意多切面观察，避免遗漏小的脑或脊膜膨出。

## 二、胎儿消化系统畸形

### （一）基本概念

胎儿消化道畸形是常见的先天性畸形。包括食管闭锁、十二指肠狭窄或闭锁、小肠闭锁与狭窄、结肠闭锁与狭窄等。这类畸形的形成与下列情况有关：胚胎时期咽喉气管褶发育过程中，食管形成不同类型盲端；食管、肠管空泡化受阻或空泡化不全；中肠肠管腔空化障碍，或胚胎期肠系膜血供障碍。

在食管闭锁、十二指肠狭窄或闭锁中，部分病例伴有其他先天性畸形，其中以心脏畸形最常见，其次为胃肠畸形、泌尿道畸形、骨骼畸形等，部分胎儿可合并染色体畸形，患21-三体综合征（唐氏综合征）的危险性明显增高。少数畸形与遗传因素有关，如先天性巨结肠。

由于胎儿吞咽、消化和吸收等功能障碍，消化道畸形常合并羊水过多，孕妇可因羊水过多导致腹胀、胸闷和难以平卧。胎儿先天性食管闭锁常与气管食管瘘并存，产前诊断困难，产后新生儿因出现呛咳、不能进食等症状，经进一步检查后始被确诊。

超声检查对消化道畸形的判断有一定的价值。单纯性胃肠狭窄或梗阻的预后与是否伴发其他畸形有关，其中部分单纯性畸形能够通过手术治疗加以纠正；胃肠道发育异常伴有其他畸形；染色体畸形者预后不良。

### （二）超声诊断

**1.先天性食管闭锁（esophageal atresia）**

（1）妊娠18～20周后，超声检查胎儿腹腔内无胃泡出现，或胃泡极小，伴羊水过多，应高度怀疑食管闭锁（图2-77，图2-78）。

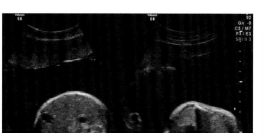
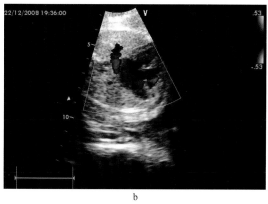

a

b

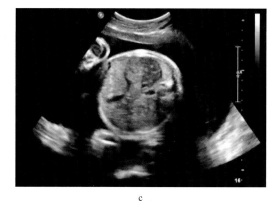

c

**图2-77 胎儿食管闭锁**

　　a、b.妊娠28周，伴羊水过多，腹腔内无胃泡显示，胎儿心动图显示房间隔缺损；c.妊娠35周，伴羊水过多，腹腔内无胃泡显示，出生后因消化道闭锁无法进食而死亡

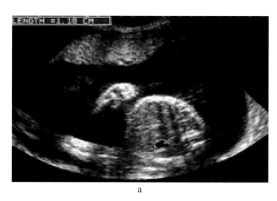
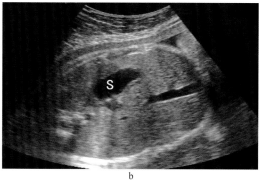

a

b

**图2-78 胎儿胃泡偏小**

　　a.妊娠26+周，羊水过多，胎儿腹腔内查见胃泡直径仅1.18cm；b.同一病人3周后复查，腹腔内查见胃泡直径约2.0cm，出生后随访消化道正常

　　（2）食管部分闭锁者，闭锁以上食管呈囊状无回声区。26周后，超声观察胎儿吞咽动作，囊状无回声在胎儿颈部冠状切面可以显示，大小随吞咽动作易发生变化。

　　（3）常并发先天性心脏畸形、染色体异常等。

　　2.十二指肠狭窄或闭锁（duodenal stenosis or atresia）

　　（1）胎儿胃及十二指肠明显扩张，胎儿上腹部横向扫查时，在同一切面上显示出两个大小相似的无回声空泡，又称"双泡征"，上腹偏左、位于心脏下方的空泡为胃泡，肝脏下方偏右的空泡为扩张的十二指肠（图2-79）。

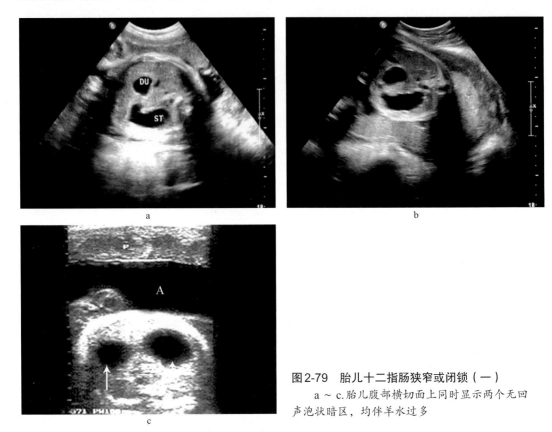

图2-79　胎儿十二指肠狭窄或闭锁（一）

　　a ~ c.胎儿腹部横切面上同时显示两个无回声泡状暗区，均伴羊水过多

（2）调整探头扫查方向，可以发现两泡之间相互沟通（图2-80）。

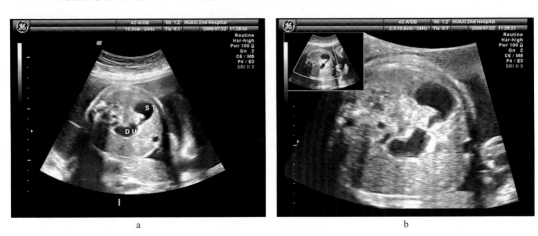

图2-80　胎儿十二指肠狭窄或闭锁（二）

a、b.调整胎头后，扩张的十二指肠与胃泡相通

（3）常合并羊水过多。羊水过多的程度和出现时间早晚与十二指梗阻的严重程度有关。

3. 小肠闭锁与狭窄（jejunoileal stenosis or atresia）

（1）胎儿中下腹部切面上显示腹腔内有多个无回声暗区。持续存在，并可见蠕动。闭锁位置越低，扩张的肠管越多，扩张程度越重（图2-81）。

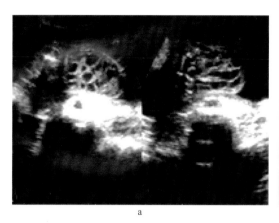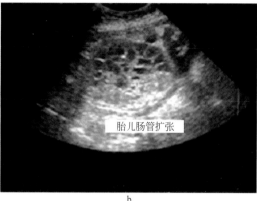

a　　　　　　　　　　　　　　　　b

**图2-81　小肠闭锁与狭窄（一）**
a、b.胎儿小肠扩张，似"蜂窝状"回声

（2）小肠内径扩张≥7mm，经多次检查，扩张直径进行性增大，则提示可能有小肠梗阻（图2-82）。

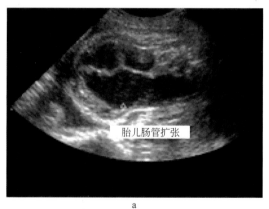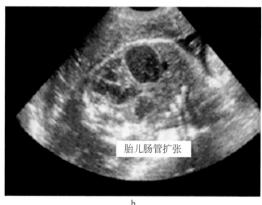

a　　　　　　　　　　　　　　　　b

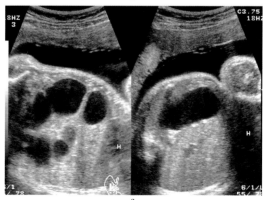

c

**图2-82　小肠闭锁与狭窄（二）**
a～c.胎儿肠管扩张，直径大于2.0cm以上，囊内呈分隔状

（3）超声显示肠蠕动明显增强，可伴有胎儿腹水，多伴有羊水过多（图2-83）。

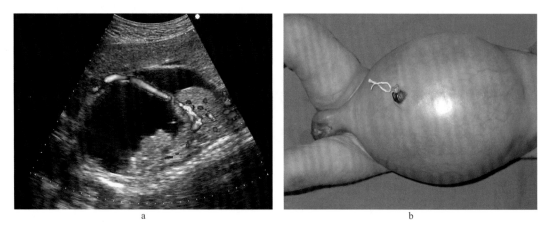

a　　　　　　　　　　　b

**图2-83　胎儿腹水**

a.超声图像矢状切面显示胎儿腹腔内大量腹水；b.产后新生儿腹部极度膨隆

4.结肠闭锁与狭窄（colon stenosis or atresia）

（1）胎儿中下腹部查见扩张的结肠直径超过1.8～2.0cm，随孕周增加而增大，形态似分隔状囊肿，分隔之间相通，外形不规则，扩张肠管的内壁上可见黏膜皱襞（图2-84）。

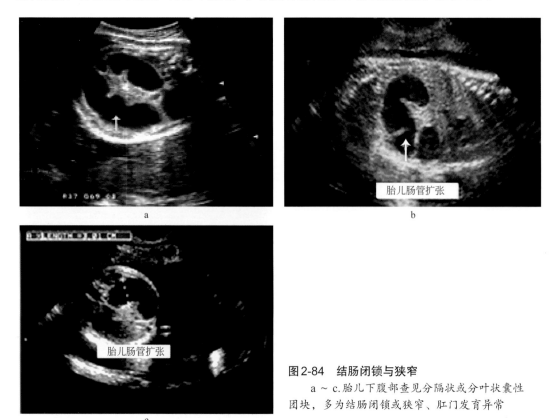

a　　　　　　　　　　　b

胎儿肠管扩张

胎儿肠管扩张

**图2-84　结肠闭锁与狭窄**

a～c.胎儿下腹部查见分隔状或分叶状囊性
团块，多为结肠闭锁或狭窄、肛门发育异常

c

（2）肛门闭锁时，胎儿盆腔下部肠管扩张呈"V"形或"U"形。扩张的肠管内可见有明显中隔的液性暗区，称"双叶征"，应高度怀疑胎儿肛门闭锁。

（3）可伴羊水过多。

5.其他少见的胎儿肠道异常

（1）巨结肠（megacolon）：超声显示肠管明显扩张。若肠管无明显的扩张，超声则难以辨认。有家族史者应引起对本病的高度重视。

（2）胎粪性肠梗阻（meconium ileus）：罕见，妊娠中期后肠道回声明显增强，强度可与骨回声相似，梗阻以上肠管扩张（图2-85）。

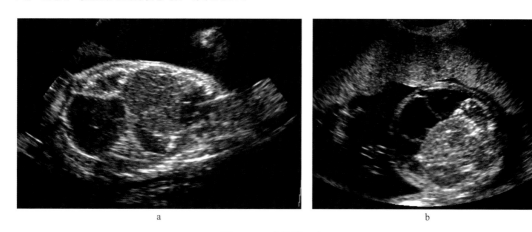

a                                                    b

**图2-85　胎粪性肠梗阻**

a、b.胎儿肠管扩张，扩张肠管以下呈强回声

6.胎儿肝脏占位病变

（1）胎儿肝内钙化灶：产前超声表现为肝内点状或团块状强回声，较大者伴声影。出生后大多自行消失（图2-86）。

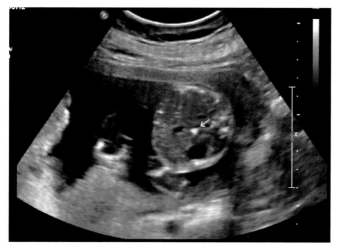

**图2-86　胎儿肝内钙化灶**

（2）胎儿肝脏肿瘤（liver tumor）：胎儿肝脏肿瘤极其罕见。文献报道胎儿肝脏肿瘤多为肝囊肿、肝血管瘤、肝母细胞瘤、错构瘤等。肝脏肿瘤回声可为囊性、实性或混合性，肿块边界一般较清楚，边缘规则整齐。肝血管瘤和肝母细胞瘤可导致肝脏长大，瘤体回声杂乱，彩超显示血流丰富（图2-87，图2-88）。

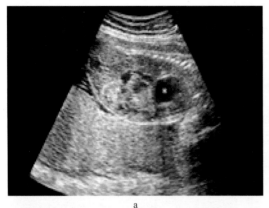
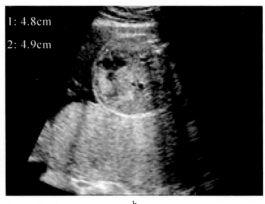

1: 4.8cm

2: 4.9cm

a

b

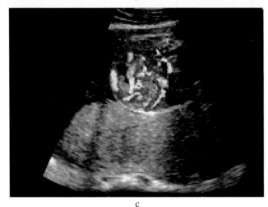

c

**图2-87 胎儿肝脏肿瘤**

妊娠26周，超声检查发现胎儿肝脏实质性占位，直径约5.0⁺cm。a.矢状切面显示胎儿肝脏实性占位；b.腹部横切面显示胎儿肝脏实性占位；c.CDFI显示胎儿肿块内血流

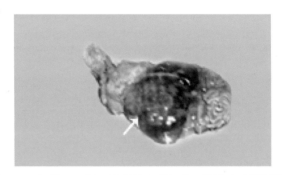

**图2-88 与图2-87同一胎儿的术后标本，肝脏内实质性肿块**

（三）特别提示

（1）值得注意的是部分妊娠晚期胎儿肠管呈节段性强回声，直径可达1.8～2cm；或肠管内强回声团块，大小不等，局限，无声衰减。出生排便后自行消失，易误诊为肠管异常（图2-89）。

（2）小肠扩张应与扩张的输尿管、腹腔内囊肿区别。大肠扩张常发生于孕晚期，应注意与胎儿的膀胱、肾囊肿、腹腔囊肿区别。通过改变探头的扫查角度可以帮助判断（图2-90）。

（3）超声扫查中应避免采用不标准的腹部横切面从而同时显示胃与膀胱，或胃与含液较多的肠管在同一切面上显示，呈类似"双泡征"的假象特征（图2-91）。

（4）肛门闭锁、巨结肠缺乏特异性，超声未见大肠扩张，不能完全排除肛门闭锁的可能。

（5）妊娠期胎儿腹腔内有正常大小的胃泡显示，不能排除完全食管闭锁伴有气管食管瘘。

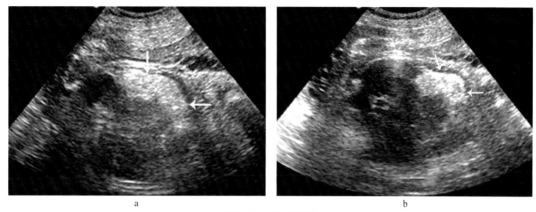

**图2-89　胎儿肠管**

a、b.妊娠38周，胎儿肠管内可见强回声团块，出生后无消化道异常

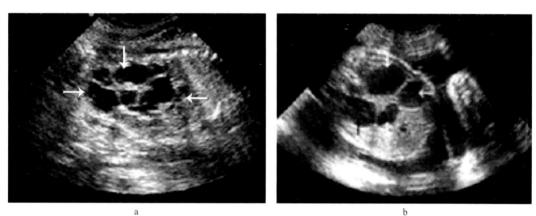

**图2-90　胎儿腹腔内囊性占位**

a.胎儿肾囊肿；b.胎儿肠管扩张，注意两者鉴别

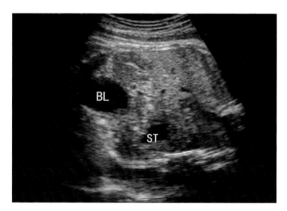

**图2-91　假"双泡征"**

因胎儿腹部切面不标准，膀胱与胃泡在同一切面显示，易误诊为"双泡征"

## 三、胎儿腹裂畸形（腹前壁缺陷）

### （一）基本概念

胚胎6～10周时，消化道生长速度超过腹腔及腹壁的生长速度，此时中肠被挤到脐带底部，形成生理性中肠疝。妊娠10周后，腹腔生长速度增快，其容积扩大，腹前壁的头褶、尾褶及两侧褶皮肤和肌肉迅速从背侧向中线靠拢、接近、折叠，突出体腔外的中肠逐渐向腹腔内回纳，中肠旋转与腹壁在中央汇合成脐环。

在胎儿腹壁形成过程中，受到某些因素影响，胎体腹壁的形成被抑制或延缓，造成脐部腹壁等处的缺陷，致使发生腹腔内容物脱出、脱垂、膨出等。

胎儿脐膨出是因胚胎外胚层和中胚层沿中线融合失败，导致胎儿前腹壁发育不全，正中线脐带周围肌肉、皮肤缺损，致使腹膜及腹腔内部分脏器膨出体外，膨出的内容物表面覆盖一层羊膜和腹膜。

胎儿腹裂即内脏外翻。腹裂是胚胎在腹壁形成过程中受某些致畸因素的影响，致使腹壁的一侧前腹壁全层缺陷，腹腔内的脏器外翻，漂浮在羊膜腔中。

（二）超声诊断

1. 胎儿脐膨出（omphalocele）

（1）超声扫查中，可见胎儿腹前壁皮肤强回声的连续性中断，在胎儿脐部，可见一个向外膨出的、大小不等的包块，其表面有一层线状强回声覆盖，在两层膜状回声之间出现条状无回声区（图2-92）。

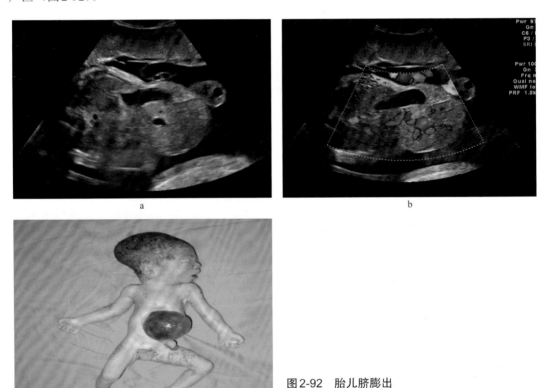

图2-92　胎儿脐膨出

　　a、b.胎儿腹部横切面显示脐膨出，脐带附着于膨出的包块上；c.引产后证实为脐膨出

（2）脐带入口多位于包块的表面，可附着于包块中央或偏向一侧，彩色多普勒血流显像有助于显示包块的附着位置为脐部入口处。本病常合并有其他脏器异常。

（3）右膨出的包块较小，其内容物多为肠管，包块较大者的内容物可以为胃、肝、胰、脾等。应用彩超检查可以帮助识别膨出包块内所含内容物的属性。

2.胎儿腹裂畸形（内脏外翻）（gastroschisis）

（1）胎儿腹壁的回声连续性中断，腹部横切面可以查见腹壁缺损的宽度，腹腔内空虚，腹径测值小于孕周。

（2）腹腔内的脏器如肝、胃、肠管、膀胱等自缺损处脱出，突向羊膜腔内，在羊水中漂浮。

（3）脐带腹壁入口位置正常，或者位于突出物的左侧前腹壁，彩色多普勒血流显示脐带血流与脱出脏器的血流之间的关系。根据脱出脏器内有无血流显示确定脏器的结构（图2-93）。

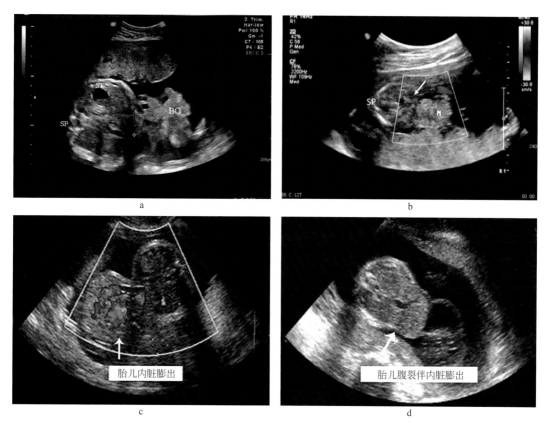

图2-93　胎儿腹裂伴内脏膨出

a.胎儿腹裂伴肝膨出；b.胎儿下腹部腹裂伴肠管膨出；c.彩超显示膨出物内血流为肝；d.胎儿腹裂伴肝及肠管膨出

（4）多合并羊水过多。

（三）特别提示

（1）脐膨出的包块，其表面覆盖有腹膜和羊膜，在两层膜之间有条状无回声，此征象可作为与内脏外翻的鉴别点。诊断胎儿脐膨出或内脏外翻时应注意与胎儿腹壁皮肤包块、脐带包块等区别。

（2）腹裂多发生于妊娠中期以后，甚至可能出现于孕晚期，因此，超声检查孕晚期胎儿时也应注意胎儿腹壁回声是否完整。

（3）膨出物内仅有少量肠管时，容易误为胎儿外生殖器（图2-94）。

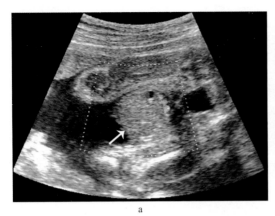
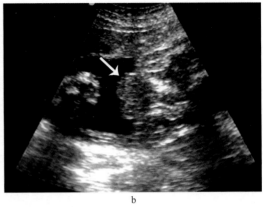

**图2-94 膨出物为少量肠管与外生殖器的鉴别**

a.膨出物内仅有少量肠管,容易误为胎儿外生殖器;b.可见胎儿外生殖器

(4)生理性中肠疝常于妊娠第6~10周出现,因此妊娠12周前不应轻易诊断脐膨出。如果发现脐部包块直径＞7mm,或者包块直径＞胎儿腹径则应警惕本病的存在,并定期复查。

(5)因羊水较少,或因扫查腹部横切面不标准,或使用探头时腹部受压变形造成假性内脏膨出图像,通过改变探头扫查角度,或改变孕妇与胎儿体位后可以帮助识别(图2-95)。

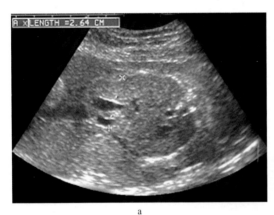
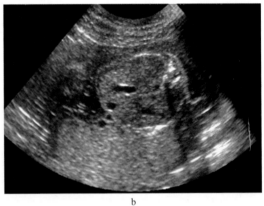

**图2-95 腹部横切面不标准造成内脏假膨出**

a.探头加压致胎儿腹腔横断面变形造成假性内脏膨出;b.同一胎儿,调整探头后腹部显示正常

## 四、胎儿泌尿系统畸形

### (一)基本概念

胎儿的泌尿生殖系统发生于胚胎第3周末,是由体节外侧的间介中胚层发育而来。胚胎时期生肾节形成并进行分化,最先形成原肾,以后分化为中肾,最后进化为后肾。后肾发育成人体永久肾。中肾管发育成输尿管、肾盂、肾盏及集合管。

在泌尿道发育过程中受各种因素影响,使其发育过程紊乱或障碍。可出现如多囊肾、肾异位、肾缺如、重复肾等多种先天性肾脏畸形及梗阻性尿路疾病。

妊娠13周以后,超声能够显示胎儿膀胱;妊娠16周后,胎儿肾各结构显示清楚。泌尿系统畸形的超声产前检出率各家报道不一,其中产生假阳性的主要原因是肾集合部的轻度扩张，而不同的作者诊断胎儿肾积水的标准不同，目前尚难统一。国内外多数学者认为发现胎儿肾集合部分离在0.5～1.0cm，或伴有输尿管扩张、膀胱扩张等泌尿道异常时，须注意随访观察。

（二）超声诊断

1.胎儿肾缺如（renal absence）

（1）胎儿脊柱两旁肾区内及胎儿的腹、盆腔内无肾结构显示，肾缺如可为单侧或双侧。

（2）妊娠16周以后，超声显示胎儿双肾缺如，无膀胱，羊水过少。单侧肾缺如不影响膀胱，羊水显示可在正常范围，对侧肾呈代偿性增大。

（3）单侧或双侧肾缺如时，彩色多普勒血流显像不能显示单侧或双侧肾动脉血流（图2-96）。

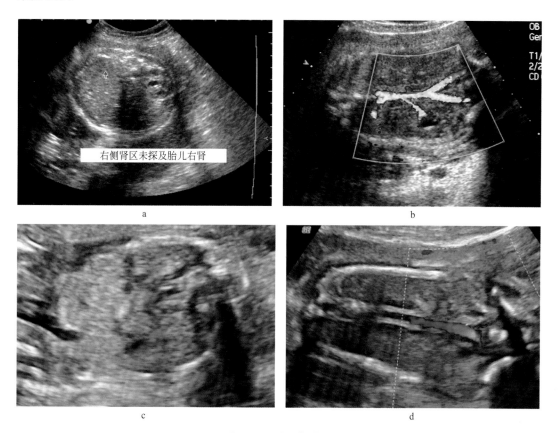

图2-96　胎儿肾缺如

a、b.胎儿腹部横断面脊柱右侧未显示右肾，左侧肾增大，仅探及一根肾动脉；c、d.胎儿双肾缺如，双侧肾动脉未显示

2.胎儿多囊肾（polycystic kidney）

（1）婴儿型多囊肾（infantile polycystic kidney）（常染色体隐性遗传）

1）双肾一致性、均匀性增大，包膜完整，形态无明显改变。

2）肾呈弥漫性回声增强，皮质与集合系统界限不清。切面呈海绵状。

3）肾大小、回声异常多发生在妊娠24周以后，再发率25%，胎儿预后差（图2-97，图2-98）。

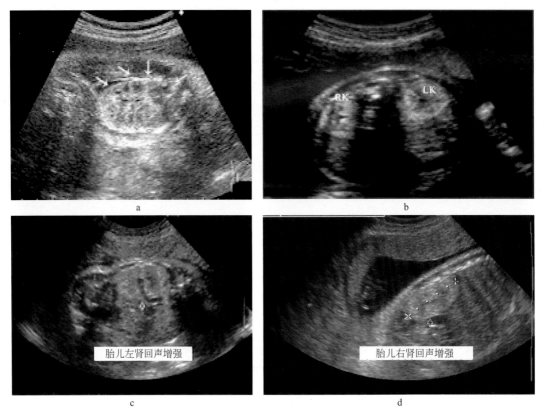

**图2-97　多囊肾**

a、b.妊娠21周，胎儿双肾回声明显增强，皮质与集合部界限不清，矢状切面显示胎儿肾体积增大；c、d.妊娠32周，胎儿纵、横切面显示肾体积增大，实质回声增强，羊水量正常。该孕妇前两次妊娠均为婴儿型多囊肾，出生后于4个月及1+岁婴儿死亡，此次妊娠此产证实亦为婴儿型多囊肾

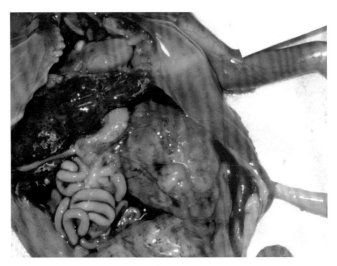

**图2-98　引产后多囊肾**

（2）成人型多囊肾（adult polycystic kidney）

1）单侧或双侧肾脏病变，在病变侧肾区内无正常形态的肾显示，而呈多房性囊性包块。

病变肾体积增大。

2）肾内多个大小不等的囊泡状回声，囊与囊之间不相通，切面形似葡萄状或"蜂窝状"。

3）严重的肾囊肿的肾包膜下无皮质显示，中央无正常集合系统回声，部分肾囊肿表现为较大的囊肿位于肾中央，而周边囊肿较小，图像酷似肾盂积水，囊与囊之间是否沟通可以鉴别是囊肿或积水（图2-99）。

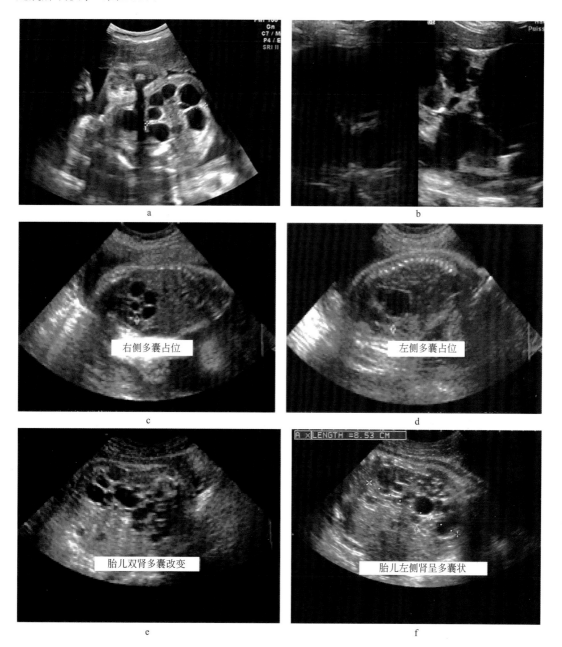

**图2-99　成人型多囊肾**

a.单侧肾孤立性囊肿；b.双侧肾单个囊肿；c.右侧肾多囊肾；d.左侧肾多囊肾；e、f.为同一胎儿，双侧肾体积增大，形态异常，内有数个囊泡样回声

4）单侧肾多囊病变患者的另一侧正常，预后好，出生后定期随访。

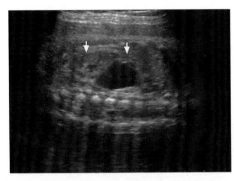

**图2-100 重复肾**

胎儿左肾查见两个肾盂，上部肾盂扩张

3.其他肾发育异常

（1）重复肾（duplex kidney）

1）肾扩大，病变侧肾有上下互不相通的肾盂，多数上肾盂扩张，下肾盂大小正常（图2-100）。

2）输尿管扩张，胎儿盆腔内可见扩张迂回的输尿管回声。

3）输尿管疝形成，呈球状囊泡，位于膀胱后方，并突向膀胱。

（2）异位肾（ectopic kidney）

1）一侧或双侧肾区内未见肾回声，通过仔细扫查可发现肾位置下移到腹腔其他部位或盆腔内（图2-101）。

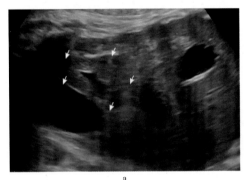
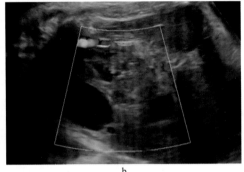

a　　　　　　　　　　b

**图2-101 盆腔异位肾**

a、b.胎儿左肾区未查见肾声像，于盆腔偏左探及似肾样回声

2）注意与单侧肾缺如、马蹄肾等鉴别。

4.胎儿尿路梗阻（urethremphraxis）

（1）肾盂积液：泌尿道梗阻中最常见的是肾盂积液，多为单侧，亦可为双侧。胎儿肾盂积液测值＜1.5cm者，常于出生后自然消失。肾盂积液测值＞1.5cm，同时伴有输尿管扩张，注意排除梗阻或膀胱反流。妊娠期肾盂呈囊状扩张，在囊腔周围呈分隔状，肾柱及肾皮质变薄，应视为异常（图2-102，图2-103）。

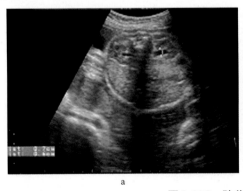
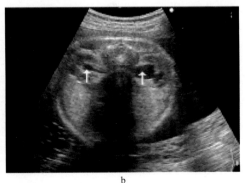

a　　　　　　　　　　b

**图2-102 胎儿肾盂积液（一）**

a.妊娠34⁺周，胎儿双肾集合部分离0.6～0.7cm，出生后随访分离暗区消失；b.妊娠37⁺周，胎儿左肾集合部分离1.7cm，出生后随访分离暗区消失

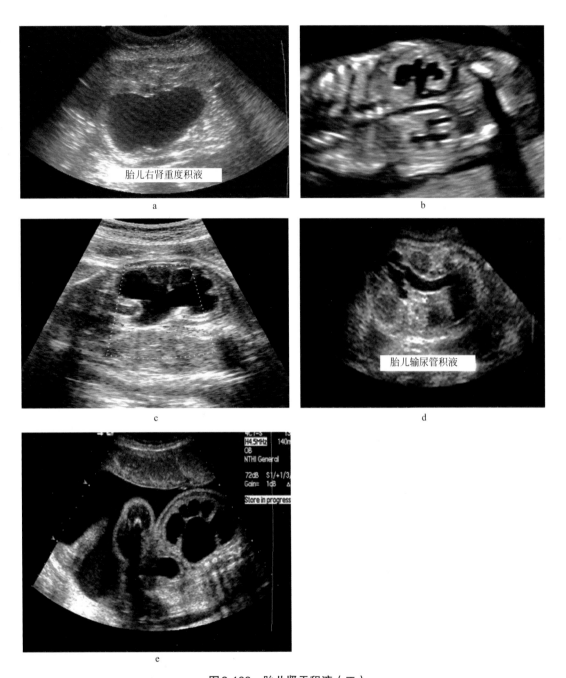

**图2-103　胎儿肾盂积液（二）**

a.妊娠22⁺周，肾盂巨大积液；b.肾盂肾盏明显扩张，呈"调色盘状"；c、d.肾盂明显扩张伴输尿管扩张，显示输尿管呈条索状无回声；e.肾盂扩张，肾皮质变薄

（2）巨大膀胱、巨输尿管：膀胱暗区直径＞5cm，动态观察中不缩小而逐渐增大应考虑巨大膀胱。巨输尿管多为功能性梗阻，导致输尿管、肾盂扩张，超声显示肾盂积液和输尿管明显扩张，呈弯曲状，出生后可能自行消失或经手术治疗后消失（图2-104）。

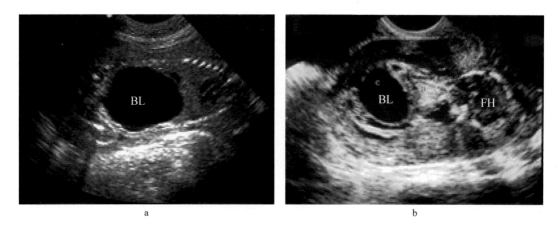

**图2-104　巨大膀胱**

a、b.胎儿膀胱直径大于5cm，经观察半小时后膀胱无明显缩小

5.胎儿泌尿系统其他少见畸形

（1）输尿管后瓣膜：只发生于男性。膀胱明显扩张，壁增厚，后尿道及双输尿管扩张，肾盂积液（图2-105）。

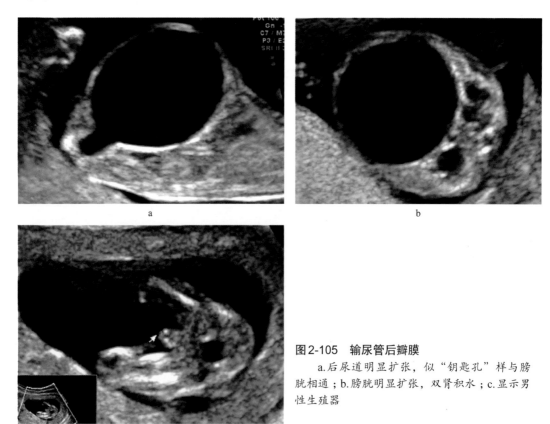

**图2-105　输尿管后瓣膜**

a.后尿道明显扩张，似"钥匙孔"样与膀胱相通；b.膀胱明显扩张，双肾积水；c.显示男性生殖器

（2）膀胱外翻：双肾显示正常，羊水量正常，而不能显示充盈的膀胱时，仔细循胎儿下腹扫查，可发现脐下移及下腹壁缺损（图2-106）。

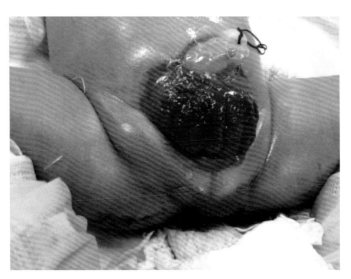

**图2-106 膀胱外翻产后图片**

（3）肾肿瘤：肾区出现不均质实性肿块回声，形态不规则，错构瘤较多见（图2-107）。

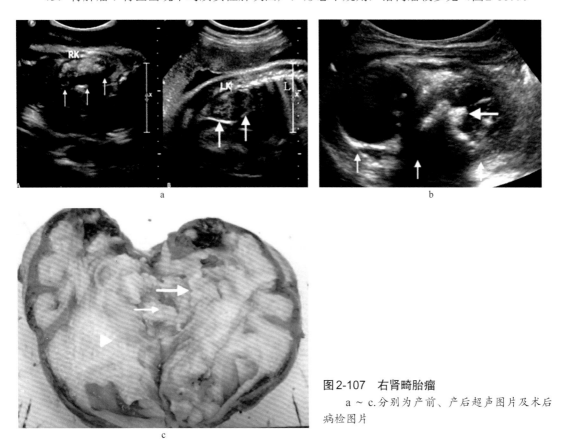

**图2-107 右肾畸胎瘤**

　　a～c.分别为产前、产后超声图片及术后病检图片

（4）先天性膀胱憩室：膀胱内显示"双囊"征，动态观察可见"双囊"充盈程度及形态变化。

（三）特别提示

（1）超声扫查胎儿肾脏最好选择枕前位、骶前位有利于肾轮廓显示。怀疑单侧或双肾缺如时，应注意查找盆腹腔内有无肾脏回声。肾囊肿应注意与腹腔包块、肠管扩张等鉴别。

（2）妊娠中查见羊水过少，应重点扫查胎儿泌尿系统。但羊水过少不是泌尿系统畸形的唯一征象。

（3）泌尿系统畸形中多数为非致死性，出生后可以通过手术矫治，超声诊断应慎重，注意孕期定期观察和产后长期随访。有的畸形再发生率较高，或者有家族史，检查时应了解过去史和家族史。

## 五、胎儿骨骼及四肢畸形

（一）基本概念

卵子受精后到第4周末，骨骼及骨骼肌发生于胚胎中胚层及其所产生的体节，每一体节分为生肌节、生骨节和生皮节，然后分化成软骨。到第8周末，胎儿的肢体基本形成，其中的骨骼尚未骨化，完全为软骨，在此过程中极易受损而引起肢发育畸形。

胎儿软骨达到一定体积后，软骨中心部分形成初级骨化中心，以此中心向骨两端生长，骺软骨出现的骨化中心为次级骨化中心，出生后才逐渐出现。由于胚胎时期软骨的骨化过程障碍，或骨的成骨发育不全可导致胎儿时期骨骼及四肢发育异常，多与常染色体显性或隐性遗传有关。

胎儿骨骼系统畸形种类繁多，受累范围较广，包括头颅骨、脊柱骨、四肢长骨及手、足骨等。

由于胎儿骨骼骨化回声在超声图像上出现早于其他脏器，因此，通过产前超声对胎儿各部位骨骼的骨化、形态、回声特点的观察，长骨长度的测量，结合宫内姿势与活动，能够较早发现大多数骨骼系统畸形。

（二）超声诊断

1.胎儿成骨发育不全（osteogenesis imperfecta）

（1）四肢骨骼短小，长骨短而粗，骨折后成角、弯曲变形。

（2）肋骨处可见多处骨折，胸部可因骨折而导致变形。

（3）胎儿颅骨薄，回声明显低于正常。探头对胎头略加压后头环变形（图2-108～图2-110）。

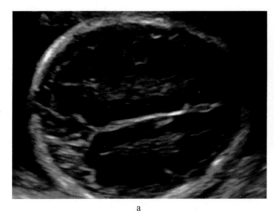
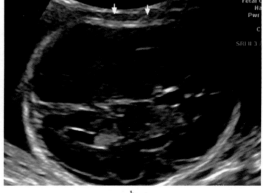

a                                            b

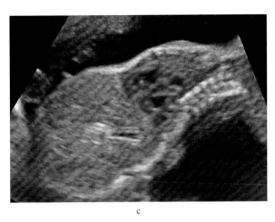
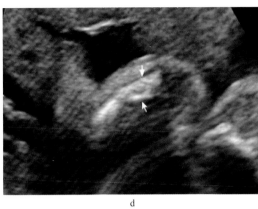

c　　　　　　　　　　　　　　　　　　d

**图2-108　胎儿成骨发育不全（一）**

　　a、b.颅骨钙化差，颅骨回声与脑中线回声几乎相等，探头加压颅骨变形；c.狭胸；d.股骨增粗、骨折、成角

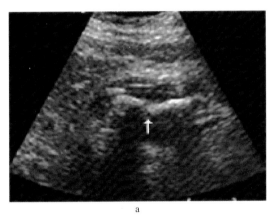
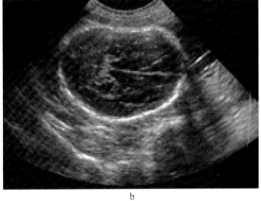

a　　　　　　　　　　　　　　　　　　b

**图2-109　胎儿成骨发育不全（二）**

　　a.孕妇第一胎胎儿出生后诊断为成骨发育不全，42天后死亡。此次妊娠35$^{+3}$周，超声显示一侧股骨骨痂形成，另一侧股骨骨折；b.同一胎儿，头颅骨回声减弱，探头加压后，头环变形

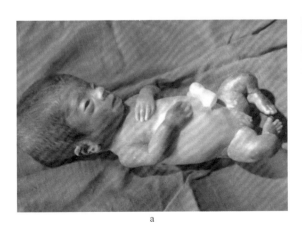
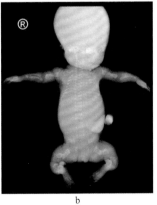

a　　　　　　　　　　　　　　　　　　b

**图2-110　与图2-109为同一胎儿引产后证实成骨发育不全**

a.引产后图片；b.同一引产胎儿的X光片

（4）可伴羊水过多。

2.胎儿软骨发育不全（achondroplasia）

（1）胎儿双顶径大小与孕周相符，或大于孕周，头环形态正常。四肢长骨短而粗，回声增强，骨后方声影不明显。

（2）部分胎儿可有全身水肿，浆膜腔积液，颈部水囊瘤等（图2-111，图2-112）。

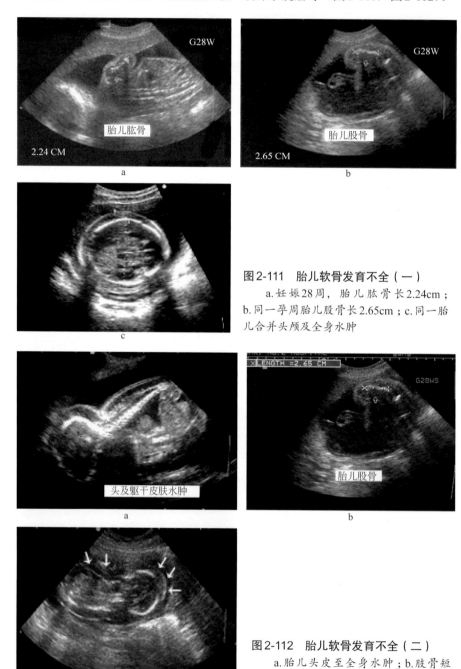

**图2-111　胎儿软骨发育不全（一）**
　　a.妊娠28周，胎儿肱骨长2.24cm；b.同一孕周胎儿股骨长2.65cm；c.同一胎儿合并头颅及全身水肿

**图2-112　胎儿软骨发育不全（二）**
　　a.胎儿头皮至全身水肿；b.肢骨短小；c.胎儿全身水肿似"蚕茧样"

（3）半数以上合并羊水过多，可合并其他畸形。

3.胎儿致死性侏儒畸形

（1）四肢长骨极短，形似海豹，又称"海豹儿"。

（2）四肢骨骼显示不清晰，甚至无法分清胎儿手、足的形态。

（3）胎儿骨肢过度短小，胎儿软组织显示相对增多（图2-113，图2-114）。

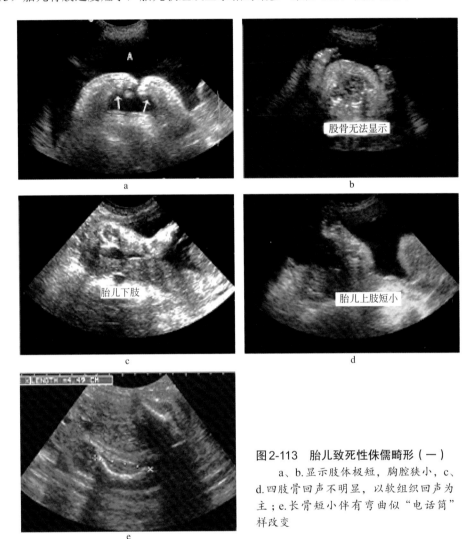

**图2-113 胎儿致死性侏儒畸形（一）**

　　a、b.显示肢体极短，胸腔狭小，c、d.四肢骨回声不明显，以软组织回声为主；e.长骨短小伴有弯曲似"电话筒"样改变

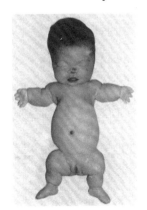

**图2-114 胎儿致死性侏儒畸形（二）**

　　引自：王凤兰.中国出生缺陷监测畸形图谱.北京：北京医科大学、中国协和医科大学联合出版社，1998：64

（4）可并发羊水过多，胎动较少。

4.胎儿肢体局部及手足畸形

（1）前臂骨缺如：前臂纵切面和横切面只显示一根骨回声，正常尺、桡骨远端齐平，桡骨发育不全或缺如时，其远端短于尺骨。根据手与小鱼际肌的关系辨认尺骨（图2-115，图2-116）。

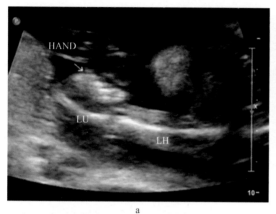

a

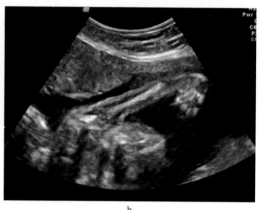

b

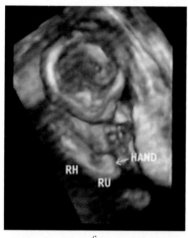

c

**图2-115　胎儿双侧桡骨缺失**

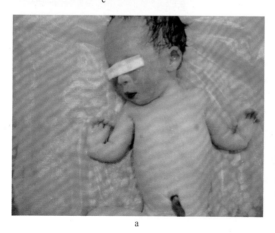

a

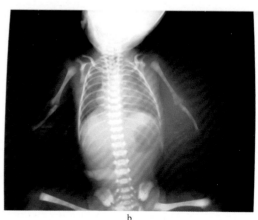

b

**图2-116　引产后证实前臂无桡骨**

a.引产后图片；b.同一引产胎儿的X光片

（2）先天性手畸形：因为尺、桡骨缺如或发育不全可引起手畸形及功能障碍。常见的手畸形有手缺如、缺指、多指、并指、裂手等，胎手及手指显示受羊水、胎位、胎动的影响。手内翻的超声图像为尺、桡骨切面上同时显示与之成角的掌骨。但需注意胎手经胎动后或改变体位后确定（图2-117，图2-118）。

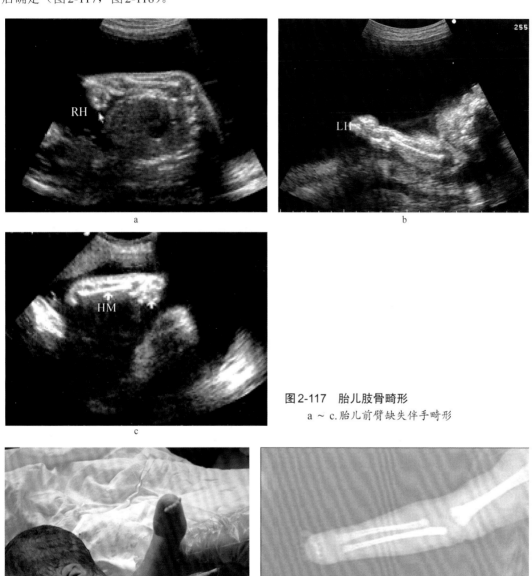

图2-117　胎儿肢骨畸形

a～c.胎儿前臂缺失伴手畸形

图2-118　引产后上肢前臂缺失伴手发育异常

a.引产后图片；b.同一引产胎儿的X光片

（3）先天性足畸形：先天性马蹄内翻足是胎儿足异常中常见的畸形。正常情况下超声图像不能同时显示小腿与足底，检查中同时出现下肢胫腓骨和足底部在同一切面，则应考虑为马蹄内翻足（图2-119）。

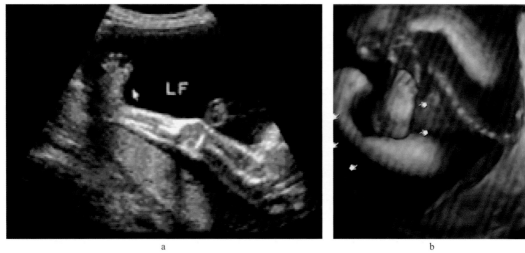

图2-119 胎儿马蹄内翻足

5.胎儿肢体肿瘤

（1）肢体肿瘤极少见。超声图像显示发生肿瘤的肢体肿胀、增粗，组织回声较低。

（2）根据肿块内彩色血流显示血供是否丰富，可初步判断肿瘤的性质，但超声无法确定病理组织类型（图2-120）。

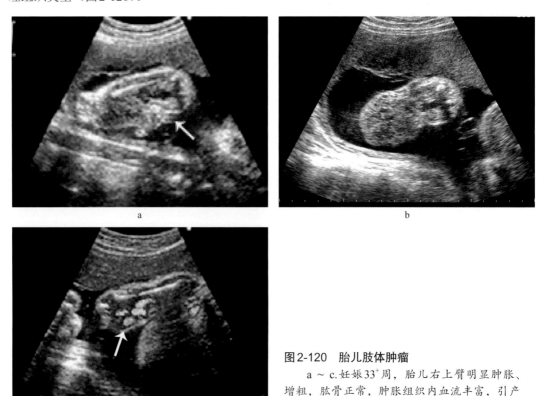

图2-120 胎儿肢体肿瘤

a～c.妊娠33⁺周，胎儿右上臂明显肿胀、增粗，肱骨正常，肿胀组织内血流丰富，引产后病检为横纹肌肉瘤

（三）特别提示

（1）胎儿骨骼系统发育异常在妊娠16～26周期间检查最佳。此时期骨骼结构容易显示，

大多数异常能够在产前被超声检出。

（2）骨的超声测量与观察是发现胎儿骨骼畸形的可靠线索，应对胎儿各骨骼进行全面的检测。

（3）超声检查胎儿肢体应从肢体近端连续追踪到其最末端，采用纵切面与横切面相结合。

（4）超声显示胎儿的手、足及指、趾数目、形态、结构有一定难度，因受羊水、胎动、胎位的影响，需要充足的时间，耐心仔细地观察。

## 六、复杂性双胎

（一）基本概念

双胎妊娠中流产和畸形的发生率较高，其中常见的异常有双胎之一畸形、死亡、消失；双胎宫内生长迟缓、输血综合征、联体畸形等。所有单胎妊娠能发生的畸形种类在双胎胎儿中均有可能发生。

双胎以上的多胎妊娠发生胎儿先天性畸形的概率显著高于单胎妊娠；双胎妊娠中单卵双胎胎儿发生畸形的概率更高；具有特征性的是双胎联体畸形。

近年来，由于各种原因，双胎妊娠增多，发生畸形的概率也显著增加。

（二）超声诊断

1. 双胎联体畸形（conjoined twins）

（1）双胎胎头相连，一种为部分相连，即胎头头皮或骨相连，图像显示两胎头紧贴；另一种为完全性头颅联胎，脑和五官共用（图2-121）。

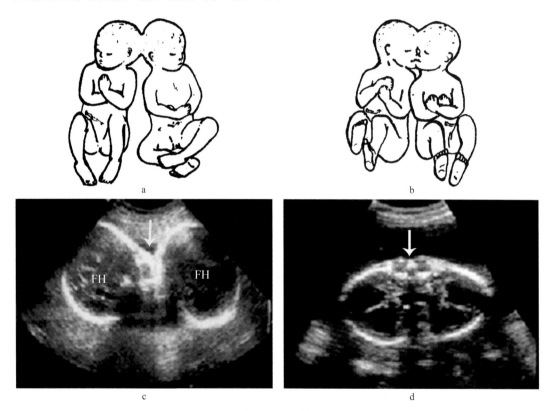

**图2-121　双胎联体（一）**
a、b.双胎联体示意图；c.双头颅部分相连；d.双头颅完全相连

（2）联胸联腹的双胎中多数共用心脏、肝，可合并先天性心脏畸形、肾脏畸形、脐膨出等（图2-122）。

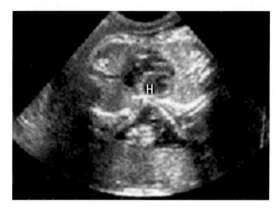

**图2-122　双胎联体（二）**

双胎胸廓相连，共用一个心脏

（3）两胎胎体的某些部位相连，可发生于上腹部、下腹部或全腹。相连处皮肤互相延续（图2-123）。

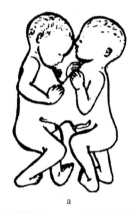

a

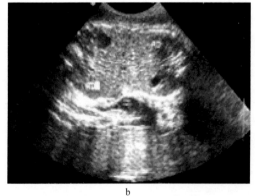

b

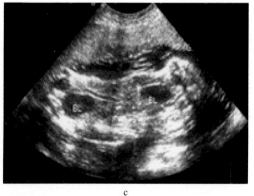

c

**图2-123　双胎联体（三）**

a.双胎联体示意图；b.双胎上腹相连共用肝，显示两个胃泡；c.双胎下腹相连，显示两个膀胱

（4）两胎儿头颅分开，两个身体融合，仅见一个躯干和一副肢体（图2-124，图2-125）。

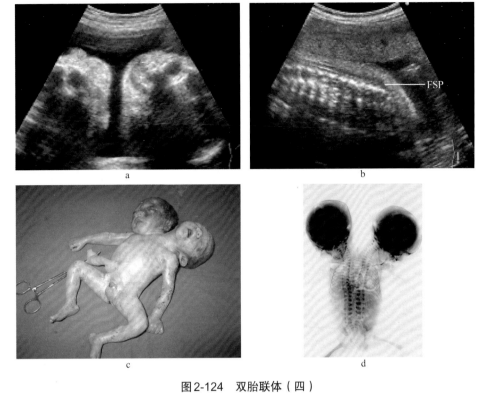

**图2-124 双胎联体（四）**

a.两个分开的胎头回声；b.两个脊柱回声增宽；c.引产后为双头单胎体；d.引产后X线片显示双胎联体

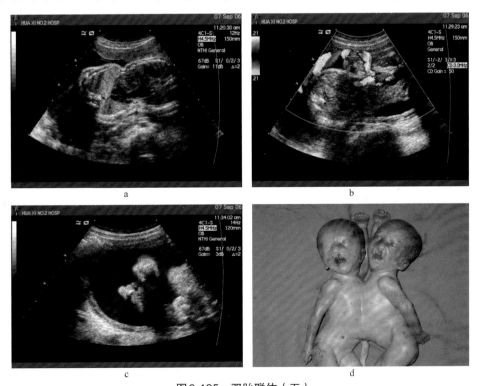

**图2-125 双胎联体（五）**

a、b.双胎整个腹腔相连；c.双胎均为唇裂；d.引产后显示双胎联体

（5）羊水过多，羊膜腔内无中隔显示。

（6）非对称性联体表现为寄生胎：可见两个胎儿大小排列不一，一个发育正常，另一个未发育成形，并与发育正常的胎儿相连，也可以附着于正常胎儿身体某部（图2-126）。

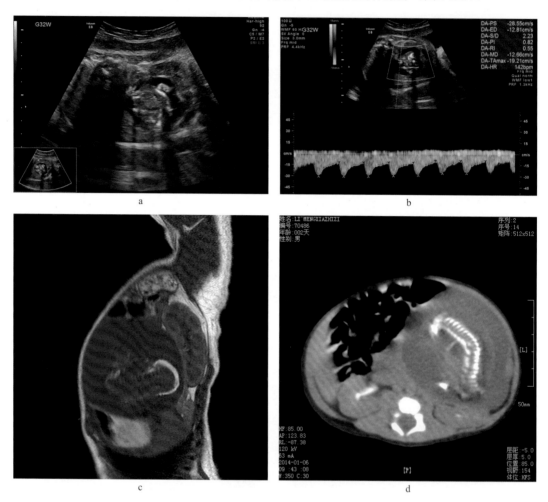

图2-126　寄生胎

a、b.产前超声表现；c.产前MRI表现；d.产后CT图像

2.双胎之一畸形

（1）双胎之一无头无心畸形

1）宫内查见一个正常发育的胎儿，另一个严重畸形，可为无心无头伴肢体发育不全，或呈团块状，与正常胎儿同在一个羊膜腔内（图2-127）。

2）彩色多普勒超声显示脐血管伸入畸胎内，另一端脐血管与胎盘相连。

3）多数合并羊水过多。

（2）双胎之一其他畸形

1）双胎之一畸形多为无脑儿、脑积水等，另一个发育正常（图2-128）。

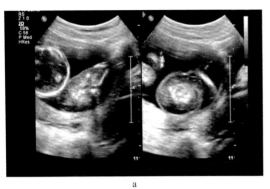
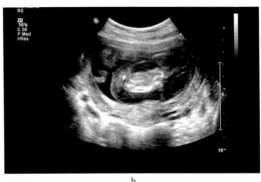

a　　　　　　　　　　　　　　b

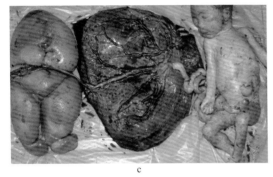

c

**图2-127　双胎之一无头无心畸形**

　　a、b.妊娠25周，双胎：其中一胎为正常胎头，另一胎为无头无心，可见脊柱及发育不全的双下肢且有胎动；c.引产后病理证实此团块为无头无心畸形

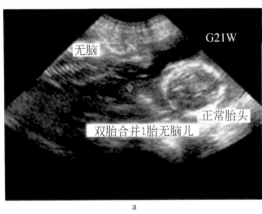
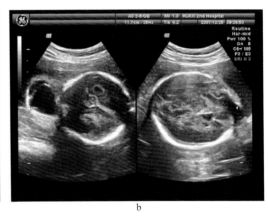

a　　　　　　　　　　　　　　b

**图2-128　双胎之一畸形**

a.妊娠21周，双胎之一无脑儿；b.妊娠30周，双胎之一脑膜膨出

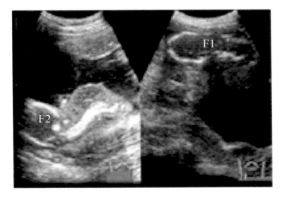

**图2-129　双胎之一为死胎**

　　2）双胎之一死亡，另一个正常胎儿有胎心胎动（图2-129）。

## 七、双胎输血综合征

### （一）基本概念

双胎输血综合征发生于单绒毛膜双胎，其胎盘间有动 - 动脉、静 - 静脉、动 - 静脉间血管吻合。目前认为，只要胎盘间有不同压力的血管吻合就可能发生双胎输血综合征（twin-twin transfusion syndrome，TTTS）。其中供血胎儿向受血胎儿供血，导致两个胎儿血量不平衡而产生一系列病理变化。

双胎输血综合征发生在孕早期，可引起双胎消失，发生于孕中期，供血儿出现贫血，宫内发育迟缓，严重者死亡；受血儿因循环血量负荷过重，可出现周身水肿、体重增加，最终可能死亡。

临床诊断标准：① 两个胎儿出生体重相差≥ 20%；② 两个新生儿血红蛋白相差≥ 50g/L；③ 羊膜隔薄，含两层羊膜，或无羊膜隔，共用一个胎盘；④ 胎盘病理检查有吻合支形成。

### （二）超声诊断

（1）超声图像显示仅有一个胎盘，双胎间隔膜纤细，两个胎儿性别相同。

（2）羊水过多 - 羊水过少序列：受血儿羊水深度 >8.0cm，供血儿羊水深度 <2.0cm，严重时表现为"贴附儿"（图 2-130）。

（3）超声测量两个胎儿生长有明显差异，供血儿与受血儿的双顶径、股骨差异≥ 5mm，预测胎儿体重相差≥ 25%。受血儿腹围增大明显，相差 20%。

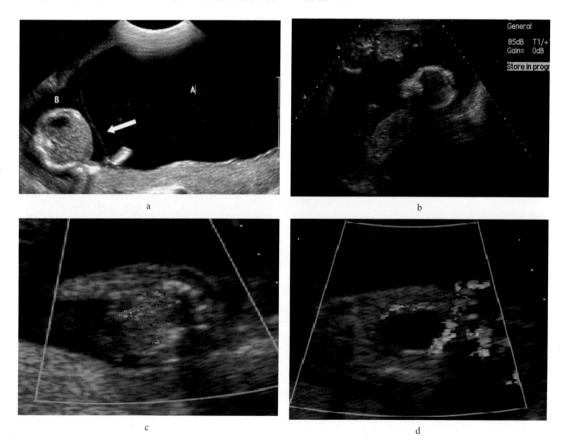

a

b

c

d

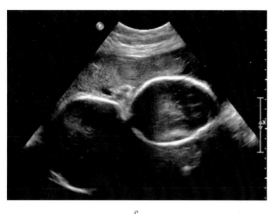

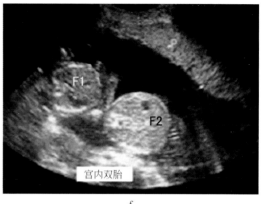

e　　　　　　　　　　　　f

**图2-130　双胎输血综合征（一）**

　　a、b.羊水过多-羊水过少序列，图b显示双胎之一严重羊水过少，呈"贴附儿"；c、d.受血儿膀胱增大，供血儿膀胱不充盈；e、f.双胎儿生长发育不一致

（4）受血儿膀胱增大，供血儿膀胱过小或不充盈。

（5）双胎之一显示有水肿，合并胸腔积液、腹水，或其中一个胎儿死亡。

（6）双胎之一的脐动脉 *S/D* 及 *PI* 异常。甚至可出现舒张末期血流倒置（图2-131）。

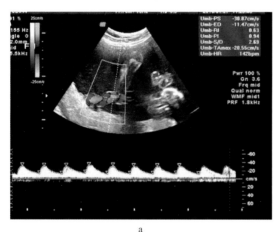

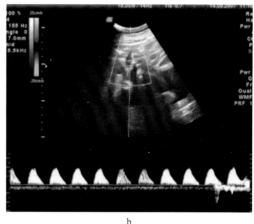

a　　　　　　　　　　　　b

**图2-131　双胎输血综合征（二）**

a.受血胎儿；b.供血胎儿，胎儿脐动脉血流频谱异常（呈单峰）

（三）特别提示

（1）超声扫查双胎应注意鉴别双胎的类别，其判断征象为：羊膜囊内有无隔膜、隔膜的厚度、胎盘个数、有无双胎峰、胎儿性别等。

（2）双胎妊娠扫查中一定要分清各个胎儿的头颅与躯干四肢的关系，正确判断胎方位。

（3）早期妊娠中诊断双胎妊娠囊，注意两个典型孕囊的形态、大小和间距，确认孕囊内胚胎个数和胎心搏动。

（4）羊膜腔内除发育正常的胎儿外，当有肿物样回声，应注意与胎儿有无关系。应用彩色多普勒血流显示团块内有无血供，并确定脐带与包块和胎盘的关系。

## 八、颜面部畸形

（一）基本概念

颜面部的胚胎发育是一个非常复杂的过程。其中眼的发育始于胚胎第5周，至第8周其基本结构已经形成。而鼻原基最初位于眼水平以上，之后逐渐向中线和下部方向移行，最后在眼水平以下中线处相互融合而形成鼻。

胎儿的唇与腭在胚胎7～12周时形成，在形成的过程中受到致畸因子的影响，致使一些应该融合的器官局部不融合，出现裂口，即为唇裂（cleft lip），发生在腭部融合异常，即为腭裂（cleft palate）。唇、腭裂可以同时并发，亦可能为单发。

颜面部的畸形，并不简单是畸形的问题，而是深深影响着一个人的心理、精神的重要问题。所以，产前尽可能准确诊断，意义重大。

（二）超声诊断

1.胎儿唇腭裂

（1）超声探头对胎儿颜面部采用冠状切面和横切面，可以较清楚地显示胎儿的上、下唇部形态。唇裂的声像图显示为一侧或双侧上唇回声连续性中断。

（2）唇部回声中断处无回声区延伸达鼻孔时，可引起同侧鼻孔变形、变扁，常有腭裂并存。

（3）唇裂伴牙槽突裂或完全腭裂时，除了上唇回声连续中断外，牙槽突连续中断，在鼻的下方可显示明显向前突出的强回声团块（图2-132，图2-133）。

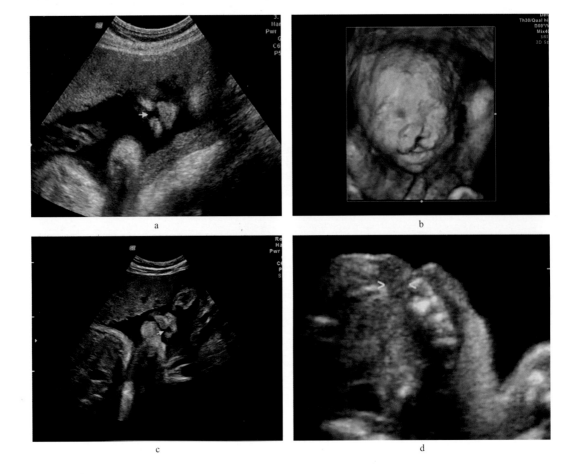

a

b

c

d

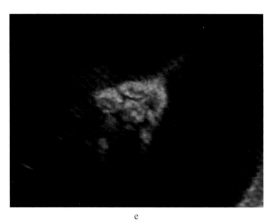
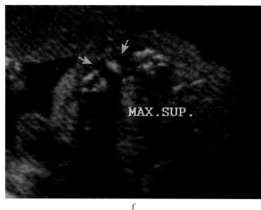

e                    f

**图2-132 胎儿唇腭裂（一）**
a、b.单纯唇裂；c、d.单侧唇裂伴腭裂；e、f.双侧唇裂伴腭裂

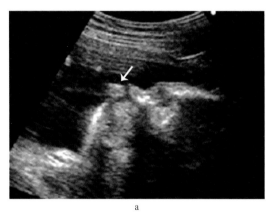
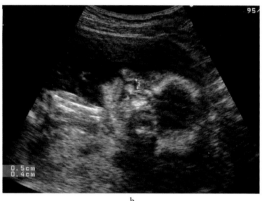

a                    b

**图2-133 胎儿唇腭裂（二）**
a、b.胎儿牙槽骨前突，上唇形态失常，鼻前有一实性强回声突起

2.外鼻畸形

（1）无鼻：胚胎时期额鼻突未发育或发育不全所致，主要发生在全前脑，同时有眼距过近或独眼等面部畸形。

（2）长鼻或喙鼻畸形：胎儿除有无鼻畸形的面部和颅内结构改变外，还可见外鼻以一长鼻或象鼻的形式位于独眼的上方或两眼眶之间，为一柱状软组织回声并向前方伸出，长鼻中央常无鼻孔。此类畸形多见于无叶全前脑。

（3）扁平鼻或单鼻孔畸形：以扁平、单鼻孔畸形和明显眼距过近为特征（图2-134）。

3.耳畸形

（1）无耳畸形：一侧或双侧耳廓缺如，常伴有外耳道的闭锁。

（2）小耳畸形：正常耳形态消失，代之为团状、点状或形态明显异常的软组织回声，常伴外耳道缺如。

（3）耳位低：与颞骨水平相比，外耳明显下移，与肩部距离明显缩短（图2-135）。

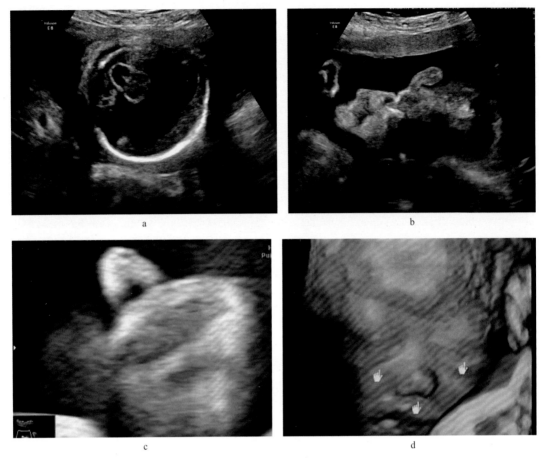

**图2-134　先天性鼻畸形**

a、b.全前脑合并喙鼻畸形；c、d.单鼻孔畸形

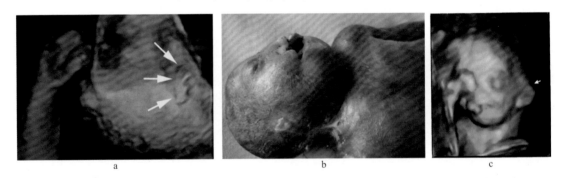

**图2-135　先天性耳畸形**

a、b.小耳畸形；c.耳位低

4.眼畸形

（1）眼距过近：主要见于全前脑，其他综合征很少有间距过近的表现［图2-136（a）、（b）］。

（2）眼距过宽或眼间距增加：可以是一种独立的主要缺陷，也可以是多种综合病症的次要表现，这些综合征多与染色体异常或母体有致畸因素暴露史有关［图2-136（c）］。

（3）无眼畸形：超声表现为在双眼水平横切面上一侧或双侧眼眶及眼球图像不能显示，在相当于眼眶部位附近显示一浅凹状弧形强回声［图2-136（d）］。

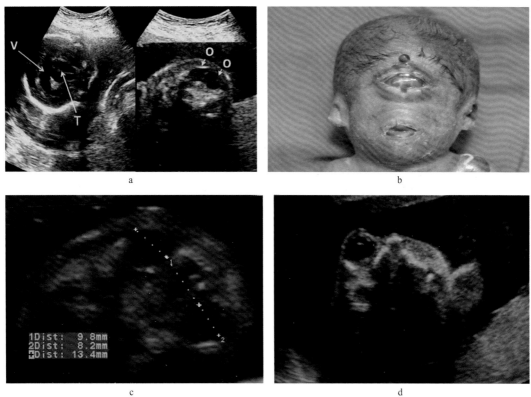

**图2-136 先天性眼畸形**
a、b.全前脑合并眼距过近；c.眼距过宽（18-三体）；d.右侧无眼畸形

5.小下颌畸形

（1）正常胎儿正中矢状切面可显示前额、鼻尖、上唇、下唇及下颏向前突起，下唇与下颌形成"S"或反"S"形。小下颌时颏明显后缩，下唇后移，而使曲线变为一小圆弧形。畸形越严重，颏越小，曲线越平直（图2-137）。

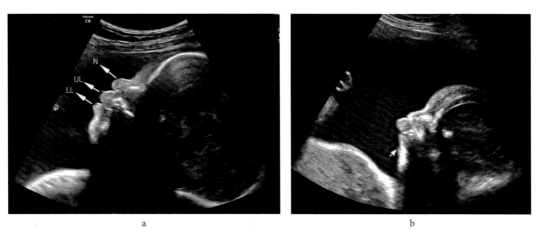

**图2-137 小下颌畸形**
a.正常胎儿面部正中矢状切面；b.小下颌畸形

（2）正常胎儿下颌骨长度约为双顶径一半，小下颌畸形时则明显低于此值。

### （三）特别提示

1.唇腭裂常见漏误诊原因包括：无诊断经验；切面不标准，没有通过两个正交切面同时显示出异常；正常胎儿上唇人中较深时误认为唇裂；脐带垂直压于唇部时误认为唇裂，此时应结合胎儿张嘴或胎动或彩色血流来鉴别；胎儿上唇受挤压误认为唇裂，此时应动态观察。

2.超声扫查胎儿颌面部及外耳畸形有较大难度，应注意扫查切面并尝试改变胎儿位置。

## 九、胸腔畸形

### （一）基本概念

胎儿肺发育分为5期，即胚胎期、假腺泡期、小管期、囊形成期、肺泡期。胚胎发育第4周，喉气管沟形成并逐渐分化，至第6周末肺叶支气管形成并不规则分叉，形成许多小囊管和囊泡，再由其分化为呼吸性细支气管、肺泡管、胚泡囊及肺泡，第16周时支气管树已基本形成。第16～24周，肺内气道、大血管和毛细血管的数目和复杂性明显增加，24周以后排列在气道内的立方上皮细胞逐渐变为扁平状（Ⅰ型上皮细胞），同时Ⅱ型细胞分泌肺泡表面活性物质，为胎儿出生后有效地进行血气交换做好充分准备。在胎肺的发育过程中，出生前3个月生长速度最快，重量约为其体重的1/70，体积约占其胸腔的1/2。

胎儿的横膈在第6～14周逐渐形成，膈的后外侧部分由胸壁形成最后关闭。在横膈形成前各结构之间融合不佳或失败，均可导致横膈缺损。腹腔内的胃、肠、肝、脾等通过膈肌缺损处进入胸腔，压迫肺脏，引起肺发育不良，胎儿出生后多死于呼吸衰竭。

### （二）超声诊断

#### 1.肺发育不良

（1）二维超声主要根据肺的长度与面积，胸围、胸廓面积的测量及其他相关比值，如心/胸比值增大、胸围/腹围比值减小、胸围/股骨长比值减小等异常进行诊断（图2-138）。

（2）三维超声是目前研究的热点，主要集中于肺体积的测量及其衍生的一系列参数，如肺重量-体重比、实际肺容积与预期值之比等。但还不够具体、深入，尚未提出一个具体的评价标准，有待于进一步的研究。我们对402例正常妊娠20～32周胎儿肺体积进行了测量，并建立了正常值（图2-139，表2-6）。

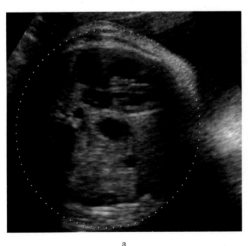

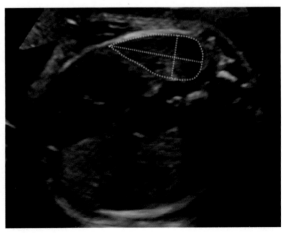

a                                                                              b

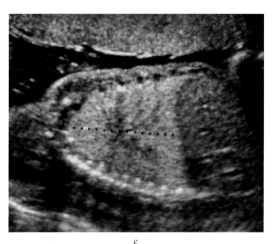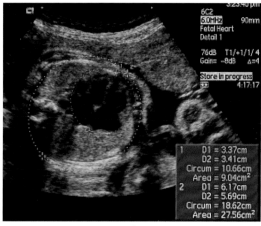

c　　　　　　　　　　　　　　　　　　　d

图2-138　评估肺发育不良常用的二维超声参数

a.胸围；b.肺面积；c.肺长度；d.心/胸比

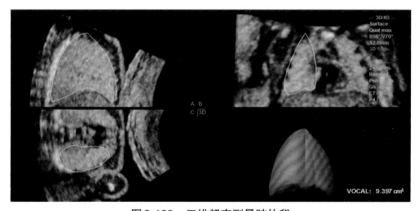

图2-139　三维超声测量肺体积

表2-6　妊娠20～32周胎儿肺容积正常超声测值（$\bar{x}\pm s$，95%可信区间）

| 孕周（周） | 例数（例） | 肺容积（ml） | | |
|---|---|---|---|---|
| | | 左肺容积 | 右肺容积 | 总肺容积 |
| 20 | 23 | 4.38±1.09（2.24～6.52） | 6.09±1.49（3.17～9.01） | 10.5±2.54（5.47～15.5） |
| 21 | 25 | 5.65±1.20（3.30～8.00） | 7.80±1.66（4.55～11.1） | 13.5±2.93（7.70～19.2） |
| 22 | 25 | 6.71±1.64（3.50～9.93） | 9.23±2.05（5.22～13.2） | 15.9±3.68（8.74～23.1） |
| 23 | 27 | 8.17±2.07（4.10～12.2） | 11.5±2.47（6.65～16.3） | 19.7±4.52（10.8～28.5） |
| 24 | 35 | 9.54±2.04（5.54～13.5） | 13.1±2.90（7.45～18.8） | 22.7±4.91（13.1～32.3） |
| 25 | 40 | 11.1±2.54（6.07～16.0） | 14.9±3.31（8.40～21.4） | 26.0±5.80（14.6～37.3） |
| 26 | 40 | 12.8±3.08（6.76～18.8） | 16.9±3.43（10.2～23.6） | 29.7±6.44（17.1～42.3） |
| 27 | 39 | 14.0±3.05（7.98～19.9） | 18.6±4.29（10.2～27.0） | 32.5±7.27（18.3～46.8） |
| 28 | 38 | 15.4±3.53（8.43～22.3） | 21.5±5.11（11.5～31.5） | 36.8±8.57（22.0～53.6） |
| 29 | 35 | 17.3±3.65（10.1～24.4） | 23.3±5.14（13.2～33.4） | 40.6±8.75（23.4～57.8） |
| 30 | 35 | 18.6±3.77（11.2～26.0） | 25.8±6.35（13.4～38.3） | 44.4±10.0（24.7～64.1） |
| 31 | 22 | 21.1±4.50（11.3～30.9） | 29.7±6.56（16.9～42.6） | 50.8±11.5（28.2～73.4） |
| 32 | 18 | 21.8±5.29（11.4～32.1） | 31.7±7.37（17.3～46.2） | 53.5±12.5（28.9～78.1） |

2.隔离肺（extralobar sequestration，ELS）

（1）二维超声表现：胸腔内或腹腔内强回声或稍强回声团块，呈三角形或叶状，内部回声均匀，边界清。

（2）彩色多普勒检出滋养血管来自体循环动脉或其分支为特征性表现（图2-140）。

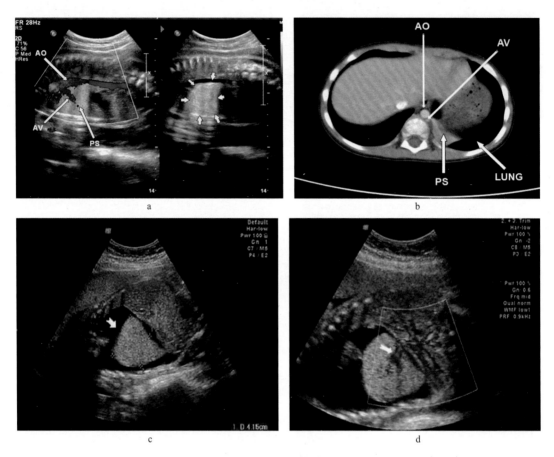

图2-140 隔离肺

　　a.妊娠25周，二维超声表现为左肺基底部边界清楚的强回声包块，呈叶状或三角形，滋养血管来自主动脉；b.产后CT证实为隔离肺，该病人已行肿块切除手术，效果较好；c、d.隔离肺合并胸腔积液

（3）三维能量超声有助于发现异常供血血管，其敏感性更高。

（4）预后及相应的临床处理主要取决于：胎儿是否合并胸腔积液、水肿，肿块大小及是否逐渐消退。

3.肺囊腺瘤

先天性肺囊腺瘤畸形超声声像可简单地分为大囊型和微囊型（以实性改变为主）。前者表现为胸腔内实性强回声或囊实混合回声肿块，囊肿直径大小不等；而后者往往呈实性强回声（图2-141）。

4.胎儿膈疝

（1）胎儿胸腔内显示腹腔内脏器官样回声，心脏纵隔被推挤向对侧。

（2）胸部横断扫查面上，可见胎儿胃泡与心脏处于同一水平，心脏右移。

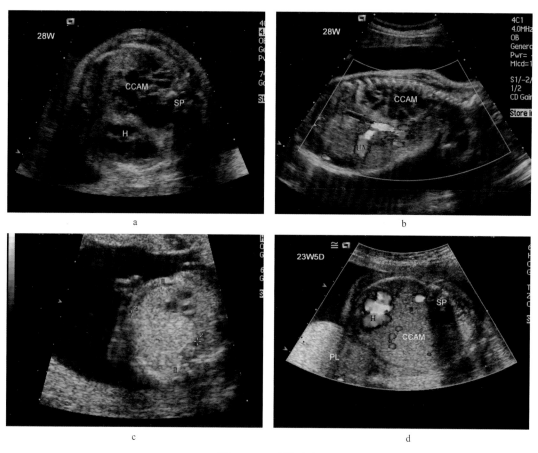

**图2-141 肺囊腺瘤**

a、b.大囊型表现为肺实质内见一个或数个圆形无回声区，边界清晰，囊肿大小不一；c、d.微囊型表现为均匀一致的强回声团，无囊肿

（3）突入胸腔内的腹腔脏器，如肠管有蠕动，胃的大小有变化。腹围偏小（图2-142，图2-143）。

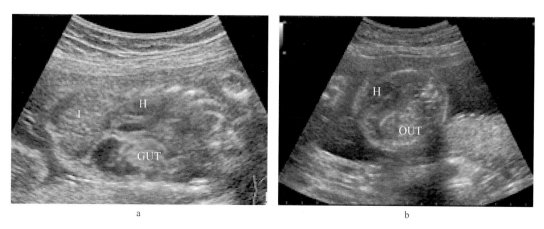

**图2-142 胎儿膈疝（一）**

a.妊娠32周，胎儿矢状切面显示心脏与胃泡同一水平面，可见肠管向膈上活动；b.同一胎儿腹部横切面显示胎儿心脏右移，心脏旁有肠管蠕动

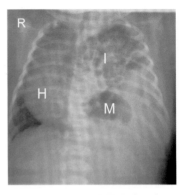

（4）膈疝发生在左侧较右侧多见。

5.胎儿胸、腹腔内积液（pleural effusion and ascites）

（1）胎儿胸腔内查见不规则液性暗区，心脏周围亦可见不规则液性暗区。液体量多时，可清楚显示胎儿双肺（图2-144）。

（2）胎儿腹腔内、肠间、肝前查见游离的液性暗区，液体量多时，肠管呈漂浮状（图2-145）。

**图2-143　胎儿膈疝（二）**
产后X线片证实胃和肠管突入膈上

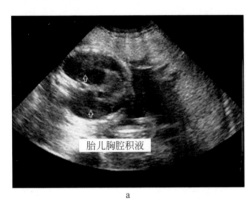

a

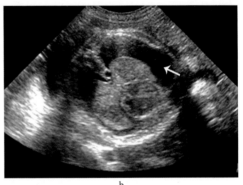

b

**图2-144　胎儿胸腔积液**
a、b.胎儿胸腔横断面双侧胸腔积液可见肺呈增强回声

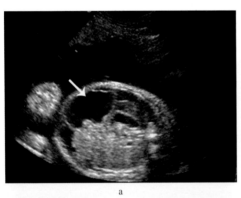

a

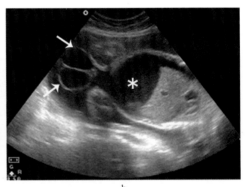

b

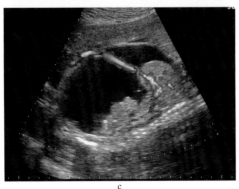

c

**图2-145　胎儿腹腔积液**
　　a.胎儿腹部横断面肠间查见液体，肠管漂浮；b.胎儿腹腔内大量积液，阴囊积液；c.胎儿大量腹水

（三）特别提示

（1）严重双侧肺发育不良者，产后不能生存；一侧肺发育不良者，产后有可能生存，但新生儿期死亡率可达50%。如合并其他严重畸形者预后更差。此外肺发育不良的预后还取决于引起肺发育不良的原因。

（2）超声诊断隔离肺受仪器分辨率、孕妇腹壁厚度、胎儿运动、操作者水平等因素影响；另外仅40%～65%病例探及异常血供。因此对有争议的病例可建议孕妇行MRI检查。50%～70%的隔离肺（ELS）可随妊娠进展而减小甚至完全消退，机制不明；因而如无合并其他严重畸形，在家属知情的情况下，可建议继续妊娠观察随访；随访间隔时间应尽可能短，以及时发现和处理并发症如胸腔积液、肺发育不良等的出现。

（3）文献报道约70%的肺囊腺瘤肿块大小较稳定；约20%产前明显萎缩或消失；仅10%是进行性增大，因此对不伴胎儿水肿、羊水过多者，均采取动态观察，间隔2～3周复查。

（4）对于交通性膈疝，疝入胸腔的腹内容物可随腹内压力变化而改变，当腹内压力增高时腹内容物疝入胸腔，降低时可回复到腹腔；超声表现为胸腔内肿块时大时小，多次检查发现疝入物及大小可能不同。

## 十、其他先天性畸形（颈部水囊瘤、骶尾部畸胎瘤、羊膜带综合征、盆腔囊肿）

（一）基本概念

胎儿淋巴系统发育异常，其原因可能是在淋巴系统发育过程中，颈部淋巴管与颈内静脉未能正常连接，淋巴回流障碍导致胎儿颈部、上肢局部水肿，甚至全身水肿。

（1）胎儿颈部水囊瘤（cystic hygroma）：多合并有染色体异常（Turner综合征，21-三体综合征）、心血管畸形等。常见的淋巴水囊瘤多位于胎儿头、颈部的背侧，毛细淋巴管瘤是另一类淋巴管瘤，多发生于胎儿的颈前、胸前和上臂等部位皮下。

（2）骶尾部畸胎瘤（sacrococcygeal teratoma）：是指先天性胚芽细胞瘤，常由三个胚层组成，大多位于胎儿骶尾附近。有良性、恶性、不成熟畸胎瘤等类型。

（3）羊膜带综合征：由于早、中期妊娠时，因羊膜破损，羊膜绒毛膜面的中胚层纤维带漏出，渗入并缠绕胎体导致胎儿畸形。羊膜带一旦附着胎儿，易造成截肢、肢体狭窄环及将胎体固定在某种姿势。羊膜破损越早，所致的畸形越严重。

（4）盆腔囊肿：胎儿盆腔囊肿来源较广泛，以女性胎儿卵巢囊肿多见。卵巢囊肿常在孕中晚期发现。目前未发现其明确病因，多数研究认为与母体激素过度刺激有关。

（二）超声诊断

1.胎儿颈部水囊瘤（淋巴水囊瘤）

（1）胎儿头颈背部查见无回声囊状肿块，不规则，紧贴胎儿后颈部。

（2）胎儿颈部的囊状肿块内可有分隔，囊性区向上延续至头部，并包绕胎头周围（图2-146）。

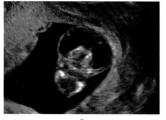
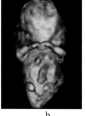

a　　　　　　b

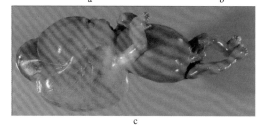

c

**图2-146　胎儿颈部水囊瘤（一）**

a.头颈后部查见囊样回声，囊内有分隔；b.三维超声显示似"蚕茧样"水肿；c.引产后证实胎儿颈部淋巴水囊瘤

（3）胎儿头皮水肿，回声低，亦有胎儿全身"蚕茧样"水肿。可合并骨骼或骨骼肌肉异常等（图2-147，图2-148）。

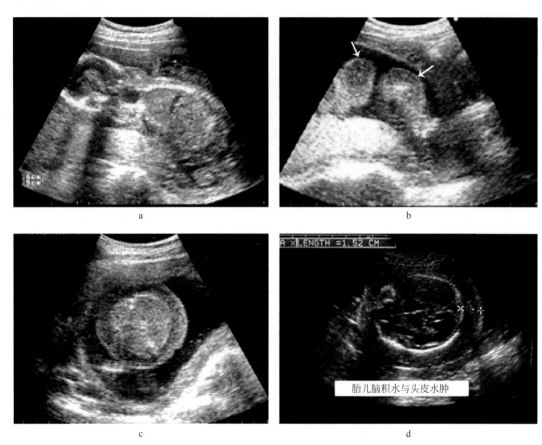

a

b

c

d

**图2-147 胎儿颈部水囊瘤（二）**

a.妊娠24周，胎儿头颈部查见肿大包块，围绕颈周；b、c.胎儿肢体及躯干全身水肿似"蚕茧"；d.同一胎儿头颅头皮分离

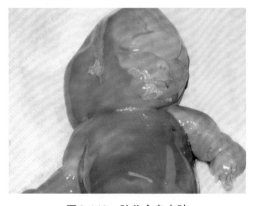

**图2-148 胎儿全身水肿**

2.骶尾部畸胎瘤

（1）胎儿背部纵向扫查至脊柱骨骶部或会阴部，可见囊性或混合性或实质性肿块，与胎儿相连、大小不等。

（2）胎儿骶尾部的肿块突向羊膜腔，随胎儿活动而摆动（完全囊性畸胎瘤与骶尾部脊膜膨出难以区分）。

（3）彩色多普勒血流显示回声不均质的肿块内血流丰富，提示肿瘤多为恶性（图2-149）。

3.羊膜带综合征（amniotic band syndrome）

（1）羊膜腔内出现条索状增强回声，黏附于胎体某部位。

（2）发现胎儿有畸形时，应在畸形部位查找有无羊膜带黏附（图2-150）。

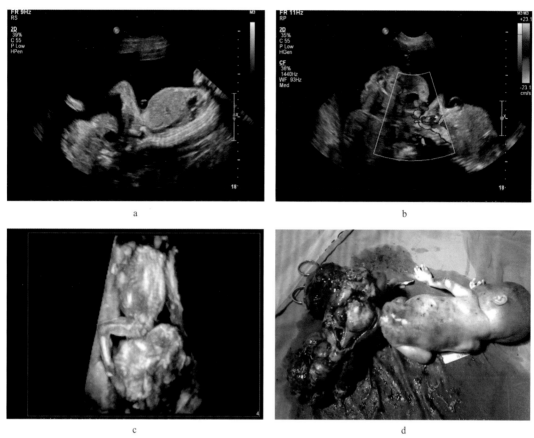

**图2-149  胎儿骶尾部畸胎瘤**

a.二维超声显示胎儿骶尾部巨大弱回声不均质团块，内有部分液性暗区；b.彩超显示团块内有较丰富的血流；c.三维超声；d.引产后证实胎儿骶尾部恶性畸胎瘤

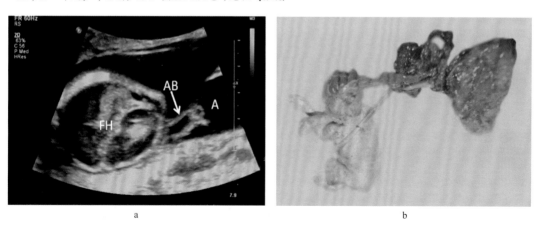

**图2-150  胎儿羊膜带综合征**

a.超声显示羊膜带黏附于胎儿头颅引起露脑畸形；b.引产后标本显示羊膜带黏附于胎儿头颅

（3）胎儿活动受限，可合并羊水过少。

4.胎儿盆腔囊肿（cyst of pelvic cavity）

（1）胎儿盆腔内囊肿多数来源于卵巢，以女性胎儿多见。

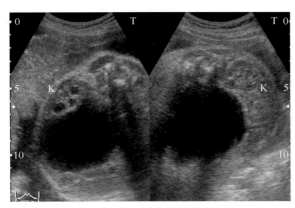

**图2-151　胎儿盆腔囊肿**
产后证实为卵巢囊肿

（2）超声显示膀胱的一侧或上方有囊性团块，呈圆形或椭圆形，边界清晰，有包膜，其形态不随探头切面及胎儿活动而改变（图2-151）。

（3）胎儿的双肾、膀胱、胃泡位置与形态正常。

（三）特别提示

（1）在妊娠中任何时期发现胎儿颈部水囊瘤，应进行染色体检查，染色体有异常应及时终止妊娠。

（2）胎儿颈部水囊瘤在妊娠早、中期易发生流产。瘤体小，位于体表，流产发生于妊娠晚期。无染色体畸形的胎儿预后较好。有分隔水囊瘤伴胎儿水肿，以及位于颈部前方的水囊瘤，因压迫呼吸道，胎儿预后极差。

（3）羊膜腔内查见条索状或片状增强回声时，注意与胎体有无黏附。应与羊膜绒毛膜未融合、宫腔粘连皱襞、不全纵隔子宫、双胎羊膜隔等鉴别。

（4）注意区分骶尾部囊性畸胎瘤与脊膜膨出。

（5）对头颅、脊柱等处的小膨出物应注意避免漏诊。

（杨太珠　张　波）

## 🔲🔲　第六节　胎儿附属物异常的超声诊断　🔲🔲

### 一、前置胎盘

（一）基本概念

1.前置胎盘　孕28周后胎盘附着于子宫下段，其下缘到达或覆盖宫颈内口，位置低于胎儿先露部，称为前置胎盘（placenta previa）。前置胎盘的发生可能与子宫内膜病变与损伤、胎盘面积过大或副胎盘、受精卵滋养层发育迟缓、吸烟及毒品等因素有关。

临床上常表现为妊娠中晚期无痛性阴道出血，可导致贫血、休克，约1/3患者出现胎位异常，以臀先露多见。

妊娠早中期，因胎盘面积相对较大，在30周以前，部分孕妇的胎盘呈低置或前置状态，随孕周进展，胎盘面积相对缩小而逐渐恢复到正常位置。King称这种现象为"胎盘迁徙"（图2-152）。

2.血管前置　血管前置（vasa previa）指脐血管无华通胶及胎盘保护，走行于胎膜间，通过子宫下段或跨越宫颈内口位于胎先露下方，较罕见，发生率为1∶2500～1∶6000。高危因素包括：前置或低置胎盘、帆状胎盘、副胎盘及双叶胎盘、多胎妊娠、IVF妊娠等。根据发生原因及胎盘形态不同分为两型：Ⅰ型，单叶胎盘伴发血管前置（占89.5%）（图2-153）；Ⅱ型，多叶胎盘伴发血管前置（占10.5%）（图2-154）。

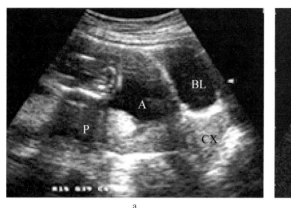
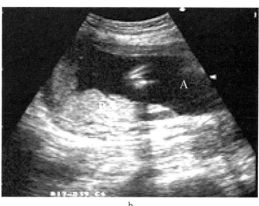

图2-152 胎盘迁徙

a.胎盘下缘距宫颈内口2.3cm；b.同一病例，3周后胎盘位置正常

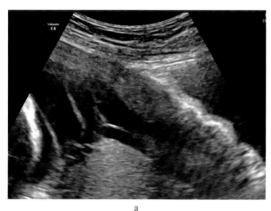
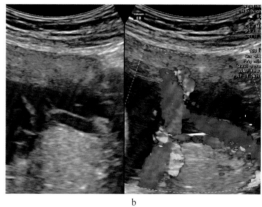

图2-153 前置胎盘并边缘性脐带插入伴血管前置（血管前置Ⅰ型）

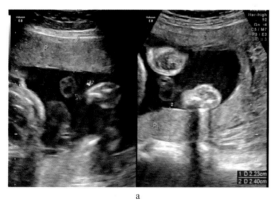
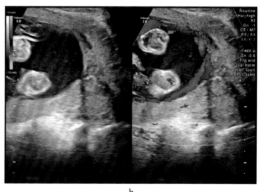

图2-154 副胎盘并血管前置（血管前置Ⅱ型）

3.凶险型前置胎盘　1993年由沙特学者Chattopadhyay等首先提出。凶险型前置胎盘指既往有剖宫产史，此次妊娠为前置胎盘，且胎盘附着于原子宫瘢痕部位者，常伴有胎盘植入。凶险型前置胎盘患者30%～50%合并胎盘植入，孕产妇死亡率达10%，病因不详，可能与胎盘绒毛组织侵蚀能力与蜕膜组织间的平衡失调有关。其高危因素包括：母亲的年龄、多产次、多

次剖宫产史、前置胎盘、子宫切开术史、黏膜下肌瘤、宫腔感染等。

常见的临床表现为孕中晚期无痛性阴道流血。超声是最常用的诊断方法，二维超声特点为：① 胎盘内旋涡形成（也称为"硬干酪"现象）；② 局灶外生性肿物侵蚀膀胱；③ 膀胱腹膜返折面变薄或中断；④ 胎盘后透声区不规则。彩色多普勒超声特点为：① 腔隙内血流异常弥散或集中；② 血液糊状暗区伴混乱血流声像；③ 膀胱腹膜返折高度血管化；④ 膀胱下及邻近区域血管显著扩张。腹部超声不明确时，可行腔内超声检查，且腔内超声检查是安全的、准确性更高（图2-155）。

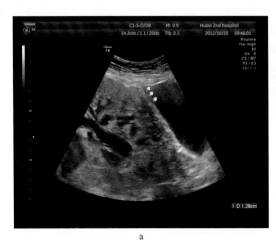
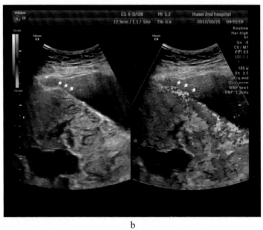

　　　　　a　　　　　　　　　　　　　　　　　　b

**图2-155　凶险型前置胎盘**

a.二维超声显示胎盘内旋涡形成，膀胱腹膜返折变薄；b.彩色多普勒显示膀胱腹膜血管丰富

（二）超声诊断

根据胎盘下缘与宫颈内口的关系，前置胎盘分为：

（1）低置胎盘：胎盘下缘距宫颈内口＜2cm（图2-156）。

（2）边缘性前置胎盘（marginal placenta previa）：胎盘边缘附着于子宫下段，甚至达宫颈内口，但未完全超越宫颈内口（图2-157）。

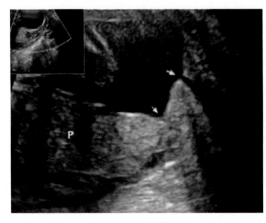
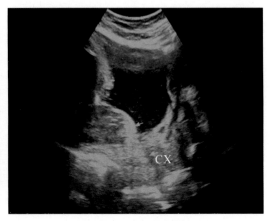

**图2-156　低置胎盘**

33岁，妊娠33+4周，胎盘下缘距宫颈内口1.56cm

**图2-157　边缘型前置胎盘**

30岁，妊娠36周，胎盘位于子宫后壁，下缘达宫颈内口，但未超过宫颈内口

（3）部分性前置胎盘（partial placenta previa）：宫颈内口的一部分被胎盘组织覆盖（图2-158）。

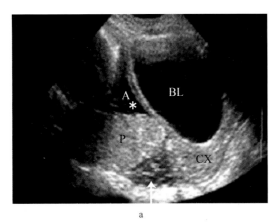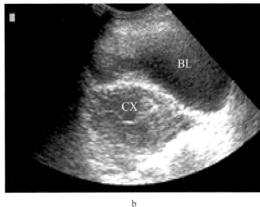

a　　　　　　　　b

**图2-158　部分型前置胎盘**

a.妊娠30$^{+2}$周，后壁胎盘下缘越过宫颈内口，Crucial三角，胎盘后方与宫颈内口间有液性暗区；b.同一病例，横切面显示部分胎盘覆盖宫颈内口。星号表示Crucial三角，箭头表示胎盘后出血

（4）中央性前置胎盘（complete placenta previa）：胎盘完全覆盖宫颈内口（图2-159）。

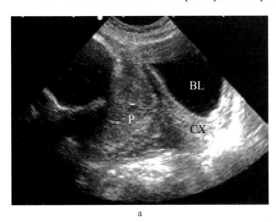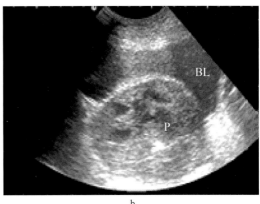

a　　　　　　　　b

**图2-159　中央型前置胎盘**

妊娠34周，阴道不规则出血2周。a.纵切面；b.横切面，胎盘下缘完全覆盖宫颈内口

（三）特别提示

（1）经腹部超声扫查时，膀胱过度充盈，可将胎盘下缘部分向下牵拉，造成前置胎盘的假象（图2-160）。

（2）由于"胎盘迁徙"现象，超声不宜过早诊断前置胎盘，应定期随访至妊娠34周左右，再下结论。

（3）超声判断前置胎盘的类型，多采用正中纵切。

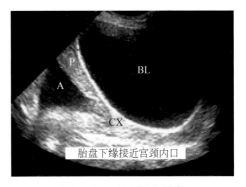

胎盘下缘接近宫颈内口

**图2-160　低置胎盘假象**

30岁，妊娠28周，膀胱过度充盈，子宫下段拉长，易造成前置胎盘假象，需复查

（4）附着后壁的前置胎盘容易被胎儿先露部遮盖，不易显示胎盘下缘与宫颈内口的关系而可能漏诊。应用Crucial三角有助于判定前置胎盘的类型。Crucial三角（图2-158）的三个边是由膀胱壁、胎儿颅骨光环的一部分及部分绒毛膜板构成，通过Crucial三角内的羊水，超声图像上可显示后壁胎盘下缘与子宫颈内口的关系。

（5）经阴道超声扫查能够准确地判断胎盘下缘与子宫颈内口的关系，但应注意操作轻柔。

（6）由于血管前置产前无明显临床表现，其二维超声特征隐蔽而难以被发现，产前诊断率较低。血管前置为产科危急症，若产前未及时诊断围产儿死亡率极高，是剖宫产的绝对指征。中孕期超声检查宫颈矢状切面和胎盘脐带入口切面可以提高血管前置的检出率。

## 二、胎盘植入

### （一）基本概念

胎盘植入是指胎盘绒毛因子宫蜕膜发育不良等原因而植入子宫肌层，当蜕膜本身缺陷或蜕膜层受损时，绒毛组织就可能侵入子宫肌层。本病是产科的严重并发症，可导致产后大出血。

胎盘植入产前诊断检出率低，Gielchinsky等报道，检出率仅为2.6%。

常见的胎盘植入的高危因素有：子宫内膜损伤、胎盘附着位置异常、瘢痕子宫。

（1）子宫内膜损伤：如多次人工流产、宫内感染、宫腔手术、生育过多等均可以造成子宫内膜受损。

（2）胎盘附着位置异常：胎盘附着于子宫下段，子宫颈部及子宫角部，此处内膜薄弱，有利于绒毛组织侵入子宫壁肌层。

（3）瘢痕子宫：如胎盘附着于子宫切口瘢痕处，易发生胎盘植入。

### （二）超声诊断

（1）胎盘厚度稍大于正常，植入的胎盘侵入肌层，与子宫壁界限不清；有的甚至穿透肌层，形成局部的隆起，侵入肌层的胎盘多呈强回声，少数为等回声。

（2）胎盘中出现多个液性暗区，外形不规则，大小不等。

（3）彩色多普勒超声显示胎盘腔隙血池形成，宽度大于1cm。胎盘后间隙有异常血流，血流呈喷射状。

### （三）特别提示

（1）产前诊断胎盘植入较困难。

（2）发现中央型前置胎盘或瘢痕子宫妊娠时，要仔细观察胎盘与子宫肌壁间有无界限，高度警惕有无胎盘植入。

### （四）典型病例

患者，女，38岁，G3P1$^{+2}$。停经32$^{+3}$周，阴道少许流血半小时入院。彩色超声示：胎位正常，胎盘附着子宫后壁，完全覆盖宫颈内口，内有多个扩张血窦，最大直径4.3cm，子宫后壁下段近宫颈处胎盘后间隙不明显，血流丰富，超声提示：宫内活胎；中央型前置胎盘；可疑部分胎盘植入。于34$^{+4}$周行剖宫产，术中见：胎盘附着于子宫后壁及右前壁，完全覆盖宫颈内口，部分胎盘与子宫粘连、植入（图2-161）。

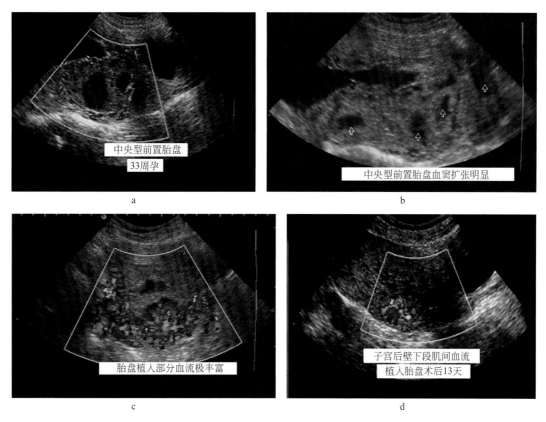

**图2-161　中央型前置胎盘合并胎盘植入**
*a.胎盘呈中央型前置；b.胎盘内血窦丰富；c.胎盘后间隙消失，血流异常；d.产后子宫胎盘植入处血流*

## 三、胎盘早期剥离

（一）基本概念

妊娠20周后或分娩期，正常位置的胎盘在胎儿娩出前部分或全部从子宫壁剥离，称为胎盘早剥（placental abruption）。胎盘早剥分为显性、隐性、混合性剥离。国内报道其发病率为0.46%～2.10%，国外报道发病率约为1%。

胎盘早剥发生与孕妇重度妊娠高血压综合征、高血压、胎盘血管异常、双胎、胎膜早破、外伤、外转胎位术矫正胎位、脐带过短等因素有关。

胎盘早剥分为轻型和重型，阴道出血分为显性和隐性。轻型有轻微腹痛；重型者表现为持续性腹痛、腰背痛，查体呈板状腹，甚至出现休克。

（二）超声诊断

（1）胎盘后方与子宫壁之间出现边界欠清的液性暗区，无彩色血流显示，根据出血时间长短，可见不规则团块呈强回声及部分暗区（图2-162，图2-163）。

（2）胎盘向羊膜腔内隆起。

（3）如果血液破入羊膜腔，可见到羊水内有点状强回声浮动或强回声团块（凝血块）。

（4）若剥离面积过大，可出现胎心减慢，甚至胎心、胎动消失。

（5）Michael指出超声发现胎盘后存在血液、血凝块或胎膜从子宫壁剥离的征象，即可诊断胎盘早剥。

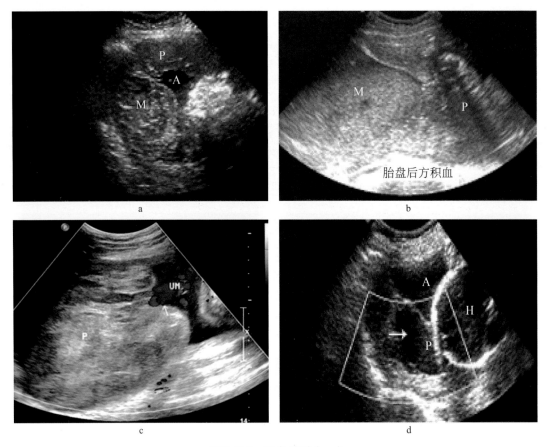

**图 2-162　胎盘早剥（一）**

　　a.患者31岁，妊娠31周，胎盘位于右前壁，胎盘右后方母面查见9.6cm×7.4cm×10.7cm的不均质稍强回声团，突向羊膜腔；b.患者27岁，妊娠23周，胎盘位于子宫后壁，胎盘母面与肌壁间可见5.1cm×5.4cm×10cm均质的弱回声团；c、d.同一患者25岁，妊娠27周，腹痛伴阴道少量出血，胎盘位于右前壁，厚7.1cm，突向羊膜腔，胎膜与子宫后壁间查见液性暗区

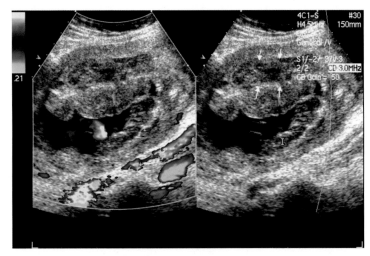

**图 2-163　胎盘早剥（二）**

胎盘子面绒毛膜下可见边界不清的液性暗区

（三）特别提示

（1）胎盘早剥的超声图像多样化，与胎盘早剥的面积、类型、出血量的多少、出血时间的长短有关。

（2）轻型胎盘早剥临床症状、体征不典型，超声诊断有一定局限性。

（3）后壁胎盘发生早剥时，超声检查可能受到腹壁厚度、胎盘位置等因素而影响诊断。

（4）超声诊断胎盘早剥应注意与胎盘后静脉丛、妊娠中期子宫壁局部收缩、胎盘后子宫肌瘤、胎盘内大血窦、前置胎盘、先兆子宫破裂等进行鉴别。

## 四、胎盘肿瘤

（一）基本概念

胎盘肿瘤较为罕见，分为原发性肿瘤和转移性肿瘤。原发性肿瘤包括绒毛膜血管瘤、畸胎瘤等。转移性肿瘤极为罕见，多为恶性黑色素瘤经血性转移至胎盘。

1.胎盘血管瘤（placenta hemangioma） 绒毛膜血管瘤也称胎盘血管瘤，为良性肿瘤，发病率为0.5%～1.0%，常为单发，少数多发，多发生在胎盘表面，少数发生于胎盘实质。肿瘤大小不一，随孕周逐渐长大。

胎盘血管瘤能改变胎盘血流，破坏正常血运，影响胎儿生长发育。直径小于5cm者，对孕妇和胎儿发育无影响，直径大于5cm可引起压迫症状、羊水过多、产前出血、妊娠高血压综合征、早产、胎儿心脏扩大、死胎等。

2.胎盘畸胎瘤（placenta teratoma） 极罕见，文献报道不到10例。

肿瘤多位于胎盘胎儿面，羊膜和绒毛膜之间，或位于胎盘边缘的胎膜上，呈圆形或卵圆形，边界清楚，直径5～8cm。

（二）超声诊断

1.胎盘血管瘤

（1）肿瘤为边界清楚的圆形或类圆形肿块，较大的胎盘血管瘤常隆起，突向胎儿面，而位于母体面或实质中的血管瘤较小，呈实性回声。

（2）部分较大的血管瘤有花纹状、条状钙化回声，肿块较大者可合并羊水过多，或胎儿发育异常（图2-164，图2-165）。

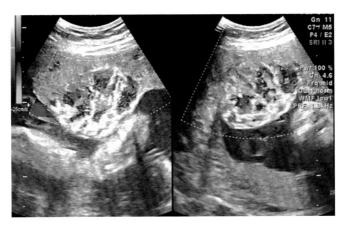

**图2-164 胎盘血管瘤（一）**
肿瘤内部有部分钙化强回声

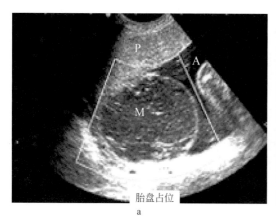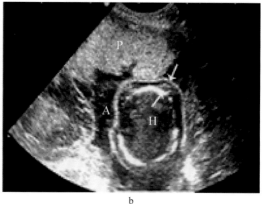

胎盘占位

a　　　　　　　　　b

**图2-165　胎盘血管瘤（二）**

　　a、b.同一患者20岁，妊娠25周，死胎。胎盘近宫底，胎盘子面查见一实性衰减回声团块，边界清楚，突向羊膜腔，显示胎儿头皮水肿。M示血管瘤

　　（3）胎盘血管瘤内部血流信号较丰富（图2-166）。

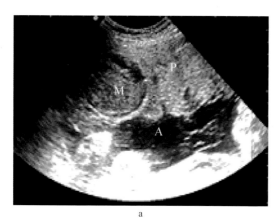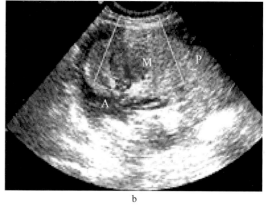

a　　　　　　　　　b

**图2-166　胎盘血管瘤（三）**

　　a、b.同一患者29岁，妊娠32$^{+4}$周，胎盘位于前壁，实质内查见4.8cm×3.8cm×4.8cm的弱回声团块，其内查见彩色血流，1个月后复查，胎盘内团块长大，大小为6.8cm×5.4cm×6.3cm。M示血管瘤

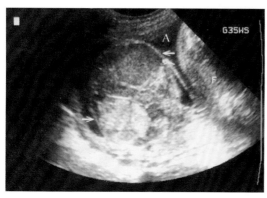

**图2-167　胎盘畸胎瘤**

2.胎盘畸胎瘤

　　（1）囊实混合性包块，表面光滑（图2-167）。

　　（2）40%有钙化回声，包块内可见强回声团伴衰减声影。

　　（3）彩色多普勒显示大多数包块内无血流信号。

（三）特别提示

　　（1）胎盘血管瘤要注意与子宫肌瘤进行鉴别。子宫肌瘤多位于子宫肌壁内，瘤体与子宫壁关系密切，周边有环状血流显示，与胎盘内的血流无关系（图2-168）。

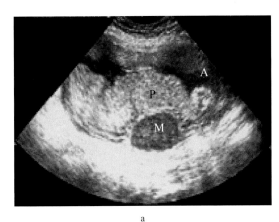
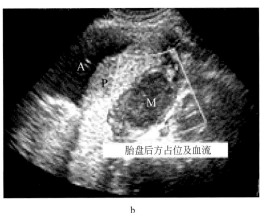

胎盘后方占位及血流

a                                                        b

**图 2-168　子宫肌瘤**

a、b. 同一患者30岁，孕28周，胎盘后方与肌壁间查见实性弱回声团块，边界清楚；团块周围彩色血流。M示肌瘤

（2）胎盘血管瘤生长速度较快，应定期超声检查，动态观察胎盘血管瘤的大小变化。

## 五、脐带异常

（一）基本概念

脐带为连接胎盘和胎儿、母体与胎儿血液循环的纽带，足月胎儿脐带的长度大约与胎儿的身长相等，为40～60cm，直径1.5～2.0cm，短于30cm的脐带为过短，长于70cm的脐带为过长。脐带在羊膜腔内呈弯曲、漂浮状。

1.脐带缠绕　发生率为13.7%～20%。脐带绕颈（nuchal umbilical cord）最多见。25%的妊娠可发生脐带绕颈，躯干及肢体的脐带缠绕次之。缠绕1～2圈者居多，3圈以上者较少。

2.脐带扭转（螺旋状脐带）（torsion of cord）　文献报道，生理情况下脐带扭转可达6～7周，若扭转达11周以上，可危及胎儿生命。

3.单脐动脉（single umbilical artery）　发生率约1%。常合并有多种严重内脏畸形，发生率为25%～30%，围产儿死亡率为20%。

4.脐带囊肿（umbilical cord cyst）　脐带囊肿分为假性囊肿与真性囊肿。假性囊肿无包膜，是华通胶局部水肿或局部蜕变形成的大小不等的囊肿，较常见。真性囊肿是胚胎遗迹，囊壁有一层上皮细胞，由卵黄囊或尿囊形成囊肿。

5.脐带插入胎盘位置　正常情况附着于胎盘中心或偏心（约占90%）；若脐带插入口位于距离胎盘边缘2cm内，称为边缘性脐带入口；若脐带入口附着于胎盘边缘以外的胎膜内，血管附着于绒毛膜和羊膜之间进入胎盘，呈扇形分布到胎盘，如帆状，称为脐带帆状附着。

（二）超声诊断

1.脐带缠绕

（1）二维超声图像特点为胎儿纵切面上显示颈部皮肤有"U"形或"W"形或锯齿状压迹。

（2）彩色多普勒血流显像横切面可显示胎儿颈部的脐带内红蓝相间的花环样图像。适当侧动探头显示胎儿颈部周围完整的彩弧状脐带环绕。

（3）脐带缠绕胎体，则可在胎体表皮有"U"形或"W"形压迹（图2-169）。

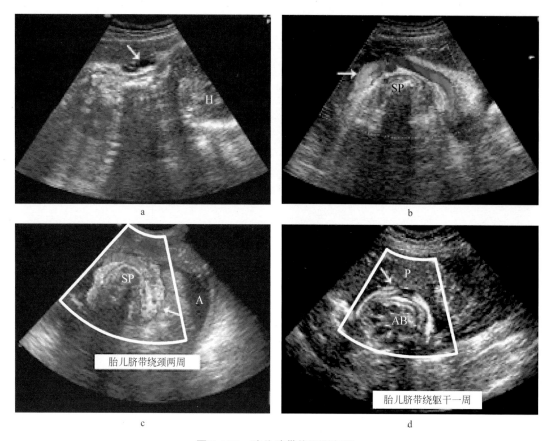

**图2-169　胎儿脐带绕颈及躯干**

a.二维超声图像胎儿颈部有一"W"形压迹；b、c.彩色血流显像脐带绕颈1周及2周；d.脐带绕躯干1周

2.脐带扭转　正常脐带的彩色多普勒血流声像为红蓝相间，呈麻花样。脐带螺旋缺乏时，麻花样形态消失，而脐带血管中的红蓝相间血流呈平行排列。

3.单脐动脉

（1）脐带横切面显示为一根脐动脉和一根脐静脉组成的"吕"字形图像（图2-170）。

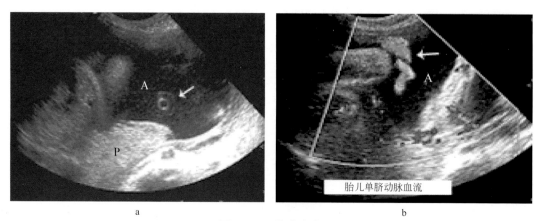

**图2-170　单脐动脉**

a、b.同一患者31岁，妊娠37⁺¹周，羊水内可见脐带横切面呈"吕"字形，彩色血流显示一条动脉和一条静脉。箭头示单脐动脉

（2）纵切脐带时，无论怎样多方位侧动探头扫查，也只能显示一根脐动脉，其内径较正常脐动脉粗。

（3）彩色多普勒血流显像显示一红一蓝两个圆形结构。

4.脐带囊肿

（1）囊肿为圆形，表面光滑，内为无回声区，囊肿向脐带一侧突出，随脐带漂浮于羊水中（图2-171）。

（2）囊肿直径一般为3～4cm，多发生在胎儿腹部脐轮或胎盘起始部，一旦压迫血管可致胎儿死亡。

（3）彩色多普勒超声显示囊肿内部无血流信号。

5.脐带插入胎盘位置异常　包括边缘性脐带入口和脐带帆状附着（图2-172）。

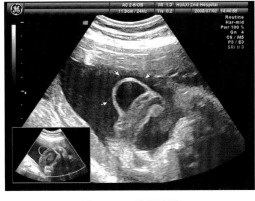

图2-171　脐带囊肿
囊肿向脐带一侧突出

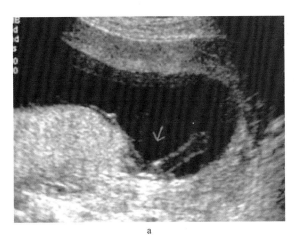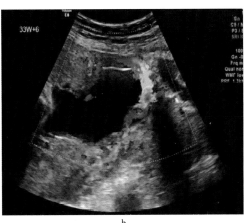

a　　　　　　　　　　　　　　b
图2-172　胎盘插入位置异常
a.边缘性脐带入口：显示脐带胎盘插入口位于胎盘边缘；b.脐带帆状附着：胎盘脐带插入口位于胎膜内

（三）特别提示

（1）妊娠中期脐带绕颈或肢体，多可自行解脱。绕颈多周，且压迹很深者，可危及胎儿生命。

（2）超声扫查发现单脐动脉时应详细观察胎儿有无畸形或胎儿宫内发育迟缓（IUGR）。

（3）脐带囊肿壁薄，漂浮在羊水中，易漏诊。

## 六、胎儿羊水过多与过少

（一）基本概念

1.羊水过多（polyhydramnios）　妊娠晚期羊水量超过2000ml为羊水过多，临床分为慢性羊水过多和急性羊水过多。

2.羊水过少（oligohydramnios）　羊水过少是指妊娠足月时羊水量少于300ml。发生于妊娠早中期，多以流产告终。

羊水过少常伴有胎儿泌尿道畸形，如发生早中期羊水过少胎儿预后差。

（二）超声诊断

（1）产前超声能准确诊断羊水过多或过少。

（2）超声诊断羊水过多、过少标准为：羊水垂直深度＞8cm为羊水过多，羊水垂直深度＜2cm为羊水过少。羊水指数法：羊水指数大于20cm为羊水过多，羊水指数＜5cm为羊水过少。

（3）羊水过多，胎儿在羊水中常沉卧于子宫后壁，致使观察胎儿脊柱发生困难（图2-173）。

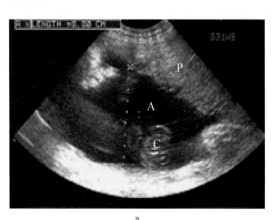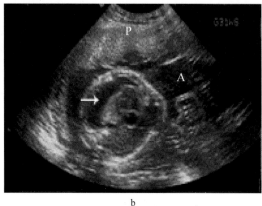

a                                   b

**图2-173　羊水过多**

a、b.同一病人妊娠33周，羊水过多，胎儿胸腔积液（箭头示）

（4）羊水过少，羊膜腔内液体与胎体体表的界限不清；胎儿结构显示困难（图2-174）。

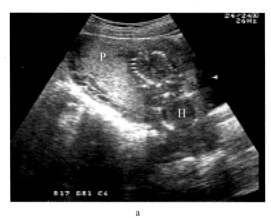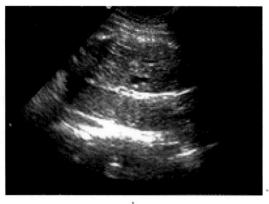

a                                   b

**图2-174　羊水过少**

a.患者妊娠3个月，羊水极少，胎儿紧贴宫壁及胎盘；b.患者妊娠27周，无羊水显示

（三）特别提示

（1）羊水过多中约有20％的孕妇合并胎儿发育异常，超声检查中应仔细扫查胎儿有无畸形。

（2）羊水过少应特别注意胎儿泌尿系统有无异常。

（3）超声扫查中注意羊水过少的机械性压迫所致胎儿畸形，如Potter综合征等。

（罗　红　田　雨）

## 第七节 妊娠期子宫颈功能不全的超声诊断

（一）基本概念

习惯性晚期流产和早产的重要原因之一是孕妇的子宫颈功能不全（即子宫颈内口松弛）。妊娠进入中、晚期后，胎儿及附属物迅速生长，宫腔内压力增大，胎囊突入宫颈内口，导致流产或早产。

临床上对先兆早产的孕妇，多采用指检宫颈作为评价早产的手段，反复指检可能促使早产。20世纪80年代开始应用超声对子宫颈形态进行研究，内容包括妊娠期子宫颈长度的变化与宫颈内口有无扩张，超声成为筛查早产危险患者及对先兆早产保胎治疗较好的监测手段。

对有习惯流产史或有宫颈功能不全的孕妇，进入孕中期后，超声能够为临床保胎治疗或宫颈环扎术提供定位，并作为环扎术后或保胎预后的一种评估方法。

超声观察宫颈功能状况的时间，应从确定此次怀孕或过去流产时间提前2周开始，定期测量子宫颈的长度，观察内口有无扩张和胎囊嵌入颈管。超声监测妊娠期子宫颈的常用方法有经腹部超声检查和经阴道超声检查。

（1）经腹部超声检查：检查前孕妇适当充盈膀胱，以膀胱和羊水作为透声窗，采用矢状切面扫查，显示子宫颈长度、宫颈内口有无扩张与羊水嵌入。

（2）经阴道超声检查：受检者不需充盈膀胱，取膀胱截石位。注意消毒外阴后，将套好消毒避孕套的阴道探头插入阴道内，进行纵向扇扫，显示子宫颈全貌及内口与子宫内部分羊膜腔，观察宫颈内口有无扩张与羊水嵌入。

（二）超声诊断

（1）在膀胱适度充盈后，经腹部超声扫查妊娠期正常子宫颈部，其内口关闭，颈管无扩张，长度大于3cm以上（图2-175）。

（2）应用超声测量子宫颈长度变化，观察内口有无扩张及扩张的宽度和深度作为对先兆早产的预后进行评估。本院应用超声对131例正常早、中、晚孕的妇女宫颈长度测量，结果证实足月妊娠后宫颈长度发生显著缩短，符合孕期宫颈生理改变。应用TVS对52例临床诊断为先兆早产孕妇的子宫颈长度测量和内口形态的观察研究，制作出了ROC曲线，以宫颈长度17mm为临界值，作为预测早产结局价值最好（图2-176～图2-178）。

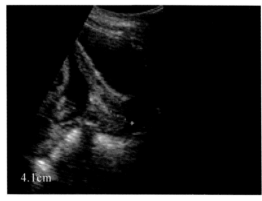

**图2-175　妊娠期正常宫颈**

经腹部扫查，显示妊娠期宫颈长度及宫颈内口形态

（3）超声观察子宫颈内口有无扩张及有无羊膜囊嵌入是评价先兆早产发生的可靠指征。

（4）非妊娠子宫颈及内口处于闭合状态，超声图像上没有特殊的形态变化，几乎无法确定子宫颈内口有无扩张，亦无扩张的客观判断标准，因此，只能通过临床妇科检查，一般认为非孕时，宫颈扩张器7～8mm通过宫颈内口无阻力者可认为是宫颈功能不全；或者双合诊手指感觉子宫颈外口松弛而疑为宫颈松弛症。

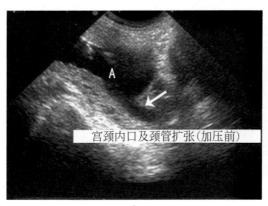 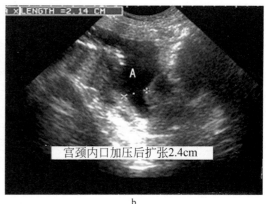

a          b

**图2-176　宫颈松弛（一）**
　　a.患者曾习惯性流产3次。此次妊娠34周，临床诊断先兆早产，超声测量宫颈长度小于2.0cm，宫颈内口轻微扩张约1.0cm；b.宫底部略加压后，羊水嵌入宫颈管扩张2.4cm，3天后发生早产

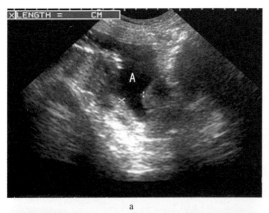 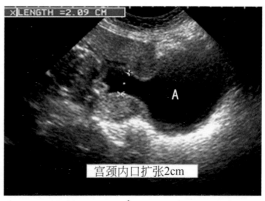

a          b

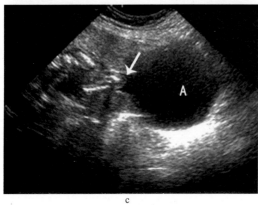

c

**图2-177　宫颈松弛（二）**
　　a.该患者曾经妊娠5胎自然流产，此次第6胎妊娠26周，第一次超声检查宫颈短、内口扩张约1.5cm；b、c.2天后检查宫颈管明显扩张；羊膜囊已突入阴道内，再次早产

（三）特别提示

（1）应用超声检查宫颈内口有无松弛必须让孕妇适度充盈膀胱。

（2）超声检查中可以在无子宫收缩时对子宫底部稍加压推挤，以利于更好地观察宫颈内口有无扩张。

（3）经阴道超声能更加细致观察宫颈，但检查时必须小心，避免压力过大。在探头压力大作用下，扩张的宫颈可能收缩关闭，导致漏诊宫颈功能不全。

（4）宫颈管长度在检查过程中可能发生自发性改变（图2-179）。

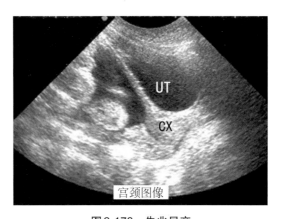

**图2-178　先兆早产**

妊娠33[+5]周，临床诊断先兆早产，超声见子宫颈长度2.1cm，宫颈内口无羊水嵌入，保胎治疗至足月分娩

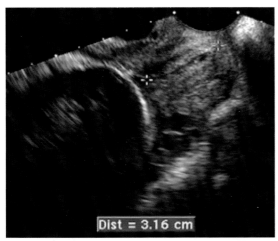

a

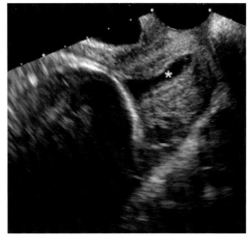

b

c

**图2-179　宫颈自发改变**

　　a.经阴道矢状切面观察提示宫颈管正常，长约3.16cm；b.约20秒后，宫颈管全部中度扩张（＊）；c.再过20秒后，宫颈进一步扩张，剩余闭合部分长度仅为0.49cm

（杨太珠　庞厚清）

## □□ 第八节　产褥期异常的超声诊断 □□

（一）基本概念

产褥期（puerperium）是指母体从胎盘娩出到产后全身各脏器恢复到妊娠前正常状态的过程，一般为6周时间。产褥期母体生殖器官因为分娩、创伤、身体抵抗力下降，体内某些致病菌的侵入等导致生殖器产褥感染、出血、复旧不良等异常。

产褥期异常的临床表现多种多样，常见的产褥感染性疾病有急性外阴、阴道、宫颈炎、急性子宫内膜炎、子宫肌炎、急性盆腔腹膜炎及弥漫性腹膜炎、急性盆腔结缔组织炎、急性输卵管炎等。其他还有产后出血、胎盘残留或植入、腹壁或子宫切口感染等。

超声检查不能诊断产褥期所有异常病变，但可以通过生殖器的某些异常超声图像改变，为临床提供诊断与处理的参考依据。超声能够对感染形成的炎性包块、脓肿、宫腔内妊娠物或其他残留物作出定位及定性诊断。

（二）超声诊断

1.急性子宫内膜炎（acute endometritis）　子宫复旧不良的患者，其子宫大于同期产褥期子宫。宫腔内可见积液性暗区内有不均质斑点状回声、条状强回声。宫腔线回声不明显或者回声偏低（图2-180）。

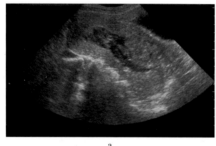 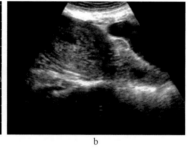

图2-180　急性子宫内膜炎

a.子宫偏大，宫内膜回声偏低，回声不均匀；b.引产后子宫内膜炎，宫内膜回声不均匀，内有少许液性暗区

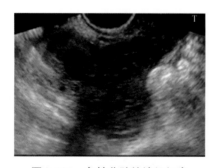

图2-181　急性盆腔结缔组织炎

产后8天，患者下腹疼痛，体温升高，血常规白细胞增高，超声检查见子宫轮廓显示不清，其周围为不规则低回声包绕

2.急性盆腔结缔组织炎（acute pelvic parametritis）及脓肿（abscess）　子宫大于正常产褥期的子宫，轮廓较模糊，肌层回声不均匀，宫旁或盆腔内见杂乱低回声及液性暗区，无边界，不规则。子宫两侧或后方有混合性的回声或囊性包块，有的甚至包绕在子宫周围，与子宫粘连，子宫界限无法分清（图2-181，图2-182）。

3.子宫腔内妊娠物残留（gestational residential）　子宫偏大，复旧不佳，宫腔内可见条带状强回声，多为胎膜残留，宫腔内查见不规则、大小不等的不均质实性增强回声，为胎盘残留，彩色多普勒血流显示周边有少许血流（图2-183）。

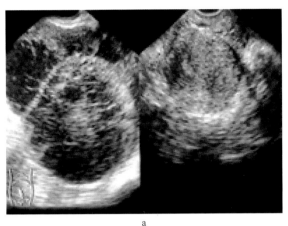
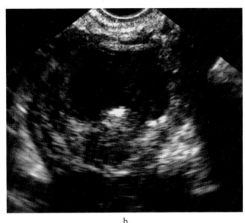

a                                                                b

**图2-182　产后盆腔炎性包块**

　　a.中孕引产后11天，病人发热腹痛，超声查见盆腔右侧不均质、不规则团块，边界不清；b.产后20天，患者感腹痛，超声查见盆腔内一囊性占位，囊液不清亮，内有絮状增强回声

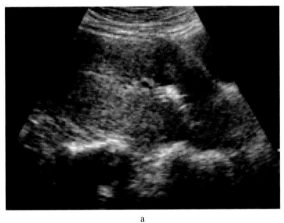
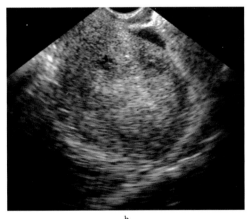

a                                                                b

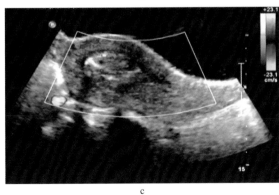

**图2-183　产后宫内妊娠物残留**

　　a.产后6天，宫腔下段查见增强回声，清除物为胎膜残留；b、c.产后宫腔内查见占位性病变，b显示宫内较均匀的增强回声团块，c显示宫内残留物回声增强伴衰减声影，清除物为残留胎盘及机化组织

c

　　4.产后胎盘植入（postpartum placenta implantation）　完全植入胎盘显示子宫大、宫腔强回声的团块占据整个宫腔。部分胎盘植入显示部分子宫肌层缺失、中断，胎盘与子宫界限不清，直达浆膜层，其周边有血流显示（图2-184）。

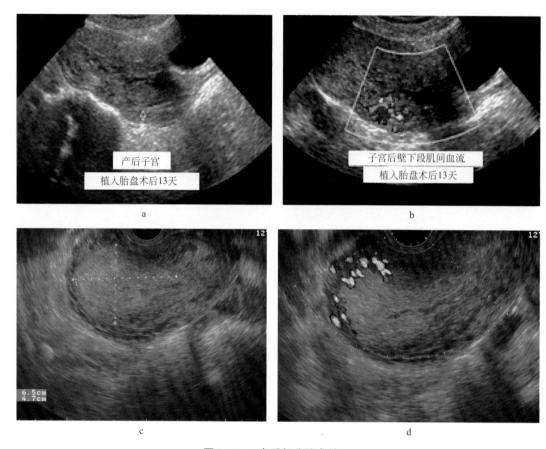

图2-184　产后部分胎盘植入

　　a、b.患者于术前超声诊断胎盘植入，剖宫产后证实为胎盘植入，经保胎治疗2周后，子宫后壁下段有少许占位并有血流显示；c、d.引产后胎盘剥离不全，超声检测宫腔偏右角处有直径6.5cm的增强回声，与宫腔相连，其周边有血流显示，经清宫两次未刮出残留物，后经开腹取出宫内植入胎盘

　　5.剖宫产后子宫切口异常　　经腹或经阴道扫查可见子宫偏大，子宫前壁切口处呈低回声、无回声或增强回声，突向膀胱，团块内可见云雾状、絮状回声；严重者，子宫前壁下段表面浆膜层连续回声中断，甚至出现无回声裂口（图2-185）。

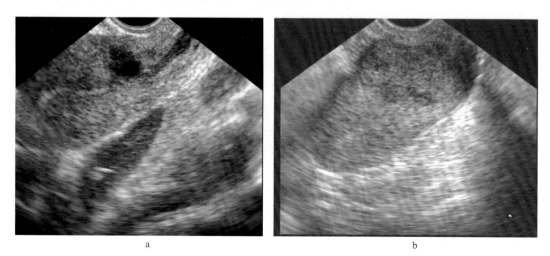

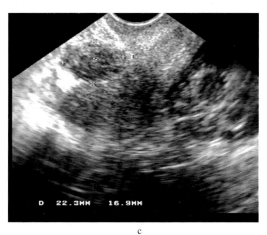

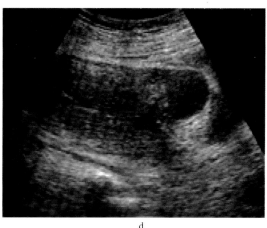

c          d

**图2-185　产后子宫前壁切口异常**

　　a.产后50⁺天，经道少许出血，超声检查子宫前壁切口处不规则低回声，直径约2.0cm；b.产后40天，子宫前壁下段切口处查见弱回声团块，边界不清；c.产后18天，子宫前壁下段浆膜下查见直径2.0cm的弱回声团块，为血肿；d.产后17天，阴道出血、发热，经腹扫查见子宫前壁下段切口处直径3.0cm的弱回声团块，内有液性暗区

　　6.腹壁血肿（abdominal wall haematoma）、盆腔血肿（pelvic cavity haematoma）　腹壁切口皮下查见不规则的梭形低回声。血肿形成团块状，可位于腹膜下向腹腔内突。盆腔血肿多位于子宫旁及前壁切口处，血肿表现为均匀的细弱回声点，时间较长者为增强回声团（图2-186）。

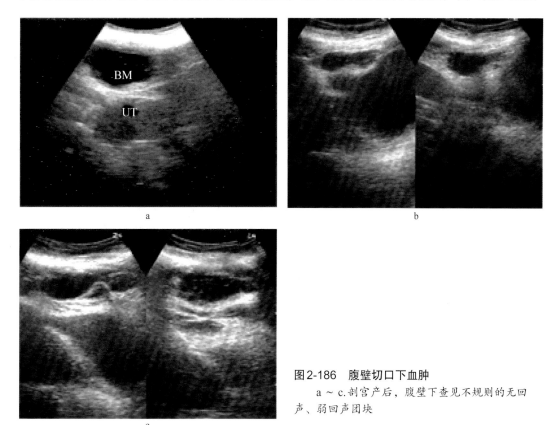

**图2-186　腹壁切口下血肿**

　　a～c.剖宫产后，腹壁下查见不规则的无回声、弱回声团块

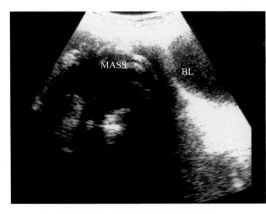

**图2-187　盆腔内异物（纱布）**

产后3周，病人腹痛明显伴发热，超声查见中腹部有一直径约8.0cm的强回声，无明显边界不规则，后方伴"瀑布样"衰减声影，后经剖腹证实为遗留纱布

7.腹腔内异物（foreign body of abdominal cavity）　腹腔或盆腔内查见衰减包块，其包块近场回声特强，后方伴有瀑布样衰减声影（图2-187）。

**（三）超声提示**

（1）对产后有出血或有产褥期感染临床症状的患者，应常规进行超声检查。

（2）超声检查注意盆腔内有无占位病变及液性暗区，观察子宫大小、肌壁回声和宫腔内有无残留物，剖宫产的妇女要仔细观察子宫切口和腹壁切口的愈合情况。

（3）超声检查应适当扩大扫查范围到盆腔以上部位，有利于发现子宫附件以外的病变。

（杨太珠　庞厚清）

## 第九节　新生儿常见颅脑疾病的超声诊断

### 一、颅脑的应用解剖

颅脑组织由颅骨、脑膜、脑、脑室构成。

1.颅骨　额骨、顶骨、颞骨、枕骨等组成完整颅骨，相连处形成骨缝和囟门，包括前囟、后囟、颞囟和乳突囟。前囟在出生后1.5～2岁闭合，颞囟约在生后2个月闭合。前囟和颞囟是超声检查的主要声窗。

2.脑膜　脑膜分三层，从外到内依次为硬脑膜、蛛网膜和软脑膜。

3.脑　包括大脑、间脑、脑干（由中脑、脑桥、延髓组成）和小脑。

（1）大脑：① 大脑镰将大脑分为左右两半球，从前向后依次为额叶、顶叶、枕叶及两侧的颞叶。② 左右大脑半球由胼胝体连接。③ 大脑半球表层是皮质（又称灰质）、深部是髓质（又称白质）。髓质内有多个灰质细胞团块，称基底神经节，分别是尾状核、带状核、豆状核和杏仁核。④ 尾状核分为头、体、尾，头部位于侧脑室前角下方，与侧脑室室管膜之间有胚胎生发层组织，含有丰富的血管网，是颅内出血的好发部位。

（2）间脑：位于大脑半球与脑干之间。

（3）脑干：向上连接间脑、向下连接脊髓。

（4）小脑：位于脑干的背侧、大脑枕叶的下方，由左右膨大的小脑半球和中间狭窄的蚓部组成。

4.脑室　包括左右侧脑室、第三脑室、第四脑室。

（1）侧脑室：① 侧脑室有前角、体部、后角、下角；后角、下角和体部结合处为侧脑室三角区。② 脑动脉顶端软脑膜和室管膜突入脑室形成脉络丛，位于侧脑室中下部，在侧脑室三角区显示最佳。③ 侧脑室通过室间孔与第三脑室相通。④ 侧脑室内充满脑脊液，是正常颅脑超声检查时的最大无回声区。

（2）第三脑室：位于两侧丘脑之间，呈细小腔隙，第三脑室通过中脑导水管与第四脑室相通。

（3）第四脑室：位于脑干与小脑之间。

5.脑的血管

（1）脑动脉：脑的血液供应主要来自颈内动脉和椎动脉，并由这两支动脉组成颅脑内丰富的血管网供应脑组织。大脑动脉环（Willis环）位于脑底部，由双侧颈内动脉与椎动脉的分支，大脑前、中、后动脉的起始部，借助前、后交通支连接而成。

（2）脑静脉：其回流分为浅、深两组，不与动脉伴行。

## 二、新生儿颅脑的检查

（一）新生儿颅脑的检查条件

（1）常用5～7MHz的二维超声高频扇形探头。

（2）在安静环境下进行，必要时给予镇静剂。

（3）通过新生儿颅脑的前囟及颞囟检查。

（二）新生儿颅脑的检查方法

1.前囟扫查法

（1）冠状切面：患儿平卧位，探头放置于前囟上，以前囟为支点，从前向后冠状位扇形扫查，可得到一系列颅脑冠状切面图，此透声窗是探查新生儿颅脑的最佳部位。

（2）矢状切面：在前囟冠状位处旋转90°，探头向左右扇形扫查，可得到一系列颅脑的矢状切面图。

2.颞囟扫查法

（1）探头放置于颞囟上，从前向后或从上向下扫查，可得到一系列颅脑的横断面图。主要用于测量侧脑室直径与大脑半球的比值。

（2）显示大脑动脉和Willis环的血流状况。

另外，其他囟门及骨缝也可作为透声窗进行颅脑检查，但由于透声窗太小，操作不便而很少使用。

## 三、正常新生儿颅脑超声

（一）新生儿颅脑组织二维超声表现

（1）颅骨表现为粗线状增强回声。

（2）脑组织表现为均匀弥漫的低回声，只有小脑组织回声稍强。

（3）脑室内脑脊液表现为无回声。

（4）脑室壁、大脑镰表现为线状增强回声，脑中线两侧均为对称性结构。

（5）正常脉络丛表现为高回声，双侧对称，其宽度不超过12mm。

（二）新生儿颅脑的超声测值

（1）正常新生儿侧脑室体部宽度＜5mm。测量标准为尾状核丘脑沟处的侧脑室内壁与对侧的垂直距离；根据测量的宽度，把脑室扩张和脑积水程度分为轻、中、重三度。轻度指侧脑室体部宽度5～10mm；中度指侧脑室体部宽度10～15mm；重度指侧脑室体部宽度＞15mm。

（2）脑室比值是侧脑室外侧壁至脑中线距离与同侧大脑半球直径的比值，正常不超过0.35。

（三）新生儿颅脑的检查技术

1.冠状切面

（1）经侧脑室前角的冠状切面：可见双侧脑室前角呈"V"字形，双侧脑室前角上方是低回声水平位带状胼胝体，其两前角之间是无回声的透明隔腔。

（2）经室间孔的冠状切面：可见双侧脑室前角与第三脑室构成"Y"字形，此切面可测量侧脑室及第三脑室宽度。

（3）侧脑室三角区冠状切面：可见双侧脑室脉络丛呈"八"字形，为强回声，下方可见小脑（图2-188）。

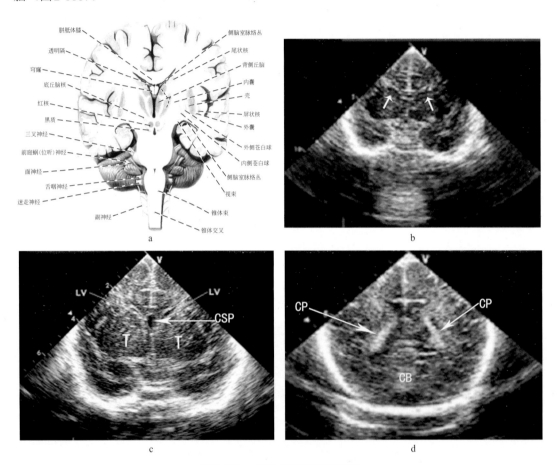

图2-188 新生儿颅脑冠状切面

a.脑冠状切面（引自郭光文等主编.人体解剖图谱）；b.经侧脑室前角的冠状切面；c.经室间孔的冠状切面；d.侧脑室三角区冠状切面高回声脉络丛呈"八"字形（箭头所示）

2.矢状切面

（1）正中矢状切面：可见弓形的胼胝体；上方及外侧是扣带回、额叶、顶叶、枕叶；下方为透明隔腔、第三脑室、脑干及小脑。

（2）旁正中矢状切面：图像中部见一弓形无回声区为侧脑室，分为前角、体部、后角及下角；侧脑室上方及外侧可见额叶、顶叶、枕叶；在侧脑室三角区内可见高回声脉络丛；侧脑室内侧可见尾状核、丘脑及尾状核丘脑沟；侧脑室下方可见小脑组织（图2-189）。

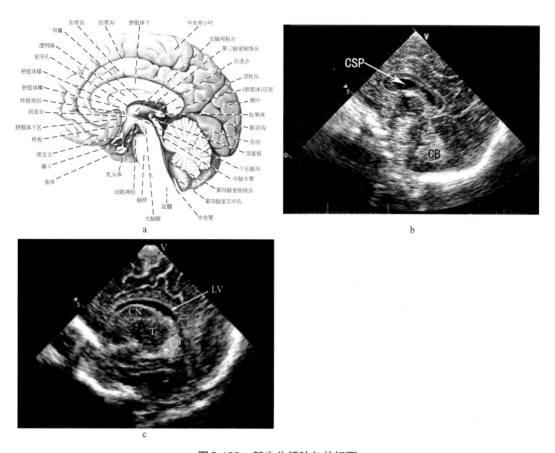

图2-189　新生儿颅脑矢状切面

a.脑正中矢状切面（引自郭光文等主编.人体解剖图谱）；b.正中矢状切面；c.旁正中矢状切面

3.横切面　显示脑中线、双侧对称的丘脑。测量脑室比值和观察Willis环的血流状况（图2-190）。

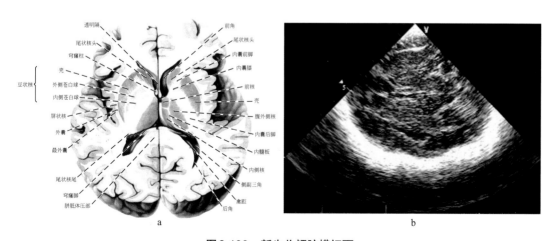

图2-190　新生儿颅脑横切面

a.脑横切面图（引自郭光文等主编.人体解剖图谱）；b.横切面

（四）新生儿颅脑彩色多普勒超声

1.经前囟扫查　通过矢状切面可获得颈内动脉、基底动脉和大脑动脉，其动脉多显示为红色，静脉多显示为蓝色；原因为颅底动脉的走向是朝向探头，颅内静脉走向是背离探头，可据此了解动、静脉血流信息，测量S/D、PI、RI（图2-191）。

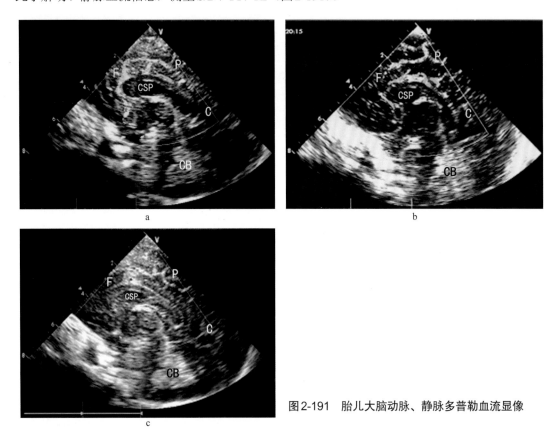

图2-191　胎儿大脑动脉、静脉多普勒血流显像

2.经颞囟扫查　通过横切面可获得大脑中动脉和Willis环。

彩色多普勒超声可判别颅内无回声的管状结构是血管或囊肿；是正常血管或异常血管如动静脉畸形等（图2-192）。

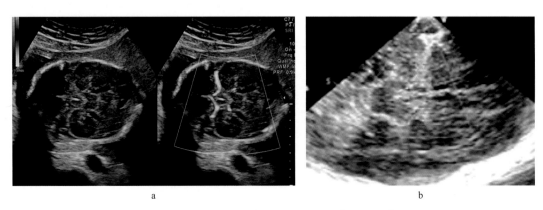

图2-192　胎儿大脑动脉和Willis环彩色血流显像
a.胎儿大脑动脉和Willis环彩色血流显像；b.新生儿大脑中动脉和Willis环

## 四、异常新生儿颅脑超声

### （一）缺氧缺血性脑病

**1.基本概念**

新生儿缺氧缺血性脑病（hypoxic-ischemic encephalopathy，HIE）指在围产期因窒息缺氧导致的脑组织缺血缺氧性损害，多发生于足月儿，导致脑水肿、脑室周围白质软化、脑梗死和基底神经节与丘脑损伤。临床表现为早期出现（生后12h内）过度兴奋或抑制状态，肌张力改变（增强或减弱）等。

**2.超声诊断**

（1）脑水肿表现为脑实质内广泛均匀分布的轻度增强回声，侧脑室变窄或消失，脑沟回界限不清等（图2-193）。

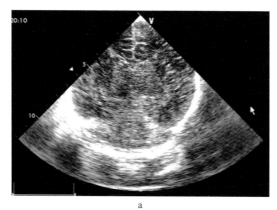
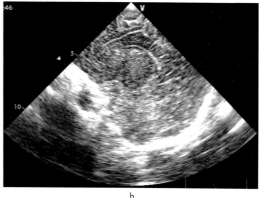

**图2-193 胎儿脑水肿**

a.胎儿头颅冠状切面脑实质内弥漫性轻度增强回声；b.胎儿头颅矢状切面脑实质内弥漫性轻度增强回声，侧脑室变窄，脑沟回界限不清

（2）脑室周围白质软化表现为在冠状切面中，侧脑室前角外上方呈倒三角形双侧对称性强回声区；矢状切面中沿侧脑室外上方呈不规则分布强回声区。2～3周后形成多发细小囊肿（图2-194）。

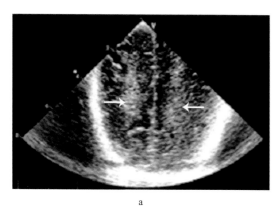
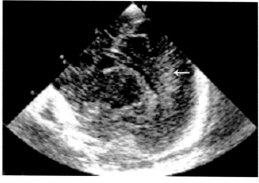

**图2-194 脑室周围白质软化**

a.冠状切面：双侧脑室周围回声增强（箭头示）；b.矢状切面：脑室周围回声增强（箭头示）

（3）脑梗死表现为脑动脉分布区见局限性强回声反射。

（4）基底神经节与丘脑损伤表现为基底神经节和丘脑呈双侧对称性强回声反射。

3.超声分型　目前，有学者根据缺氧缺血性脑病的声像改变进行超声分型及分度。

（1）局限型：① 冠状切面见侧脑室周围和丘脑区散在的、不完全对称的点、条或融合片状回声增强区，直径＜1cm；② 矢状切面可见从三角区向前呈放射状的回声增强声影。

（2）弥漫型：全脑弥漫性回声增强，模糊不清，并有脑水肿的其他表现。

轻度为病变区回声低于脉络丛；中度为病变区回声与脉络丛相等；重度为病变区回声强于脉络丛。

4.特别提示

（1）头颅超声是新生儿HIE诊断的首选方法，CT对于颅脑早期出血诊断敏感，MRI是超声及CT的重要补充，尤其对轻度HIE评判价值更大，有重要的潜力（图2-195）。

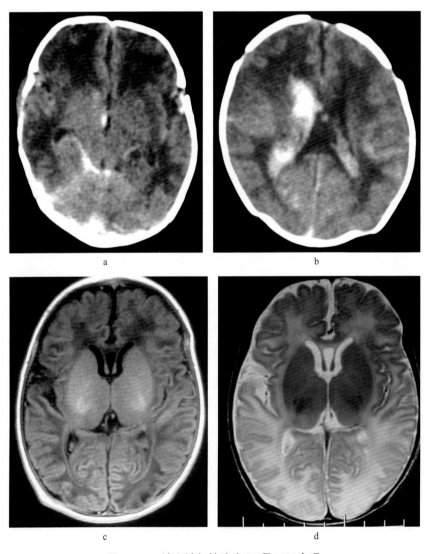

**图2-195　缺血缺氧性脑病CT及MRI表现**

a、b.CT表现，可见脑室内出血、蛛网膜下腔出血；c、d.急性期MRI表现，可见范围较广泛脑水肿

（2）可伴有颅内出血，以蛛网膜下腔出血较多见。

（3）动态检查，3～4周后病变仍存在，预后较差。

## （二）颅内出血

### 1.基本概念

颅内出血（intracranial hemorrhage）常见于产伤、缺氧、出血性疾病等，是新生儿尤其早产儿最常见的颅脑疾病，严重的可致死亡或遗留神经系统后遗症。

临床表现：轻度可无症状，预后良好；重度出现烦躁、惊厥，继而反应及肌张力低下，意识障碍、昏迷、呼吸暂停等，预后较差。

出血部位：有室管膜下、脉络丛、脑实质、硬脑膜下、蛛网膜下腔和小脑。严重的出血致残率或致死率均较高。

颅内出血一般分为4级：Ⅰ级，室管膜下出血；Ⅱ级，脑室内出血；Ⅲ级，脑室内出血伴脑室扩张；Ⅳ级，脑室扩张和脑实质内出血。

### 2.超声诊断

（1）室管膜下出血

① 超声显示侧脑室前角下方局灶性强回声光团，可为单侧或双侧。

② 需冠状切面和矢状切面结合作出诊断。

③ 出血吸收后形成室管膜下囊肿（图2-196）。

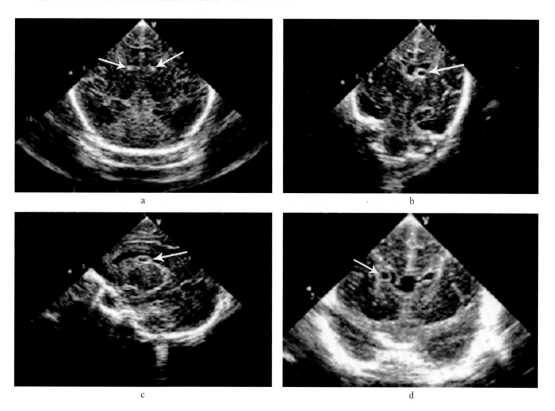

**图2-196　室管膜下出血**

a.新生儿头颅冠状切面显示双侧脑室前角下方室管膜下出血（Ⅰ级）；b.新生儿头颅冠状切面显示出血后期左侧室管膜囊肿形成（箭头示）；c.新生儿头颅矢状切面显示出血后期左侧室管膜囊肿形成（箭头示）；d.新生儿头颅冠状切面显示出血后期右侧室管膜囊肿形成（箭头示）

（2）脑室内出血

① 室管膜下出血破入侧脑室或脉络丛出血流入侧脑室，可为单侧或双侧，左侧多于右侧。

② 超声显示脑室内出现强回声团块，呈不规则分布；脉络丛出现增厚、增粗、延长和表面粗糙（图2-197）。

③ 出血后期，回声强度逐渐减弱或逐渐吸收后形成囊肿。

（3）脑实质出血

① 颅内出血最严重的类型，死亡率高达75%，存活者常有神经系统后遗症，表现为脑瘫、癫痫、发育迟缓、精神或运动障碍等。多发于早产儿，病灶常常位于额叶、顶叶或枕叶。

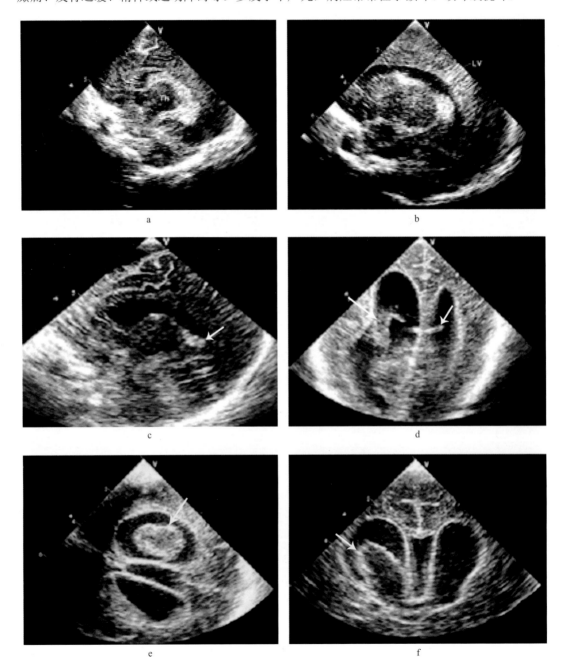

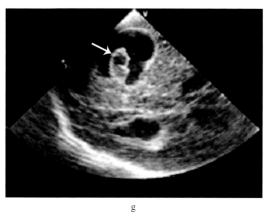

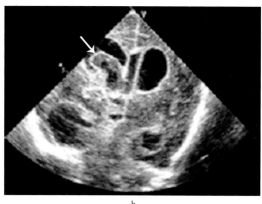

g

h

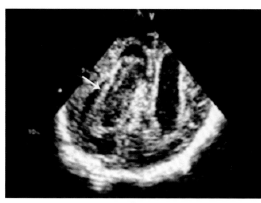

**图2-197　脑室内出血**

a.矢状切面右侧脑室内充满不规则的增强回声团＋侧脑室扩张；b.矢状切面侧脑室扩张＋尾状核丘脑沟处不规则的增强回声团；c.矢状切面侧脑室扩张＋脉络丛处增强回声团（箭头）；d.冠状切面双侧脑室扩张＋双侧脑室内增强回声团（箭头）；e.横切面双侧脑室扩张＋右侧脑室内增强回声团（箭头），以上均提示颅内出血（Ⅲ级）；f.冠状切面双侧脑室扩张，见出血后期右侧脑室内血凝块中心液化形成边缘增强的回声团（箭头）；g.横切面双侧脑室扩张＋脑中线偏移，见出血后期右侧脑室内血凝块中心液化形成边缘增强的回声团（箭头）；h、i.冠状切面双侧脑室扩张，见出血后期右侧脑室内血凝块中心液化形成边缘增强的回声团（箭头）

i

②超声显示脑实质内局部团块状强回声或混合性回声，形态规则或不规则，边界清晰；肿块较大时推移脑中线偏向健侧（图2-198）。

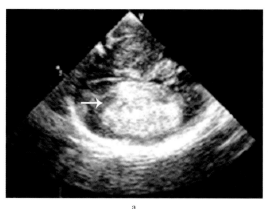

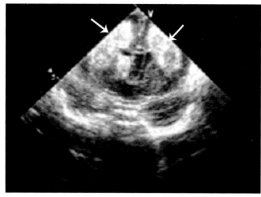

a

b

**图2-198**

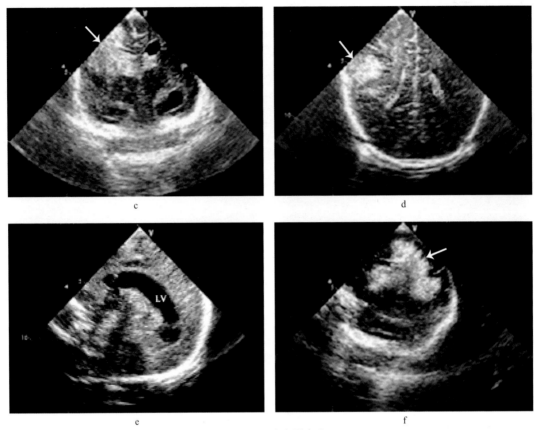

**图2-198　脑实质出血**

a.横切面右侧脑实质内增强回声＋脑中线偏移；b.冠状切面双侧脑实质内增强回声；c.冠状切面，双侧脑实质内增强回声以右侧为主；d.冠状切面，见右侧脑实质内增强回声（箭头示）；e.矢状切面，侧脑室扩张＋丘脑内增强回声团；f.矢状切面，左侧脑实质内增强回声，以上均提示颅内出血（Ⅳ级）

③出血后期，出血吸收后形成囊肿，如与脑室相通则形成脑穿通性囊肿。

（4）硬脑膜下出血：小脑幕或大脑镰撕裂所致。超声显示颅骨与脑组织之间距离增大，呈无回声区，内部可见散在点状回声，若形成较大血块，则为强回声团（图2-199）。

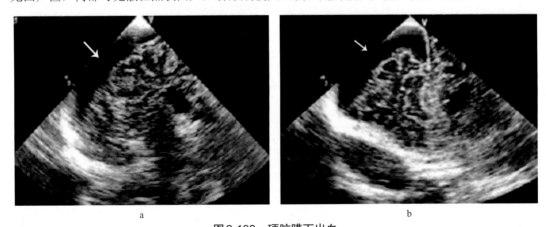

**图2-199　硬脑膜下出血**

a.冠状切面，见右侧硬脑膜下出血（箭头示）；b.偏右侧横切面，见硬脑膜下出血（箭头示）

（5）蛛网膜下腔出血：超声显示大脑外侧裂水平部或垂直部增宽，或有脑池扩大。

（6）小脑出血：超声显示小脑内异常强回声改变和（或）边缘不规则。

3.特别提示

（1）脑膜炎、脑肿瘤、脑脓肿也可出现颅内出血所表现的强回声区，脑室扩大，脉络丛回声增强或无回声和混合性回声区等。有时需结合病史及临床表现进行诊断。

（2）超声图像对硬脑膜下少量出血、蛛网膜下腔出血、小脑出血显示较困难。

（3）一般说来，超声是常规筛查新生儿有无颅内出血的首选检查方法，若超声检查阴性，但临床仍高度疑有颅内病变者，可行CT或MRI检查，借此可发现超声未能发现的硬脑膜下出血、后颅窝等颅脑边缘部位出血、脑实质点状出血等。如果有条件，患儿病情亦较稳定，则以MRI检查较CT更好。MRI对预后的判断优于CT及超声（图2-200）。

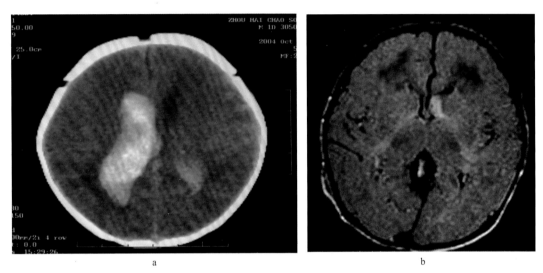

**图2-200　新生儿颅内出血CT及MRI表现**
a.CT示右侧脑室广泛出血；b.MRI（T1WI）示左侧脑室前角旁高信号出血

### （三）脑室周围白质软化

1.基本概念

脑室周围白质软化是指脑室周围脑白质的缺血性凝固性坏死，多累及侧脑室三角区的视放射区或前角外侧的白质区。多发于早产儿。脑室周围白质软化可分为4个时期：① 回声增强期；② 相对正常期；③ 囊肿形成期；④ 囊肿消失期。

2.超声诊断

（1）脑室周围白质软化的早期，超声显示脑室周围的回声增强，多是双侧对称的、粗糙的增强区（图2-201）。

（2）后期（2～3周）脑室周围可有囊肿形成，可伴有白质萎缩导致的脑室扩大。

3.特别提示

（1）超声诊断脑室周围白质软化敏感性较差。

（2）MRI对局部脑室周围白质软化早期病变的显示特异性较差，对晚期PVL诊断较有价值，可显示脑白质容量减少、脑室增大、脑室壁不规则、神经胶质增生和髓鞘形成延迟等（图2-202）。

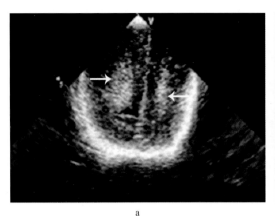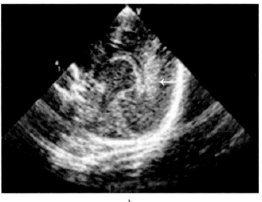

図2-201　脑室周围白质软化

a.冠状切面：双侧脑室周围回声增强（箭头示）；b.矢状切面：脑室周围回声增强（箭头示）。

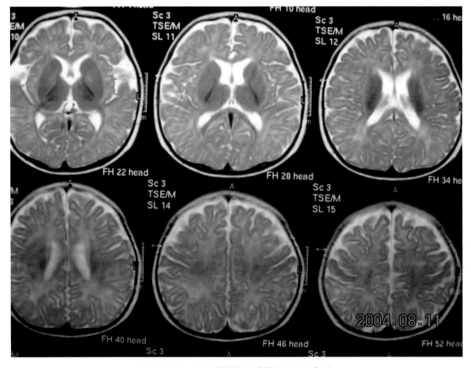

图2-202　脑室周围白质软化MRI表现

（四）新生儿脑积水

1.基本概念

新生儿脑积水（infant hydrocephalus）是指中脑导水管狭窄、颅内出血及感染导致脑脊液循环通路梗阻，或脑脊液分泌过多，或脑脊液吸收障碍，使脑脊液过量增多积聚于脑室系统引起脑室扩张或积水。

一般来说，脑室扩大不伴头围增大为脑室扩张；脑室不断扩大伴头围增大为脑积水。

2.超声诊断

（1）超声显示脑室扩大或积水（图2-203）。

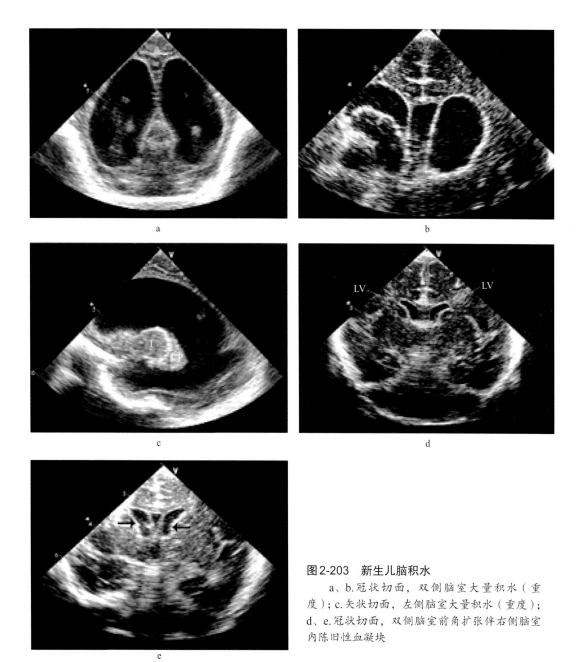

图2-203 新生儿脑积水

　　a、b.冠状切面，双侧脑室大量积水（重度）；c.矢状切面，左侧脑室大量积水（重度）；d、e.冠状切面，双侧脑室前角扩张伴右侧脑室内陈旧性血凝块

　　（2）根据侧脑室大小分为轻、中、重三度。轻度为侧脑室宽4～6mm。中度为侧脑室宽7～10mm。重度为侧脑室宽＞10mm。

　　（3）可伴有脑组织受压萎缩。

3.特别提示

　　（1）脑室扩张或积水诊断容易。

　　（2）动态观察，脑室不断扩大多为脑积水。

　　（3）脑萎缩脑室也扩大，但脑沟、脑池、半球裂隙是显著增宽。

（朱 琦 张 波）

# 第三章

# 病理产科的超声诊断

## 第一节 早期妊娠流产的超声诊断

（一）基本概念

1.妊娠不足28周，胎儿体重不足1000g而终止者称流产（abortion）。流产发生于妊娠12周前者称早期流产，发生在妊娠12周至不足28周者称晚期流产。自然流产的发生率占全部妊娠的15%左右，多数为早期流产。

2.早期流产的原因主要有遗传基因缺陷中的染色体数目与结构异常；环境因素中因过多接触某些有害的化学物质和物理因素；母体因素包括全身性疾病、生殖器官疾病、内分泌失调、创伤等；胎盘内分泌功能不足，胚胎与母体间的免疫因素等及机械原因等均可导致妊娠早期流产。

3.早期流产的病理改变为多数胚胎先死亡，继之发生蜕膜出血，胚胎的绒毛与蜕膜之间分离，引起子宫收缩而被排出宫腔，此时由于绒毛发育不全，着床不牢固，妊娠物多可完全排出。妊娠8～12周胎盘绒毛发育茂盛，与蜕膜联系牢固，发生流产时，妊娠产物不易完整排出。妊娠12周后发生流产者常为先有腹痛，然后排出胎儿、胎盘。

4.根据流产发展的不同阶段，临床类型分为先兆流产、难免流产、不全流产、完全流产，还有过期流产或感染性流产发生，以及复发性流产。早期妊娠流产的类型不同，超声图像上表现子宫腔内妊娠囊变化多样，包括：孕囊变形、孕囊停止生长、孕囊下移，宫内结构异常等形态上的改变。

5.不同类型流产的临床表现各异，先兆流产患者多有停经史、早孕反应，阴道仅有少许流血和轻微下腹疼痛。难免流产或不全流产患者停经后出现阵发性下腹痛或腰背疼痛，阴道出血量较多，较晚期流产者，胎儿或部分胎盘组织已经排出，宫腔内有部分胎物残留而影响子宫收缩发生大出血，甚至休克。当胚胎组织完全排出子宫后，腹痛和流血停止。过期流产则因胚胎死在宫内而未排出，多数曾有过先兆流产，以后胚胎不再生长发育，子宫不再长大。流产患者多数尿或血hCG呈阳性或弱阳性，胚胎死亡时间过长者的尿或血hCG可能为阴性。

（二）超声诊断

（1）先兆流产的子宫内妊娠囊及胚芽回声同正常妊娠，宫腔内胎儿存活并继续生长（图3-1）。

（2）超声扫查显示不全或难免流产患者的子宫腔内有孕囊下移至宫颈内口、孕囊变形塌陷，孕囊内无胚芽或胚芽模糊不清，且无胎心搏动；不全流产患者宫腔内常可见残留的妊娠组织或血块呈不规则的强回声（图3-2）。

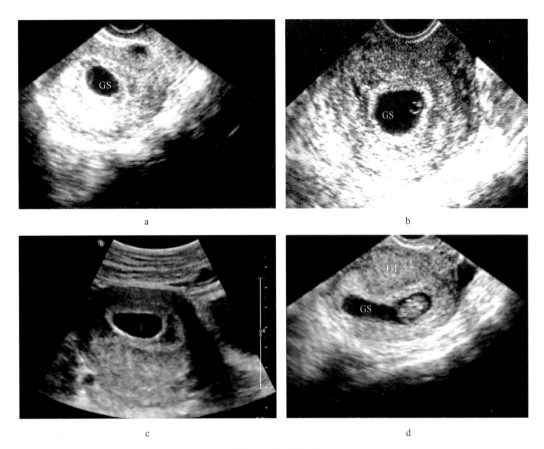

图3-1 先兆流产

a.妊娠46天，少许阴道出血，超声显示孕囊、胚芽；b.妊娠42天，腹痛伴少量阴道流血，超声显示卵黄囊正常可见胚芽及胎心搏动；c.妊娠50天，阴道出血量较多伴有腹痛，超声显示妊娠囊及胚芽正常，有明显胎心搏动，宫腔内有积血；d.妊娠52天，病人有少许阴道流血及腹痛，超声显示妊娠囊及胚芽正常

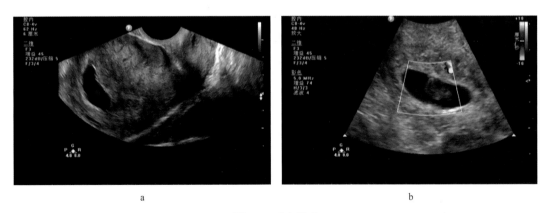

图3-2 难免流产

a.妊娠58天，宫内有孕囊，蜕膜反应不明显，未见明显胚芽；b.妊娠63天，宫内孕囊变形，无明显蜕膜反应，胚芽形态不规则，无心管搏动

（3）过期流产患者的子宫不再长大甚至逐渐缩小，胎盘组织机化，形态失常，宫腔内无胚胎或胎儿显示；有的宫腔内孕囊圆而饱满，但其内无正常胚芽，或仅见枯萎胎芽且无胎心搏动（图3-3）。

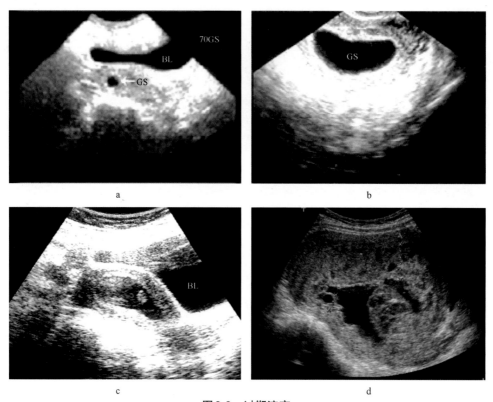

**图3-3　过期流产**

a.妊娠70天，妊娠囊直径仅1.1cm；b.妊娠57天，宫内有孕囊，囊内无胚芽出现；c.妊娠61天，孕囊内可见变形胚芽，无心管搏动，蜕膜反应不明显；d.妊娠83天，已有胎盘形成，形态失常，回声不均匀，宫内无胎儿

（4）完全流产发生后，超声图像显示子宫正常大小或稍大于正常，宫腔内无任何妊娠组织，宫腔线回声清楚（图3-4）。

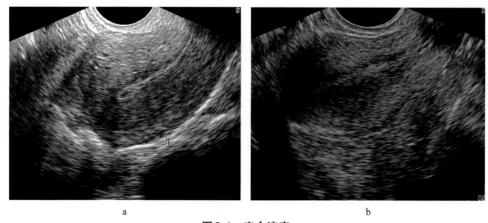

**图3-4　完全流产**

a、b.早孕自然完全流产后，子宫稍大，宫腔内无妊娠物，宫腔线回声明显

## （三）特别提示

（1）结合临床病史与症状，注意与异位妊娠鉴别（图3-5）。

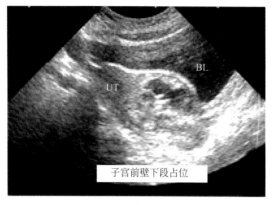

子宫前壁下段占位

a

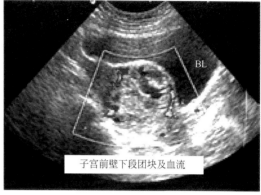

子宫前壁下段团块及血流

b

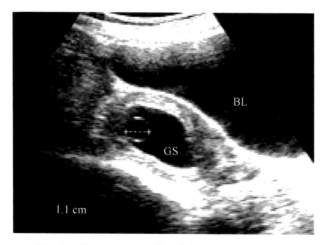

**图3-5 不全流产的鉴别**

a、b.子宫切口妊娠误诊为不全流产，清宫多次，hCG阳性，后经超声检查子宫前壁下段占位，内有丰富的血流，经临床保守治疗，hCG下降；c.子宫切口妊娠治疗后痊愈

c

（2）观察孕囊内卵黄囊的大小与回声变化，识别卵黄囊是否健康对判断早孕预后有意义。

（3）超声准确诊断流产类型对临床处理具有重要参考价值（图3-6）。

**图3-6 停经58天，卵黄囊直径＞1.0cm，无胚芽**

（四）典型病例

峡部妊娠、宫角或间质部妊娠误诊为不全流产清宫多次的病例及图像（图3-7，图3-8）。

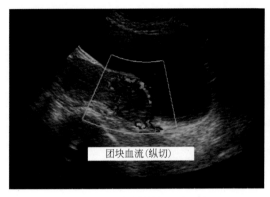
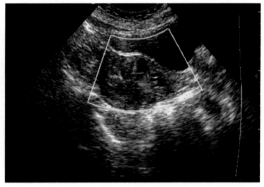

图3-7　子宫峡部妊娠（一）　　　　　　　　　图3-8　子宫峡部妊娠（二）

患者31岁，因停经43天曾做人工流产后清宫2次。　同一病人诊断为子宫峡部妊娠，治疗后血流明
超声检查子宫前壁下段查见直径3.0cm的弱回声团块，显减少，hCG弱阳性
周边有彩色血流包绕，宫腔内无占位，hCG阳性

# 第二节　异位妊娠的超声诊断

（一）基本概念

1.受精卵于子宫腔以外的部位着床，称为异位妊娠，又称宫外孕。根据受精卵在子宫腔外种植的部位不同分为输卵管妊娠、卵巢妊娠、腹腔妊娠、阔韧带妊娠及宫颈妊娠等。其他还有较少见的子宫角妊娠、子宫肌壁妊娠、残角子宫妊娠、子宫峡部妊娠等。

2.异位妊娠的发生率呈逐年上升趋势，据国内报道，异位妊娠与正常妊娠之比由1∶167上升到1∶（56～93）。其中以输卵管妊娠最为常见，占异位妊娠的95%以上。

3.异位妊娠的发生原因主要有：输卵管炎症、输卵管手术史、输卵管发育不良或功能异常、辅助生殖技术、避孕失败如宫内节育器、受精卵游走或子宫肌瘤、卵巢肿块压迫、子宫肌瘤挖除术后等。

4.由于输卵管管腔狭小、管壁薄且缺乏黏膜下组织，胚胎种植在输卵管内或其他少见部位时，不能形成完好的蜕膜，不能适应胚胎的生长发育，当妊娠发展到一定时期，即可能发生妊娠流产、妊娠破裂，或者继发腹腔妊娠等。

5.典型的异位妊娠患者多有停经史、腹痛、阴道流血三大症状。临床表现与异位妊娠的部位、有无破裂、流产及出血多少和病程长短有关。有20%～30%的患者无明显的停经史。停经史不明显者表现为月经不调、下腹胀痛或肛门坠胀，部分患者发现盆腔包块。实验室检查hCG的阳性率可达80%～100%。临床体征表现有贫血、脉搏快而细弱；妇科检查子宫颈着色，有举痛或摇摆痛，盆腔内扪及包块，出血多者，子宫有漂浮感。后穹窿穿刺抽出不凝血。实验室检查hCG的阳性率可达80%～100%。

6.阴道超声检查的广泛应用，使异位妊娠诊断的准确率可达95%。对其他少见部位如子宫角妊娠、子宫肌壁妊娠、残角子宫妊娠、子宫峡部妊娠的诊断准确率也越来越高。

（二）超声诊断

（1）超声扫查见子宫增大，或者稍显饱满，子宫腔内无妊娠囊与胚芽，宫腔内膜增厚，回声表现多样，有液性暗区、不规则强回声、网状或线状回声，可有假孕囊出现，宫腔回声异常与子宫蜕膜反应与出血有关（图3-9）。

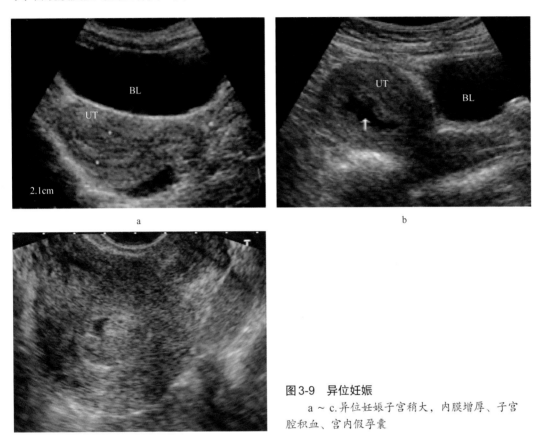

**图3-9 异位妊娠**

*a ~ c.异位妊娠子宫稍大，内膜增厚、子宫腔积血、宫内假孕囊*

（2）根据超声表现不同，将输卵管异位妊娠的超声图像分为胎囊型（未破裂型）、包块型、子宫漂浮型、陈旧性。① 胎囊型异位妊娠多由超声在早期发现，扫查中见子宫外有一个完整的妊娠囊，有时囊内可见胚芽及胎心搏动。子宫直肠凹一般无明显积血。② 包块型异位妊娠是因输卵管流产或破裂后，胎囊与流出的血液积聚在输卵管及其周围形成血肿，包块回声呈衰减、增强或混合性，有的包块内可查见似孕囊样回声，囊的周边可有滋养血流显示；在直肠凹、髂窝、盆腹腔肠间等处可见游离的液性暗区。发生破裂的时间较长，所形成的包块回声较复杂，多呈混合性。③ 陈旧性异位妊娠包块多为实性，临床上易误诊为卵巢实性肿块。④ 子宫漂浮型异位妊娠发病急，多为输卵管峡部妊娠破裂，表现为盆腔内大量液性暗区并包绕在子宫周围（图3-10 ～图3-12）。

（3）子宫颈、子宫峡部、残角子宫、卵巢、子宫肌壁及腹腔等临床罕见妊娠。子宫颈妊娠的超声诊断要点是子宫腔内无妊娠物，宫颈呈桶状膨大，宫颈内口闭合，颈管内偶可见妊娠囊，多数见颈管内为不规则强回声占位，彩超显示沿宫颈管内壁或妊娠物有较丰富的血流显示。子宫切口妊娠发生于有剖宫产史的妇女，超声显示子宫颈内口处有孕囊样回声或者为不规则的增强回声，靠近子宫下段前壁紧贴膀胱壁，彩超显示有环状血流包绕（图3-13 ～图3-19）。

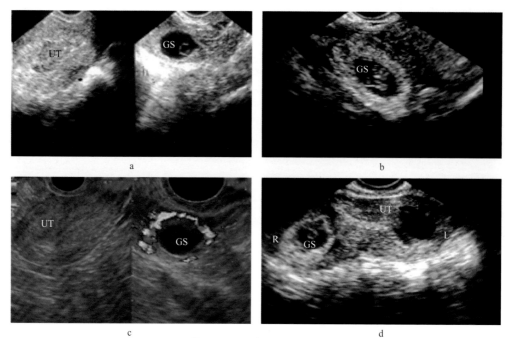

图3-10 胎囊型异位妊娠

a.妊娠44天，宫内无孕囊，子宫外查见一孕囊，内可见卵黄囊；b.妊娠48天，宫内未见孕囊，子宫外偏右侧查见孕囊回声，蜕膜反应明显，囊内可见胚芽及心管搏动；c.妊娠48天，宫内无孕囊，子宫外左侧查见一孕囊样回声，彩超显示有滋养层血流包绕囊周；d.停经50天，宫内无孕囊，仅见宫腔积液，宫外右旁查见孕囊、胚芽及胎心

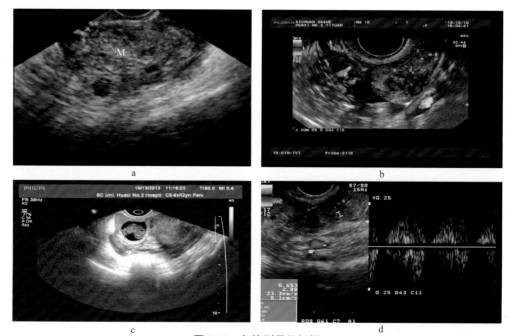

图3-11 包块型异位妊娠

a.妊娠34天，阴道不规则出血6天，下腹胀痛，hCG呈阳性，超声查见宫旁弱回声包块，直径约5.0cm，团块内查见似孕囊样回声，囊周有增强的蜕膜样回声，囊内可见卵黄囊，无明显胚芽；b.妊娠46天，阴道出血4天，腹痛1天，hCG呈阳性，超声查见子宫右侧直径3.0cm不规则弱回声团块，团块内可见一不典型的孕囊样回声，内可见胎芽样回声，盆腔内积血；c.妊娠57天，阴道不规则出血8天，左附件区查见直径3.1cm的团块，内见孕囊样回声，周边呈强回声，其内见长约2.0cm的胎芽回声；d.异位妊娠团块，彩超查见团块内血流频谱似"热带鱼样"改变

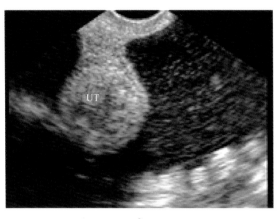
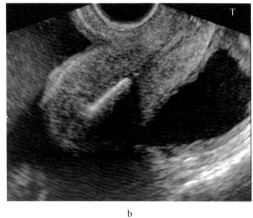

a                                          b

**图3-12　子宫漂浮型异位妊娠**

　　a、b.停经37天及43天，突发性下腹撕裂样剧痛，超声查见子宫周围为大量液性暗区包绕，暗区内为点浮状回声，为异位妊娠破裂型，盆腔大量积血

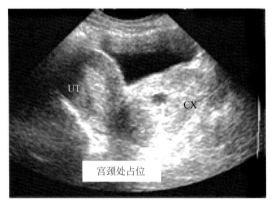
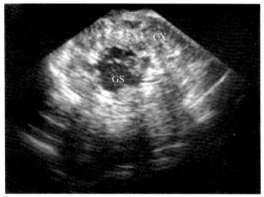

a                                          b

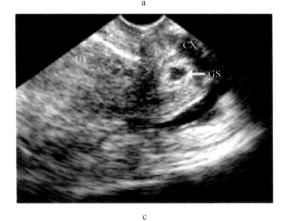

**图3-13　宫颈妊娠**

　　a.停经46天，超声显示宫腔内无妊娠物，子宫颈呈"桶状"膨大，内有一直径约0.8cm的孕囊样回声，诊断为宫颈妊娠；b.停经49天，宫腔内无妊娠物，子宫下段前壁查见直径约5.0cm不均质的增强回声团块，向膀胱方向突，其内有一孕囊样回声，囊内可见胚芽及心管搏动，诊断为子宫峡部妊娠；c.停经34天，宫腔内无孕囊，宫颈管内查见一孕囊回声，hCG呈阳性，诊断宫颈妊娠

c

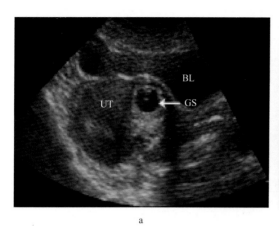
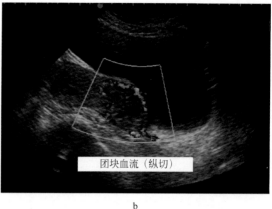

a　　　　　　　　　　　　　　　b

**图3-14　子宫峡部妊娠**

a.停经43天，宫内无孕囊，子宫峡部查见妊娠囊；b.彩超显示子宫峡部妊娠内血流呈环状包绕

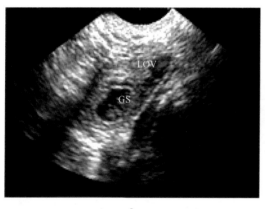
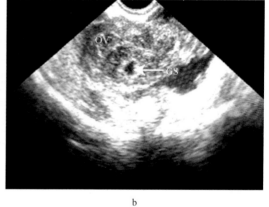

a　　　　　　　　　　　　　　　b

**图3-15　卵巢妊娠**

a.左侧卵巢内查见未破的妊娠囊，囊内可见胚芽及胎心；b.卵巢内查见妊娠囊，直径约1.0cm，有蜕膜反应

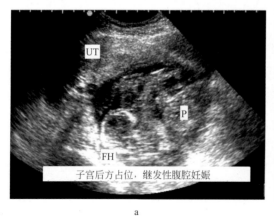
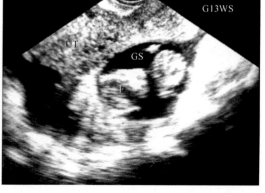

a　　　　　　　　　　　　　　　b

**图3-16　腹腔妊娠**

a.妊娠11周，宫腔内无胎儿，子宫后方查见胎儿及胎心，诊断为腹腔妊娠；b.妊娠13周，宫腔内无胎儿，子宫后方盆腔内查见胎儿及胎心胎动

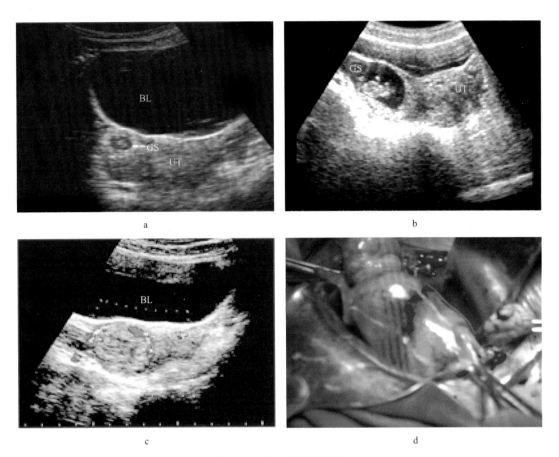

**图3-17 子宫间质部妊娠**

　　a.停经47天，曾做人工流产，流产术后阴道不规则出血半月，曾清宫3次后，因腹痛就诊，超声检查发现：子宫偏右角处见3.0cm×4.3cm×4.1cm的增强回声，其内查见直径0.8cm的泡状暗区，hCG呈阳性；b.停经54天，宫腔内未见孕囊，子宫右角处查见一个孕囊向右侧突起，内有胚芽及胎心；c、d.停经59天，曾做人工流产后，疑有残留物，清宫2次，宫腔仍有占位，经超声检查宫腔偏右角处查见直径3.6cm的稍强回声团块，彩超显示周边有血流显示，经手术证实为间质部妊娠

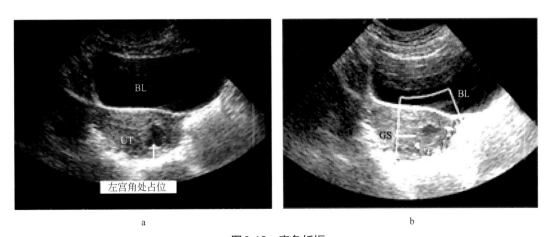

**图3-18 宫角妊娠**

　　a.停经42天，人工流产失败，超声检查左宫角处有一孕囊回声，宫底浆膜层回声连续，子宫形态正常；b.彩超显示宫角妊娠周边有丰富血流，后在超声监测下清出妊娠物

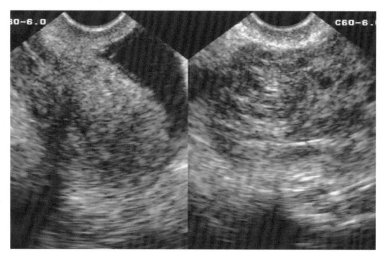

**图3-19　陈旧性异位妊娠**

曾停经48天，阴道不规则少量出血20⁺天，hCG可疑阳性，超声检查子宫正常，宫旁查见一弱回声团块，无明显包膜，直径凹少许液性暗区

（三）特别提示

（1）询问患者的停经史、症状、体征及血清hCG测定结果等临床资料，结合超声图像特点对诊断异位妊娠是十分重要的。

（2）病人有停经、腹痛、阴道流血三大症状中的两项以上，血hCG测定呈阳性，而超声扫查宫内、外均无明显妊娠时，必须定期复查超声。

（3）超声扫查时注意改变患者体位，将探头向左右附件区旋转，利于图像显示。在卵巢周围注意寻找有无较小的异位妊娠病变。观察直肠凹及髂窝处有无游离液性回声。

（4）超声诊断异位妊娠应注意与黄体或卵泡破裂、宫内妊娠流产、阑尾炎、子宫或宫颈肌瘤、卵巢肿块、宫颈癌、盆腔炎等疾病进行鉴别诊断（图3-20～图3-23）。

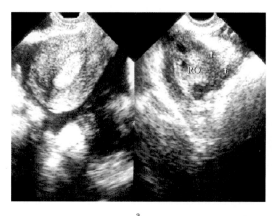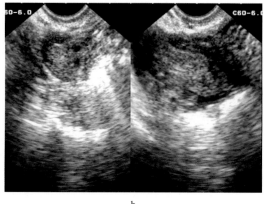

a　　　　　　　　　　　　b

**图3-20　卵泡、黄体破裂与异位妊娠鉴别**

a.左卵巢上查见直径3.0cm的强回声团，子宫后方查见液性暗区，hCG阴性；b.停经48天，阴道不规则少许流血10⁺天，左附件区查见直径2.4cm的增强回声，hCG阳性

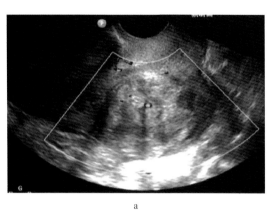
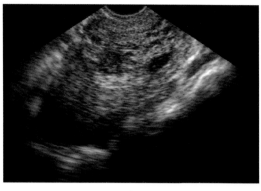

图3-21 宫颈肌瘤与宫颈妊娠鉴别

a.宫颈肌瘤呈圆形，有边界，呈低回声；b.停经44天，hCG阳性，宫颈长大，回声不均匀

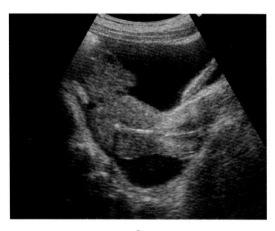
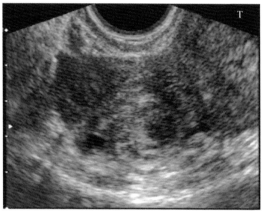

图3-22 卵巢包块与异位妊娠鉴别

a.患者38岁，腹胀1$^+$个月，超声见子宫正常大小，右附件区查见直径3.0$^+$cm不规则的团块，血清CA125升高，血hCG阴性；b.患者33岁，停经42天，腹痛3天，阴道出血8天，hCG阳性，右附件区查见直径4.0cm不均质的团块

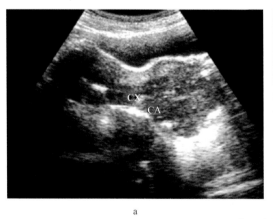
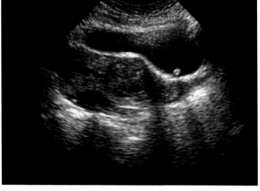

图3-23 宫颈癌与宫颈妊娠鉴别

a.患者43岁，阴道出血半年，超声检查宫颈形态失常，查见直径约4.0cm的弱回声团块，病理诊断宫颈癌；b.患者29岁，有剖宫产史，停经46天，阴道不规则少许出血，超声查见宫颈前壁体颈交界处查见直径约3.0cm不均质的稍弱回声团块，血hCG阳性

## □□ 第三节　妊娠滋养细胞疾病的超声诊断 □□

（一）基本概念

1.妊娠滋养细胞疾病（gestational trophoblastic disease，GTD）是一组来源于胎盘绒毛滋养细胞的疾病，包括葡萄胎、侵蚀性葡萄胎、绒毛膜癌（简称绒癌）和一类少见的胎盘部位滋养细胞肿瘤。

2.葡萄胎又称水泡状胎块，分为完全性和部分性两类，发生葡萄胎的可能高危因素与地域、营养状况、社会经济、细胞遗传等有关；小于20岁及大于40岁年龄的孕妇中发病较多，曾经患过一次葡萄胎后再次发生率较未患者高4～5倍，40岁以上的妇女妊娠时葡萄胎的发生率是年轻妇女的7.5倍。

3.葡萄胎的病理变化特点是绒毛间质水肿，血管消失和滋养层细胞增生。侵蚀性葡萄胎继发于葡萄胎，多在葡萄胎清除后6个月内发生恶变，葡萄胎组织侵入子宫肌层引起组织破坏，或并发子宫外转移；绒癌是一种继发于正常或异常妊娠之后的恶性滋养细胞肿瘤，绒癌的病理特点是滋养层不形成绒毛或水泡状结构。侵蚀性葡萄胎和绒癌均可以发生血运转移，常见部位依次为肺、阴道及肝，乃至全身。肿瘤可以侵蚀子宫肌壁或血管，甚至可穿透子宫壁后扩展进入阔韧带或腹腔而发生内出血。

4.临床特点：有停经史，较重的妊娠反应。盆腔检查子宫球形长大、柔软，子宫明显大于孕周，触不到胎体，听不到胎心音。妊娠结束后出现阴道不规则出血，血清hCG异常升高或持续阳性，出现转移部位的症状，如咳痰、咯血、头痛呕吐、抽搐、昏迷等。

（二）超声诊断

1.葡萄胎（hydatidiform mole，HM）

（1）超声显示子宫体长大，宫腔内无正常孕囊及胚胎，宫腔线消失，宫腔内充满密集的大小不等的蜂窝状液性暗区。肌层菲薄，子宫肌壁与宫内水泡状胎块界限清楚。

（2）葡萄胎中的1/3合并有宫腔内出血，超声扫查显示宫腔内有片状液性暗区或均匀的细弱回声，形成凝血块时，呈强回声。

（3）半数以上的葡萄胎患者一侧或双侧附件区有单房或多房性、大小不等的黄素膜囊肿，超声回声表现为包膜薄而清晰，囊内呈分隔状、隔膜薄、液体清亮。

（4）部分性葡萄胎患者的子宫增大与孕周相符，正常胎盘中的一部分呈水泡样胎块，可见羊膜腔和胎儿（图3-24～图3-26）。

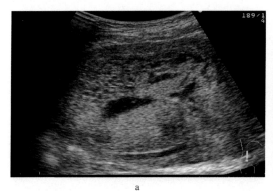

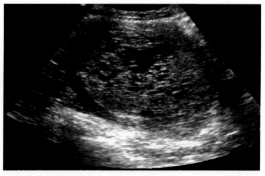

a                                    b

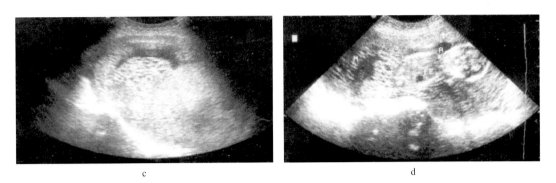

图3-24 葡萄胎（一）

a ～ c.完全性葡萄胎，子宫大于停经天数，宫内充满"蜂窝状"回声；d.停经14周，宫内有一正常胎儿，胎盘处查见部分"蜂窝状"回声

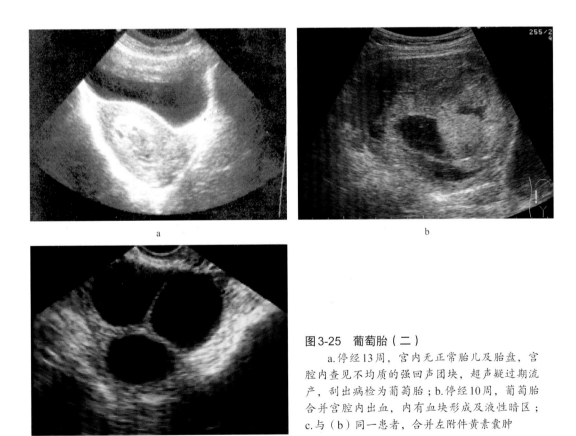

图3-25 葡萄胎（二）

a.停经13周，宫内无正常胎儿及胎盘，宫腔内查见不均质的强回声团块，超声疑过期流产，刮出病检为葡萄胎；b.停经10周，葡萄胎合并宫腔内出血，内有血块形成及液性暗区；c.与（b）同一患者，合并左附件黄素囊肿

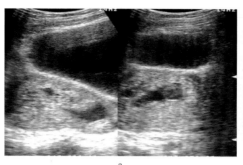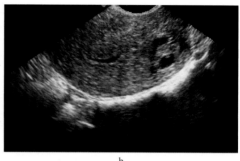

a　　　　　　　　　　　　　b

图3-26　不典型葡萄胎

　　a.停经63天伴阴道出血，宫内为不均质的增强回声伴液性暗区，无胚胎，hCG明显增高，刮宫后诊断为葡萄胎；b.患者停经史不明显，阴道不规则出血，hCG逐渐增高，临床诊断为恶性滋养细胞肿瘤。超声见宫腔近底部查见分隔状囊性占位，直径3.0⁺cm，刮宫后诊断为葡萄胎

　　2.侵蚀性葡萄胎及绒毛膜癌

　　（1）侵蚀性葡萄胎与绒毛膜癌除了病理显微镜下有不同外，临床症状、体征、HCG变化和处理原则基本一致。超声图像上难以区分病变是侵蚀性葡萄胎或是绒癌。当子宫肌壁内发生侵蚀灶，有出血及组织坏死时，超声图像则可显示子宫肌壁回声不均匀，呈局灶性或弥漫性蜂窝状回声，形似沼泽地，边界不清，无内膜回声，侵蚀病灶可逐渐扩大并穿破子宫浆膜层使其形态失常，甚至发生盆腔内大出血。

　　（2）彩色多普勒超声血流显像可见子宫肌壁间侵蚀灶内血管数量增多、血流丰富，彩球样红蓝镶嵌可以观察到以下血流频谱：① 丰富的静脉性频谱；② 低阻力的动脉性频谱，阻力指数 RI < 0.4；③ 动静脉瘘样血流频谱。

　　（3）在恶性滋养细胞肿瘤的化疗中，超声检查可以连续监测子宫病灶的位置及其消退情况，避免盲目化疗的不良后果，对指导治疗、判断愈后有重要的参考价值（图3-27，图3-28）。

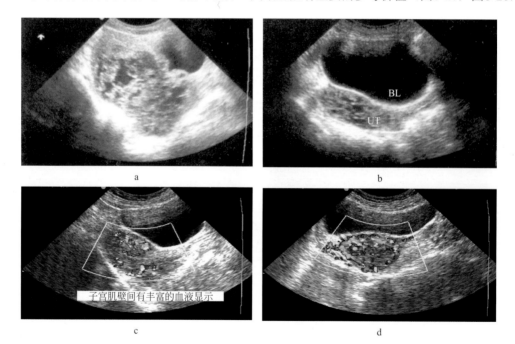

a　　　　　　　　　　　　　b

c　　　　　　　　　　　　　d

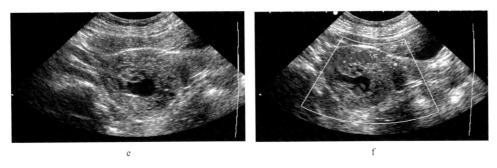

图 3-27 侵蚀性葡萄胎

　　a.葡萄胎术后4个月，子宫长大，形态失常，内膜消失，宫体及宫颈呈多个"蜂窝状"回声，hCG高；b.阴道不规则流血半年，hCG明显增高，临床诊断绒癌，超声显示子宫内膜消失，宫体肌壁回声不均匀，见多个不规则小液性暗区；c、d.同一患者，临床诊断侵蚀性葡萄胎，彩色超声显示子宫肌壁间血流极丰富；e、f.患者葡萄胎术后3个月，子宫长大，内膜线消失，彩色超声显示后壁肌壁间查见直径约4.0cm不均质占位，内有丰富血流

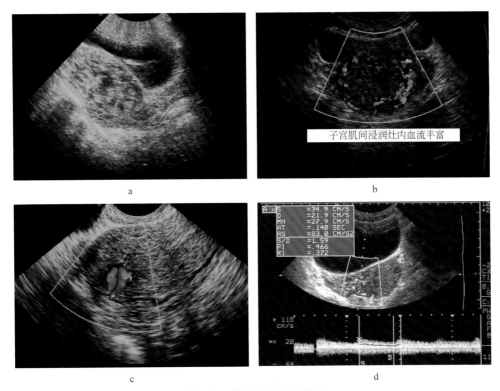

图 3-28 恶性滋养细胞肿瘤

　　患者32岁，葡萄胎术后7个月，阴道不规则出血，hCG明显增高，临床诊断为侵蚀性葡萄胎。a.超声检查子宫长大，无内膜回声，肌壁呈"蜂窝状"回声；b.肌壁血流极丰富，呈"彩球状"；c.化疗4个疗程后，子宫略大，肌壁间仅见直径2.0cm的稍弱回声，内有血流显示；d.血流频谱显示RI=0.37

（三）特别提示

　　（1）超声扫查图像应注意不典型葡萄胎与滞留流产、子宫肌瘤、子宫内膜癌、内膜增生相鉴别，注意结合临床资料与血清hCG测定。

　　（2）子宫肌壁间的侵蚀病灶图像应与子宫肌瘤变性、子宫腺肌病鉴别。当彩色超声显示肌壁侵蚀灶有血流时，应与子宫血管畸形、子宫腺肌症、流产后胎盘残留、子宫肌壁或宫角及输卵管间质部妊娠等鉴别（图3-29～图3-32）。

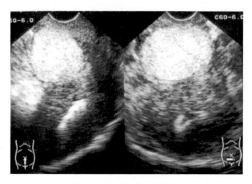

图3-29　子宫血管瘤

肌壁间查见均匀的增强回声团块，边界清楚，无出血，hCG阴性

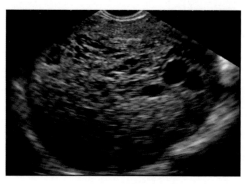

图3-30　子宫肌瘤变性

患者有肌瘤病史8年，超声显示肌瘤直径8.0⁺cm，回声不均匀，内有多个液性暗区，hCG阴性

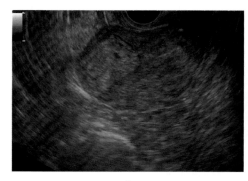

a　　　　　　　　　　　　b

图3-31　间质部妊娠

患者停经51天，人工流产后阴道不规则出血，多次超声见宫腔偏底部有占位，清宫无组织刮出，hCG呈阳性，临床疑侵蚀性葡萄胎。a、b.宫腔内无占位，宫腔底部偏右查见直径2.5cm的增强回声团块，团块周围有血流显示，经手术证实为间质部妊娠

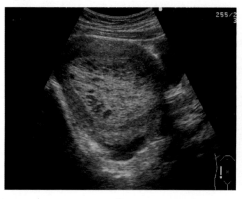

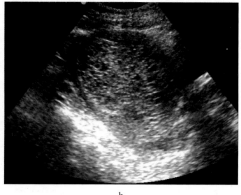

a　　　　　　　　　　　　b

图3-32　子宫内膜增生

患者月经紊乱近1年。a.超声检查子宫长大，宫腔内查见直径约4.0cm的增强回声，内有多个小泡状暗区，超声疑葡萄胎，hCG阴性，诊刮后证实为内膜增生过长；b.葡萄胎图像

（杨太珠　徐　红）

# 第四章

# 胎儿心脏的超声诊断

先天性心脏病（congenital heart disease，CHD）（先心病）是小儿常见的先天性畸形，在活产婴中发病率达8‰。据资料统计，我国每年有十多万先心病患儿出生，而心脏病变又严重影响儿童的身心发育，导致儿童生存质量下降。另外，在出生缺陷死亡的围产儿死因中，先心病是重要的死亡原因。目前，虽然部分先心病种已能手术或心导管介入治疗，但仍有不少严重心脏畸形不能手术根治或治疗效果不理想。因此，在围产保健期间，除应用超声技术进行常规产前生长发育评估与产前胎儿畸形筛查外，对有心脏致畸因素的孕妇应进行一次系统的胎儿超声心动图检查，这对筛查胎儿心血管发育异常很有必要。

## □□ 第一节 正常胎儿心血管发育及血液循环特点 □□

### 一、胎儿心血管发育

在胚胎发育的第3周末，胎儿心血管即开始发育，至胚胎发育的第8周心脏已基本成形。左、右心房，左、右心室，房、室间隔，二尖瓣、三尖瓣，主动脉瓣、肺动脉瓣，主动脉、肺动脉，上、下腔静脉和肺静脉等均已存在。如果在这期间心脏的任何部位发育出现异常，就会形成各种类型的先天性心脏病。

### 二、胎儿血液循环特点

胎儿肺脏无呼吸功能，其呼吸、代谢及营养功能由心脏与胎盘之间的血液循环完成。胎儿脐动脉把体内氧饱和度低的血液及代谢物送入胎盘与母体的血液进行气体和物质交换，获得氧饱和度高和营养丰富的血液后，再经脐静脉进入胎儿体内。入体的脐静脉在肝门前分成两支，一支进入门静脉、肝窦、肝静脉再入下腔静脉，约占脐静脉血液的40%；一支经静脉导管直接进入下腔静脉，约占脐静脉血液的60%。进入下腔静脉的脐静脉血液和胎儿躯干、内脏及下肢静脉血液混合后，进入右心房。大部分通过卵圆孔进入左心房→左心室→主动脉，供应头颈部和上肢；少部分血液与从上腔静脉回流到右房的血液混合后通过三尖瓣→右心室→肺动脉，除极少部分供应肺组织外，其余均通过动脉导管流入降主动脉，供应躯干、内脏和下肢，其中大部分降主动脉血液经两支脐动脉回流入胎盘，进入下一轮循环。因此，胎儿时期心脏必然存在未闭的卵圆孔、开放的动脉导管和静脉导管，以及脐动脉、脐静脉，才能维持胎儿全身的血液循环。胎儿血循环简图如下：

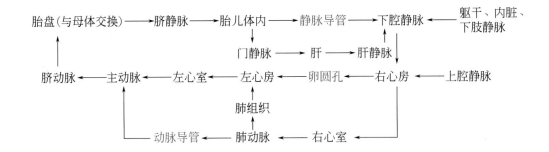

## 第二节　超声心动图对胎儿心脏结构的检查

### 一、胎儿超声心动图检查指征

（一）母亲方面

（1）孕期有感染性疾病史（风疹、疱疹、水痘、流感、巨细胞病毒等）；自身免疫性疾病史（系统性红斑狼疮、甲状腺功能亢进症、风湿性病变、干燥综合征等）；代谢内分泌疾病史（糖尿病、苯丙酮尿症等）。

（2）母亲为35岁以上的高龄孕妇；有先心病患儿生育史或异常妊娠史如流产、宫内死胎。

（3）有先心病家族史。

（4）曾服用某些致畸药物、长期饮酒或吸烟导致胎儿酒精综合征、胎儿烟草综合征。

（5）接触有害环境及有害物质（有害气体、放射线、化学物质等）。

（二）胎儿方面

（1）胎儿染色体异常、胎儿心律失常（尤其是心动过缓）、胎儿羊水过多或过少、单脐动脉、胎儿发育迟缓等。

（2）胎儿心外畸形常与心血管畸形并存（如脑积水、消化道闭锁、脐膨出、膈疝、内脏外翻、四肢和颜面部畸形、肾脏发育不全、全身性水肿、腹水等）。

需要提出的是，目前已经发现人工授精和试管婴儿的先天性心脏病发生率是正常人群的3倍；而心脏结构异常中，约50%来源于低危孕妇，据文献报道低危人群的胎儿先天性心脏病发病率与高危人群没有明显的统计学差异。因此，建议胎儿超声心动图检查应作为常规产前筛查。

### 二、胎儿超声心动图检查

（一）胎儿超声心动图检查技术

（1）二维超声心动图

（2）M型超声心动图

（3）彩色多普勒血流显像和频谱多普勒超声

（4）三维或四维超声心动图

但目前胎儿超声心动图检查还是以二维超声心动图技术作为主要的检查手段。

（二）胎儿超声心动图检查条件

（1）二维超声探头频率为3 ～ 5MHz。

（2）妊娠16周经腹部超声检查，最佳检查时间应是妊娠24周左右。在此期间，羊水量适中，胎儿心脏大小合适，脊柱、肋骨声影不明显，心脏结构显示清晰，易获得较满意声像图。

（3）特殊情况下，可早至妊娠12周左右经阴道超声检查，但仅限于心脏结构严重异常者。

（三）胎儿超声心动图检查内容

1.胎儿心脏形态、结构及血流　心脏轴向、位置、与内脏关系、房室连接状况、心室与大血管连接关系、室壁厚度、心腔与大血管内径、间隔连续性、瓣膜结构与运动、大血管连续性、有无占位病变、血流速或有无异常血流等。

2.胎儿心律失常　窦性心动过速、室上性心动过速、室性心动过速、心房扑动、心房纤颤、窦性心动过缓、房室传导阻滞、房性早搏、室性早搏、伴有房室传导阻滞的快速型心律失常等。

3.胎儿心脏功能　EF、FS；E/A；Tei指数；心血管整体评分。

（四）胎儿超声心动图检查常用切面

常用基本切面有：四腔心；左室流出道长轴；右室流出道长轴；大动脉短轴；三血管切面；三血管–气管切面；主动脉弓和动脉导管弓长轴；上、下腔静脉长轴、腹部横切面。根据不同的检查切面来观察心脏结构。

另外，有时为了清晰观察心脏局部的解剖结构，需使用其他标准或非标准切面进行检查。如右室流入道长轴、左室短轴等。

（五）胎儿超声心动图检查手法

1.倾斜法　在四腔心切面探头向胎儿头侧不断倾斜，可得到左室流出道长轴及右室流出道长轴等切面。

2.旋转法　在四腔心切面探头向胎儿左侧不断旋转，可得到左室流出道长轴、右室流出道长轴、双室短轴及大动脉短轴等切面。

3.平移法　在四腔心切面探头向心外平行移动，可得到三血管及三血管–气管等切面。

具体的手法应用应根据胎儿当时的体位灵活变通。

（六）判定胎儿心脏位置

二维超声根据胎头、脊柱的位置明确胎方位，探头顺着胎儿脊柱长轴，在胎儿胸部旋转90°横切胸腔，探头与胎儿的左右方向应一致，注意排除胎儿内脏转位。

正常情况下，胸、腹主动脉呈扩张性搏动位于脊柱左侧，下腔静脉无扩张性搏动位于脊柱右侧；胃泡位于左侧，此为判断左右的标志之一。

在胸腔内寻找心脏四腔心及心尖的指向方位，以确定心脏位置。

（七）胎儿心脏在胸腔内的位置

1.左位心　心脏位于左侧胸腔，心尖指向左侧，内脏正常位（指胃泡位于脊柱左侧，下腔静脉位于脊柱右侧）。

2.左旋心　心脏位于左侧胸腔，心尖指向左侧，内脏转位（指胃泡位于脊柱右侧，下腔静脉位于脊柱左侧）。

3.中位心　心脏位于胸腔中部，心尖指向前侧，内脏正常位（指胃泡位于脊柱左侧，下腔静脉位于脊柱右侧）。

4.右位心　心脏位于右侧胸腔，心尖指向右侧，内脏转位（指胃泡位于脊柱右侧，下腔静脉位于脊柱左侧）。

5.**右旋心**　心脏位于右侧胸腔，心尖指向右侧，内脏正常位（指胃泡位于脊柱左侧，下腔静脉位于脊柱右侧）。

6.**心脏右移**　心脏位于右侧胸腔，心尖指向左侧（常见于纵隔肿瘤、左侧膈疝或胸腔大量积液）。

7.**胸外心脏**　胸骨部分或完全缺失，心脏部分或全部位于胸腔之外。

## 三、正常胎儿心脏超声心动图检查

（一）二维超声心动图

1.四腔心切面

（1）探头顺着脊柱的长轴方向平行于脊柱，在胸腔处显示心脏图像时旋转约90°，待一条较完整的肋骨显示时，即得到标准的胎儿心脏四腔心切面（four-chamber view）（图4-1）。

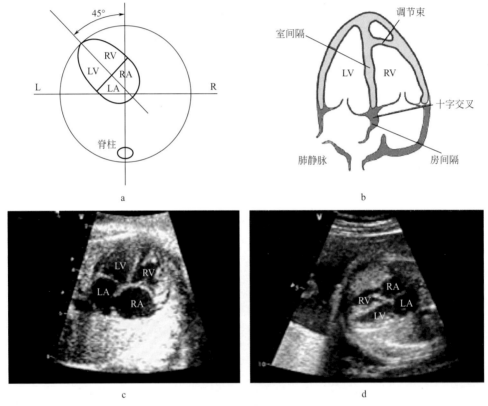

**图4-1　胎儿心脏四腔心切面**

a.胎儿心脏轴向示意图；b.胎儿心脏四腔心示意图；c.胎儿仰卧位四腔心；d.胎儿左侧卧位四腔心

（2）正常情况下，右心室靠近胸骨，近心尖部有调节束回声；左心房靠近主动脉和脊柱，并有肺静脉与之连接；卵圆孔瓣开放指向左心房；右心房有腔静脉与之连接；三尖瓣附着于室间隔位置低于二尖瓣前瓣；三尖瓣开放朝向右室，二尖瓣开放朝向左室。以上声像可作为判断左、右心房和心室的依据。

（3）正常情况下，胎儿双房双室大小在四腔心切面上大致相等，或右房右室发育稍占优势。此切面的心脏面积与胸腔面积比值可用来判断心脏大小，其比值为0.25～0.33。

（4）观察房、室间隔有无缺损；卵圆孔瓣发育及开闭状况；二尖瓣、三尖瓣及附属装置有无异常；各房室大小；心腔内有无占位性病变；室壁有无增厚；肺静脉与左房连接情况等。

（5）孕中期约25%的孕妇在左、右心室腱索或乳头肌上查见增强回声点，形成原因不清，随着妊娠的进展，强光点可逐渐缩小或消失，是一种原因不明的变异或声学现象。但有文献报道少部分与胎儿染色体异常有关。

**2.左室流出道长轴切面**

（1）四腔心切面探头稍向胎儿头部倾斜即可获得左室流出道长轴切面（left ventricular outflow tract）（图4-2）。

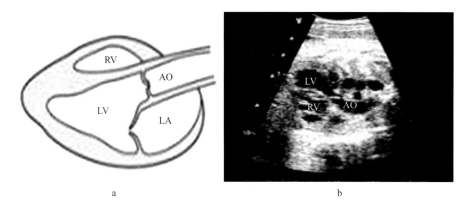

**图4-2　胎儿心脏左室流出道长轴切面**
a.胎儿心脏左室流出道长轴示意图；b.胎儿心脏左室流出道长轴

（2）正常情况下，从心脏中部发出的大血管是主动脉，从心脏边缘发出的大血管是肺动脉。

（3）观察主动脉瓣口（包括瓣下、瓣膜、瓣上）有无病变，内径是否正常；主动脉与室间隔是否连续，主动脉有无骑跨征，与心室连接关系，左心发育情况及心腔有无占位病变等。

（4）彩色多普勒血流显像是否存在异常。

**3.右室流出道长轴切面**

（1）显示左室流出道长轴切面后，探头稍偏向胎儿头侧，可显示右室流出道长轴切面（right ventricular outflow tract），注意两大动脉的起源及关系，正常情况下双流出道呈交叉状（图4-3）。

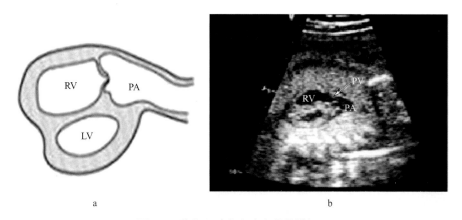

**图4-3　胎儿心脏右室流出道长轴切面**
a.胎儿心脏右室流出道长轴示意图；b.胎儿心脏右室流出道长轴

（2）观察肺动脉瓣口（包括瓣下、瓣膜、瓣上）有无病变；肺动脉与室间隔连续状况，与心室连接关系，右心室发育情况；右心腔内有无占位性病变等。

（3）彩色多普勒血流显像是否存在异常。

**4.大动脉短轴切面**

（1）四腔心切面探头向胎儿左侧旋转约50°即可获得大动脉短轴切面（great arteries short axis view）（图4-4）。

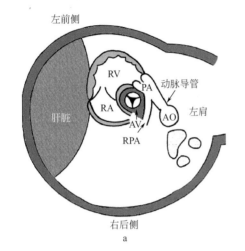 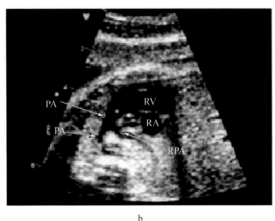

**图4-4　胎儿大动脉短轴切面**
a.胎儿心脏大动脉短轴示意图；b.胎儿心脏大动脉短轴

（2）观察大动脉位置是否正常；右室流出道及肺动脉瓣有无病变；肺动脉内径及分支是否正常（肺动脉内径一般大于主动脉内径15% ~ 20%）；肺动脉瓣下室间隔有无连续中断等。

（3）彩色多普勒血流显像是否存在异常。

**5.主动脉弓及动脉导管弓长轴切面**（ductal and aortic arch long axis view）

（1）探头与胎儿胸部脊柱平行，在前腹正中及后背正中切面上稍向左偏斜，可显示呈"拐杖把"形状的主动脉弓切面。探头稍微左、右侧动，可显示形似"曲棍球杆"的动脉导管弓切面（图4-5）。

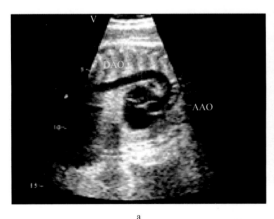 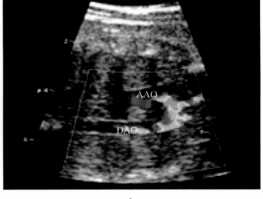

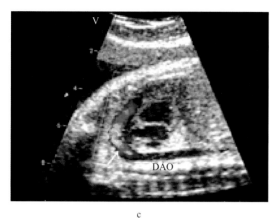

c

**图4-5　胎儿主动脉弓及动脉导管弓长轴切面**

　　a.二维图示胎儿俯卧位主动脉弓，箭头示三支头臂动脉；b.胎儿仰卧位主动脉弓彩色血流显像，箭头示三支头臂动脉；c.胎儿仰卧位动脉导管弓彩色血流显像

　　（2）主动脉弓长轴切面观察升主动脉、主动脉弓及降主动脉内径是否正常，有无横弓发育异常、主动脉缩窄、闭锁和离断等，亦可观察三支头臂动脉情况。

　　（3）动脉导管弓长轴切面观察动脉导管内径有无狭窄及过早关闭等（动脉导管过早关闭影响胎儿的生长发育和导致右心衰竭）。动脉导管内径与降主动脉内径粗细相仿。

　　（4）彩色多普勒血流显像是否存在异常。

　　6.腔静脉长轴切面

　　（1）探头在主动脉弓切面稍向右侧移动即可获得，可观察上、下腔静脉与右房的连接（图4-6）。

　　（2）彩色多普勒血流显像是否存在异常。

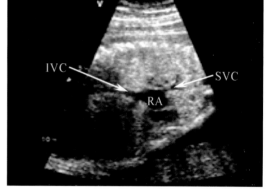

**图4-6　胎儿上、下腔静脉长轴观**

　　7.三血管切面及三血管-气管切面（three vessel view and three vessel trachea view）　在四腔心切面的基础上，探头向胎儿头侧移动，可获得三血管切面，探头再稍上移获取三血管-气管切面，这两个切面可以提供主动脉、肺动脉、动脉导管、右上腔静脉及气管的相关解剖信息，对筛查和诊断以上相关结构发育异常提供依据。

　　（1）观察大血管数目是否存在异常，正常情况下，三血管切面显示三支血管，从胎儿左侧至右侧分别为肺动脉、主动脉及右上腔静脉（图4-7），三血管-气管切面可在主动脉与右上腔静脉之间显示气管声像（图4-8）。

　　（2）观察大血管空间排列关系是否存在异常，正常情况下，三血管呈"一"字形排列，通过三血管向三血管-气管切面进行动态扫查的过程中可以判定大血管的类型，从而判断是否存在大血管空间关系异常。

　　（3）观察大血管内径及内径比例是否存在明显异常，正常情况下，三血管切面显示肺动脉内径稍宽于主动脉内径，主动脉内径稍宽于右上腔静脉内径，从左至右血管内径依次递减。

　　（4）观察大血管内彩色多普勒血流显像是否存在异常，正常情况下，三血管切面显示肺动脉、主动脉内彩色多普勒血流显像方向一致，没有明显的加速血流。

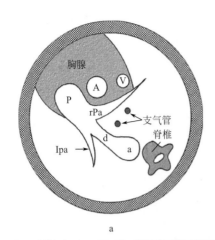

a

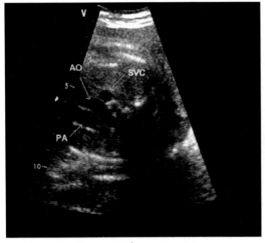 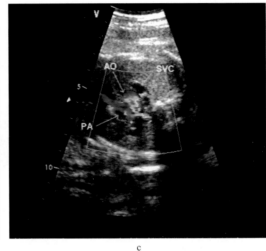

b                                    c

**图4-7　三血管切面**

a.三血管切面示意图；b.三血管切面二维图；c.三血管切面彩色多普勒血流显像

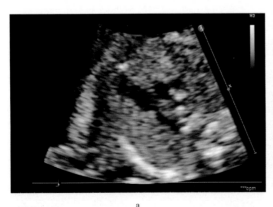 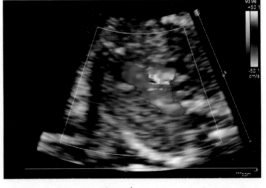

a                                    b

**图4-8　三血管-气管切面与彩色多普勒血流显像**

　　通过以上切面的检查，可以全面了解胎儿心脏形态、结构及血流状况。但是，在所有检查胎儿心脏的切面中，尤以四腔心最为重要，很多先天性心脏病或多或少在四腔心切面都有改变。仅此切面就可排除70%～80%的先天性心脏病。

（二）M型超声心动图

1.在二维超声的引导下，取样线通过四腔切面、左室长轴切面、心室短轴及大动脉短轴切面获取解剖结构清晰的M型图像（图4-9）。

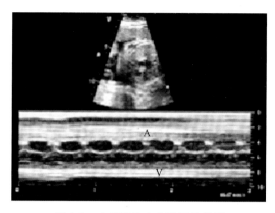

**图4-9　心房壁和心室壁运动曲线**

M型图上部的运动曲线是心房壁，下部的运动曲线是心室壁，中间运动曲线是室间隔，心房率＝心室率，房、室壁运动曲线一致

2.当取样线通过心房壁和心室壁，房室瓣和半月瓣结构，即可同时得到心房壁和心室壁，房室瓣和半月瓣的M型超声运动曲线。

3.根据心房壁和心室壁之间运动曲线关系，了解胎儿心律失常类型；根据心室腔的舒缩内径了解心肌收缩和舒张状况，评价心脏功能；测量室壁厚度、房室腔大小及大血管内径，心包液体宽度及心率。

4.在诊断胎儿心律失常方面，M型超声心动图具有独特的优势。因在每一心动周期中同时显示的心房壁和心室壁舒缩活动之间的运动曲线关系较为清晰，对于判断心律失常类型有较大帮助。

（三）彩色多普勒血流显像

1.实时显示血流的时相、方向及速度，对加速血流、反流及异常分流的部位能清晰分辨。

2.观察部位为房间隔、室间隔、二尖瓣、三尖瓣、主动脉瓣、肺动脉瓣及主动脉弓和动脉导管弓。

3.胎儿时期，房间隔卵圆孔开放，在四腔心切面上，彩色多普勒血流显像可直观显示心房水平通过卵圆孔的右向左分流，血流束宽度一般不超过8mm。

4.正常情况下，在心脏切面上不会探及室间隔过隔血流。

5.正常情况下，各瓣膜口处无明显的色彩增强血流及明显的反流血流。

6.根据主动脉弓及动脉导管弓处血流显像可以判断血管内径及血流方向有无明显异常。

（四）频谱多普勒超声

1.脉冲多普勒超声定位检测各瓣膜口及房、室间隔过隔血流速度，据此计算跨瓣或跨隔压差。

2.多普勒血流频谱用于胎儿心律失常的分析。

3.二尖瓣、三尖瓣的多普勒血流频谱形态为双峰，第一峰E峰，第二峰A峰，胎儿时期与出生后不同的是A峰＞E峰，A/E＞1［图4-10（a）、（b）］。

4.房室瓣的血流速度和流量是三尖瓣＞二尖瓣。

5.主动脉和肺动脉多普勒血流频谱形态类似，都为单峰［图4-10（c）（d）］。

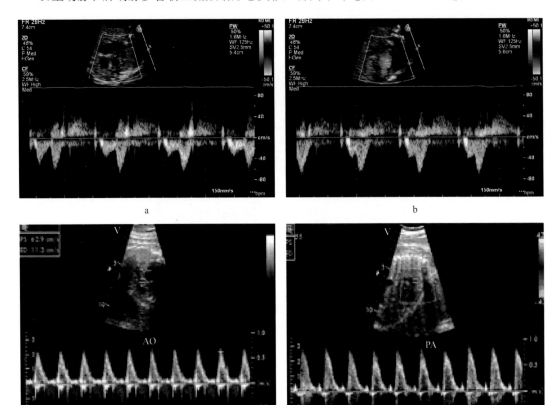

图4-10　胎儿心脏多普勒血流频谱

a.二尖瓣口血流频谱；b.三尖瓣口血流频谱；c.主动脉瓣口血流频谱；d.肺动脉瓣口血流频谱

## 四、异常胎儿心脏超声心动图检查

（一）间隔缺损

1.房间隔缺损

（1）基本概念

1）房间隔缺损（atrial septal defect，ASD）是常见的先天性心脏病，占出生后先天性心脏病的15%～25%，可单独存在，也可合并其他心血管畸形。

2）分为原发孔型、继发孔型、静脉窦型、混合型。

（2）超声表现

1）四腔心、大动脉短轴观察房间隔。

2）房间隔回声中断＞8mm，未见卵圆孔瓣声像图，增大超声增益亦未见断端房间隔显影，断端顶部呈火柴头征。

3）根据缺损的部位判断类型：原发孔型位于房间隔下部；继发孔型位于房间隔中部；静脉窦型位于房间隔顶部和后方，靠近腔静脉开口处；混合型包括以上多个部位被累及（图4-11）。

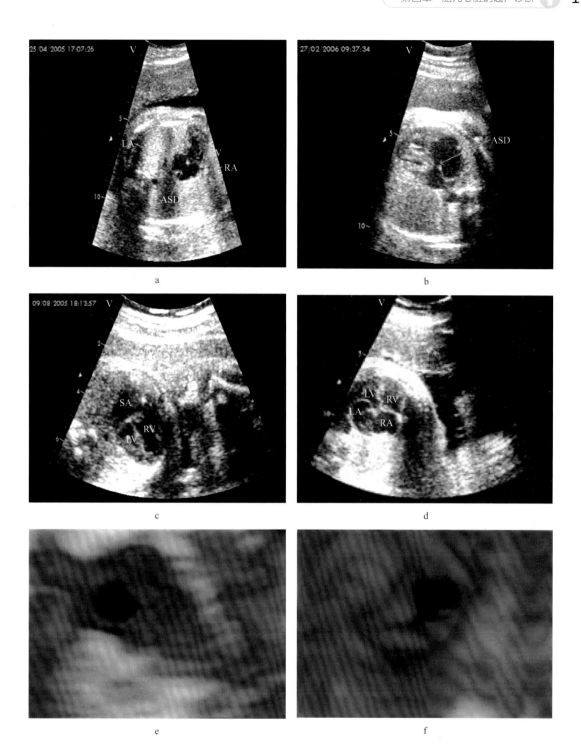

图4-11　房间隔缺损

a.胎儿心脏房间隔中份连续中断；b.胎儿心脏房间隔下份连续中断；c.胎儿心脏房间隔完全缺如；d.胎儿心脏房间隔瘤（绿色箭头示）；e.胎儿心脏房间隔卵圆孔三维成像，呈规则的椭圆形；f.胎儿心脏房间隔卵圆孔处三维成像呈不规则形，追踪至出生后，存在房间隔缺损

（3）特别提示

1）彩色多普勒超声可直观地显示房水平血流束，但胎儿时期本身存在房水平分流，对诊

断帮助不大。

2）胎儿超声心动图观察静脉窦型房间隔缺损困难，几乎不能诊断。

3）胎儿房间隔缺损的诊断应慎重，原则上继发孔 - 中央型房间隔缺损在胎儿时期不宜轻易诊断。

4）注意辨认冠状静脉窦入右房处声像图，不要误诊为原发孔型房间隔缺损。

5）预后较好。

2.室间隔缺损

（1）基本概念

1）室间隔缺损（ventricular septal defect，VSD）是常见的先天性心脏病，可单独存在，占出生后先心病的25%；也可以是其他复杂型心血管畸形的组成部分，占出生后先心病的50%。

2）分为膜周部、肌部、干下型、混合型。

（2）超声诊断表现

1）左室流出道长轴、四腔心，大动脉短轴及心室短轴观察室间隔。

2）根据室间隔缺损的部位、大小判断缺损类型（图4-12）。

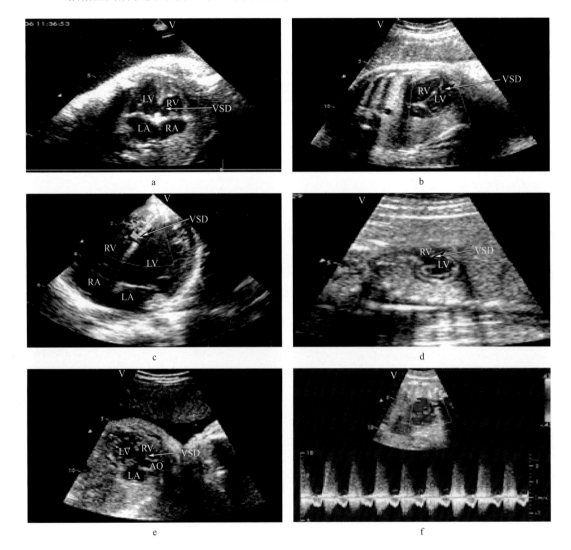

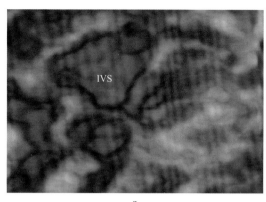 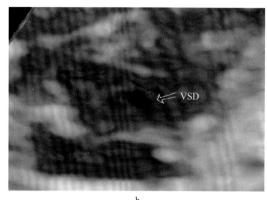

g                                                          h

**图4-12　室间隔缺损**

a.二维示胎儿四腔心室间隔肌部缺损；b.胎儿四腔心肌部室水平右向左分流彩色血流显像；c.同一患儿出生后四腔心肌部室水平左向右分流；d.二维示胎儿心室短轴室间隔肌部缺损；e.胎儿左室长轴室间隔膜周部缺损；f.胎儿室水平分流频谱；g.胎儿心脏完整室间隔的三维成像；h.胎儿心脏室间隔缺损的三维成像

3）彩色多普勒超声观察室水平过隔血流，根据血流束的部位、宽度，也可了解缺损类型。

（3）特别提示

1）在宫内，室间隔缺损的发现率是很低的，在发现的宫内先天性心脏病中只占10%左右，宫内检出率明显低于生后检出率。

2）室间隔缺损＜3mm或胎儿体位原因，二维或彩色多普勒超声显示有困难。

3）高位室间隔缺损不易观察，常常导致遗漏。

4）膜周部和肌部室间隔缺损有闭合可能，应定期观察。

5）应注意有无其他心脏畸形。

6）单纯性室间隔缺损预后较好。

3.**房室间隔缺损**

（1）基本概念

1）心脏房室瓣水平上下的间隔组织发育不全或缺如称为房室间隔缺损（atrioventricular septal defect，AVSD），同时伴有不同程度房室瓣发育异常的复合型先天畸形；又称心内膜垫缺损、房室管畸形、共同房室通道等。占出生后先天性心脏病的4%～5%。

2）胎儿期分为部分型和完全型。

3）完全型根据瓣膜或腱索附着部位又分为A、B、C型。A型是瓣膜直接或以腱索附着于室间隔嵴或室间隔两侧；B型是腱索附着于右室壁或右室乳头肌上；C型是腱索分别与左、右心室的前外侧乳头肌相连。

（2）超声表现

1）在四腔心切面观察房间隔和室间隔。

2）房间隔下部中断伴有房室瓣异常提示部分型；房间隔下部与室间隔上部缺如，心内十字交叉结构消失，提示完全型（图4-13）。

3）根据瓣叶和腱索附着部位来判断完全型房室间隔缺损类型。

4）彩色多普勒超声在二尖瓣、三尖瓣上有时可见收缩期反流血流。

（3）特别提示

1）房室间隔缺损的宫内检出率高。

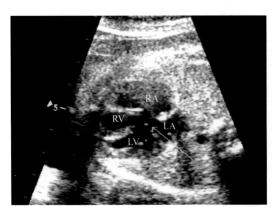
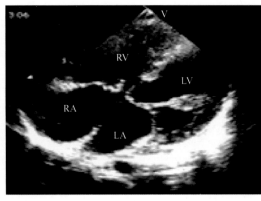

a　　　　　　　　　　　　　　　　　　b

**图4-13　房室间隔缺损**

　　a.胎儿心脏房间隔下份及室间隔上份共同中断图，心内十字交叉结构消失；b.同一患者生后心脏房间隔下份及室间隔上份共同中断图，心内十字交叉结构消失。

　　2）注意与二尖瓣或三尖瓣闭锁鉴别，瓣膜闭锁处对应的心室常发育不良。彩色多普勒超声可显示瓣膜闭锁处无过瓣血流。

　　3）注意合并其他胎儿心脏畸形。

　　4）部分型预后较好，完全型预后差。

## （二）左心系统畸形

### 1.左心发育不良综合征

（1）基本概念

　　1）左心发育不良综合征（hypoplastic left heart）指左心的瓣膜、卵圆孔、主动脉或肺静脉严重病变导致的左室发育不良，实际上是左室的入口和出口出现严重问题，占出生后先天性心脏病的1.3%～7.5%。

　　2）病变包括二尖瓣和（或）主动脉瓣狭窄或闭锁，卵圆孔狭小或早闭，肺静脉重度狭窄或闭锁，升主动脉发育不良等。

（2）超声表现

　　1）在四腔心和左室流出道长轴切面见二尖瓣增厚或瓣环狭小，瓣膜开放受限或无开闭活动。可见左心腔缩小，右心增大，双侧不对称，室间隔连续中断（图4-14）。

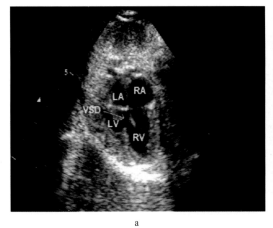
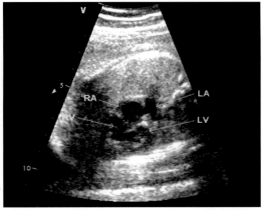

a　　　　　　　　　　　　　　　　　　b

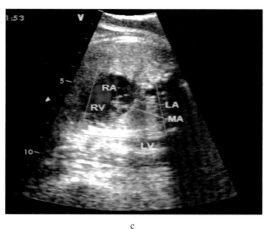

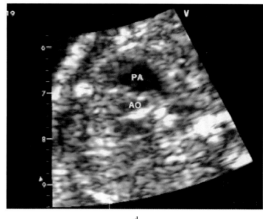

c　　　　　　　　　　　　　　　　　d

**图4-14　左心发育不良综合征**

a.胎儿心脏二尖瓣闭锁：舒张期未见二尖瓣开放＋左房、室缩小；b.结构异常同前；c.同一胎儿的心脏彩色血流显像，二尖瓣口未探及跨瓣血流；d.三血管切面主动脉狭窄

2）左室流出道长轴和主动脉弓长轴切面见主动脉瓣增厚，开放受限或呈闭锁状；升主动脉小于正常或弓部有缩窄、离断或闭锁。

3）彩色多普勒超声显示闭锁的瓣膜处无过瓣血流。二尖瓣重度狭窄或闭锁时，房水平出现左向右血流（正常胎儿房水平血流是右向左分流）。主动脉瓣重度狭窄或闭锁时，在升主动脉内探及来自动脉导管的逆向血流。

（3）特别提示

1）宫内检出率高。

2）同时存在左室入口和出口的严重病变，如二尖瓣及主动脉口的重度狭窄或闭锁，提示左心发育不良综合征。

3）如室间隔缺损较大时，左室发育无明显缩小，不宜诊断左心发育不良综合征，应进行相应部位的定性诊断，如二尖瓣重度狭窄/闭锁或主动脉瓣重度狭窄/闭锁伴左室发育不良＋室间隔缺损。

4）预后极差。

2.主动脉口狭窄

（1）基本概念

1）主动脉口狭窄包括主动脉瓣下、瓣膜、瓣上狭窄；以瓣膜狭窄为常见，占出生后先天性心脏病的1.9%～7.6%。

2）可单处或多处发生，也可与其他心脏畸形并存。

（2）超声表现

1）左室流出道长轴观察瓣下、瓣环、瓣膜、瓣上狭窄情况，主动脉内径有无缩小及狭窄后扩张。

2）彩色多普勒超声和频谱多普勒超声在狭窄部位显示血流色彩增强或加速血流（图4-15）。

（3）特别提示

1）重度狭窄宫内检出率较高，轻至中度狭窄的判断有困难，因二维超声观察主动脉瓣的开放受限有难度，彩色多普勒血流显像轻至中度狭窄常常没有明显花色血流，易漏诊。

2）瓣膜狭窄是妊娠期可以继续进展的先天性心脏病，应追踪观察。

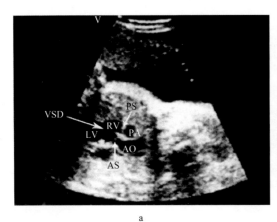 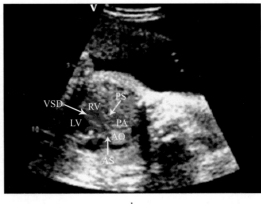

a           b

**图4-15 主动脉口狭窄**

a.胎儿心脏主动脉瓣狭窄+肺动脉瓣狭窄+室间隔缺损；b.同一胎儿的心脏彩色血流显像：主动脉瓣和肺动脉瓣上血流色彩增强

3）注意检测胎儿心脏有无其他畸形。

4）严重狭窄伴左心发育不良者预后差。

3.主动脉缩窄

（1）基本概念

1）主动脉缩窄指主动脉弓与肾动脉水平以上的降主动脉内膜局部增厚，突向主动脉腔，或环状增厚和折叠。占出生后先天性心脏病的2.2%。

2）多发生于主动脉弓降部，即主动脉峡部。

3）分为导管前型、导管后型、导管旁型，前者多见。

（2）超声表现

1）主动脉弓长轴弓状形态变异，弯曲度及内径变小，显示主动脉横弓发育不良，头臂动脉分支间距增加（图4-16）。

2）四腔心右心偏大，左心偏小，双侧不对称。

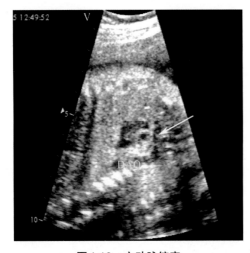

**图4-16 主动脉缩窄**

胎儿主动脉弓状形态变异，弯曲度变小，横弓发育不良，头臂动脉分支间距增加

3）右室流出道及动脉导管弓切面显示肺动脉及动脉导管内径增粗。

4）彩色多普勒超声见缩窄处血流色彩增强或血流纤细。

（3）特别提示

1）重度缩窄诊断较易，轻、中度缩窄诊断困难，彩色多普勒血流显像没有明显花色血流，易漏诊。

2）主动脉弓峡部直径≥左锁骨下动脉，基本排除主动脉缩窄的诊断。

3）主动脉缩窄是妊娠期可以继续进展的先天性心血管结构异常，应追踪观察。

4）导管前型预后较差。

4.主动脉弓离断（interruption of aortic arch）

（1）基本概念

1）主动脉弓与降主动脉无连接，降主动脉血流通过动脉导管供应。占出生后先天性心脏病的1%。

2）分为A、B、C三型。A型：左锁骨下动脉开口远端离断。B型：左颈总动脉与左锁骨下动脉之间离断。C型：无名动脉与左颈总动脉之间离断。

（2）超声表现

1）主动脉弓长轴显示主动脉弓与降主动脉无连接。

2）根据离断部位判断类型。

3）四腔心右心扩大，左心偏小，双侧不对称。

4）右室流出道长轴及动脉导管弓长轴显示肺动脉及动脉导管增粗。

（3）特别提示

1）主动脉弓离断常合并其他心血管畸形，检查时应注意有无其他畸形。

2）预后较差。

5.二尖瓣狭窄或关闭不全（mitral stenosis or regurgitation）

（1）基本概念

1）二尖瓣狭窄指环瓣、瓣膜、腱索及乳头肌发育异常。占出生后先天性心脏病的0.2%。

2）二尖瓣关闭不全是瓣膜裂隙、脱垂或瓣环扩大、腱索或乳头肌断裂所致。占出生后先天性心脏病的0.5%。

3）严重的二尖瓣狭窄可导致左心发育不良；严重的二尖瓣关闭不全可导致左心扩大、左心衰竭。

（2）超声表现

1）四腔心见二尖瓣回声增强，瓣膜开放受限（图4-17），或仅有一个增大的乳头肌，如降落伞状二尖瓣。关闭不全显示瓣膜对合不良或裂隙等。

2）彩色多普勒超声在狭窄部位见色彩增强血流；关闭不全显示瓣上反流（图4-18）。

（3）特别提示

1）单纯的二尖瓣病变较少见，常常合并其他心脏畸形。

2）较重的二尖瓣狭窄或关闭不全预后差。

3）瓣膜狭窄或关闭不全是妊娠期可以继续进展的病变，应追踪观察。

6.二尖瓣闭锁（mitral atresia）

（1）基本概念

1）二尖瓣位置无瓣膜组织，左房与左室不能直接交通。

2）常伴左室发育不良。

（2）超声表现

1）四腔心见二尖瓣位置呈带状回声，无开闭活动，左室小，右室大，双室不对称（图4-19）。

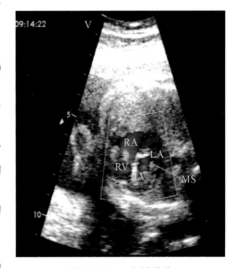

**图4-17　二尖瓣狭窄**
胎儿心脏舒张期二尖瓣口探及少量跨瓣血流，箭头示狭窄的二尖瓣和狭小的左室腔

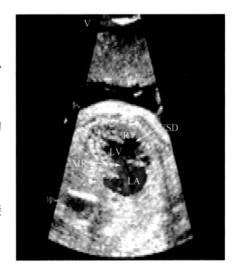

**图4-18　二尖瓣关闭不全**
胎儿心脏左室长轴二尖瓣反流，提示二尖瓣关闭不全

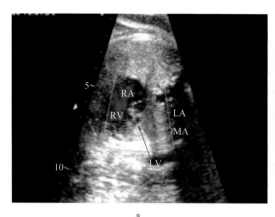
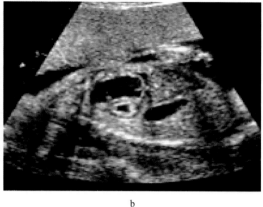

**图4-19　二尖瓣闭锁**

a.胎儿心脏四腔心显示二尖瓣闭锁＋左室发育不良＋室间隔缺损；b.胎儿心室短轴显示左室明显狭小

2）存在室间隔缺损。

3）彩色多普勒超声显示瓣膜闭锁处无过瓣血流，房水平左向右分流，室水平右向左分流。

（3）特别提示

1）宫内检出率高。

2）常合并其他心脏畸形。

3）预后极差。

（三）右心系统畸形

1.右心发育不良综合征（hypoplastic right heart）

（1）基本概念

1）右心的瓣膜或血管严重病变导致的右室发育不良。

2）病变包括三尖瓣和（或）肺动脉狭窄或闭锁，常常导致右室发育不良。

（2）超声表现

1）四腔心见三尖瓣增厚，瓣环狭小，或瓣膜无开闭。右室腔缩小，左心增大（图4-20）。

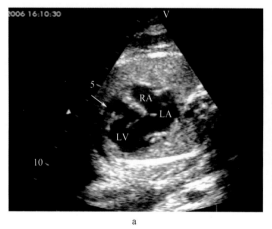
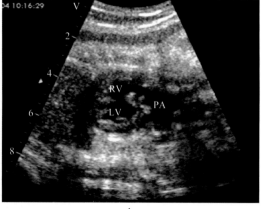

**图4-20　右心发育不良综合征**

a.胎儿心脏舒张期二尖瓣开放，三尖瓣呈闭锁状，无开放运动；b.胎儿心脏收缩期肺动脉瓣开放受限，提示右心发育不良综合征（三尖瓣闭锁＋肺动脉瓣狭窄）

2）右室流出道长轴和大动脉短轴切面，可见肺动脉瓣呈重度狭窄或闭锁状，肺动脉内径较细小。

3）彩色多普勒超声见重度狭窄处纤细血流或闭锁处无过瓣血流。

（3）特别提示

1）宫内检出率高。

2）同时存在右室入口和出口的严重病变，如三尖瓣及肺动脉口的重度狭窄或闭锁，提示右心发育不良综合征。

3）单一的三尖瓣重度狭窄/闭锁或肺动脉口重度狭窄/闭锁，应作出相应部位的定性诊断。

4）预后差。

2. 肺动脉口狭窄（pulmonary stenosis）

（1）基本概念

1）右室流出道、肺动脉瓣、肺动脉主干及分支的狭窄，大多数为瓣膜狭窄，占出生后先天性心脏病的10%。

2）可单处或多处发生，也可与其他心脏畸形并存。

（2）超声表现

1）右室流出道长轴、大动脉短轴见肺动脉瓣增厚，开放受限；或右室流出道、肺动脉瓣环、肺动脉主干等内径明显小于正常（图4-21）。

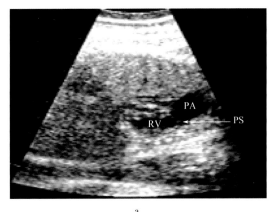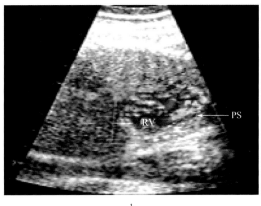

a                                                           b

**图4-21 肺动脉口狭窄**

a.胎儿心脏右室流出道切面显示肺动脉瓣开放受限，瓣上有狭窄后扩张，提示肺动脉瓣狭窄；b.与前同一胎儿心脏右室流出道切面可见色彩增强血流，提示前向血流加速

2）有时可见肺动脉主干狭窄后的局部扩张。

3）彩色多普勒超声可见狭窄处色彩增强的加速血流和（或）三尖瓣反流。

（3）特别提示

1）对重度狭窄宫内检出率较高，轻、中度狭窄诊断较困难。

2）瓣膜狭窄是妊娠期可以继续进展的先天性心脏结构异常，应追踪观察。

3. 肺动脉闭锁（pulmonary atresia）

（1）基本概念

1）肺动脉瓣、肺动脉主干及分支的闭锁，以肺动脉瓣膜闭锁多见，占出生后先天性心脏病的1%。

2）分为肺动脉闭锁伴室间隔缺损型和肺动脉闭锁伴室间隔完整型。

3）肺动脉闭锁伴室间隔完整使右室成为盲腔，导致右室发育不良，房间隔缺损或未闭卵圆孔是右心的唯一出口。

4）肺动脉闭锁伴较大的室间隔缺损，右室可发育正常；或右室大小取决于三尖瓣的反流量，三尖瓣反流量大，右心室则相对较大。

5）动脉导管倒灌入肺动脉的左向右血流是肺血的主要来源。

（2）超声表现

1）大动脉短轴、右室流出道长轴见肺动脉瓣处呈带状，无开闭活动；肺动脉内径明显小于正常（图4-22）。

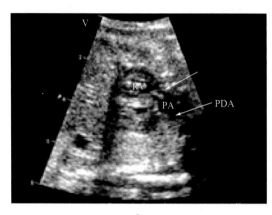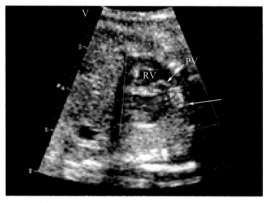

a　　　　　　　　　　　　　　　　b

**图4-22　肺动脉闭锁**

a.胎儿心脏右室流出道切面，箭头示闭锁的肺动脉瓣；b.同一胎儿相同切面显示肺动脉瓣处无过瓣血流，箭头示动脉导管处血液逆向入肺动脉

2）四腔心、左室流出道长轴观察室间隔有无连续中断；左右室不对称，右室腔缩小，左室腔扩大。

3）二血管切面肺动脉内径常常小于主动脉内径。

4）彩色多普勒超声显示肺动脉瓣处无跨瓣血流；大动脉短轴及动脉导管弓长轴显示由动脉导管逆向入肺动脉的左向右血流（胎儿时期动脉导管处血流是右向左）；三血管切面显示肺动脉、主动脉血流方向不一致；三尖瓣口反流血流。

（3）特别提示

1）宫内检出率较高。

2）胎儿时期动脉导管血流出现逆向入肺动脉的左向右分流，应考虑存在肺动脉闭锁或重度狭窄。

3）预后差。

4.三尖瓣关闭不全（tricuspid regurgitation）

（1）基本概念

1）三尖瓣发育不良，瓣叶增厚，表面不光滑，开放无明显异常，关闭时对合不良。

2）严重的关闭不全可引起右心扩大、右心衰竭。

（2）超声表现

1）四腔心、大动脉短轴、右室流入道长轴见三尖瓣增厚伴关闭不全，右心扩大（图4-23）。

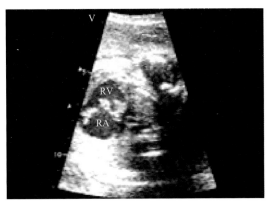

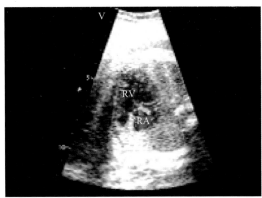

a

b

c

**图4-23 三尖瓣关闭不全**

a.胎儿心脏右室流入道切面显示三尖瓣发育不良，瓣叶增厚；b.胎儿心脏右室流入道切面显示三尖瓣反流血流，提示关闭不全；c.胎儿心脏四腔心切面显示三尖瓣反流血流，提示关闭不全

2）彩色多普勒超声三尖瓣上显示反流血流。

（3）特别提示

1）宫内检出率与胎儿体位有关。

2）单纯性三尖瓣关闭不全应注意是生理性或病理性；非全收缩期，血流速＜2m/s多为生理性。

5.三尖瓣下移畸形（Ebstein's anomaly）

（1）基本概念

1）又称Ebstein畸形，是三尖瓣叶的一部分或全部未附着于瓣环上而下移至室间隔和右室壁，多为隔叶和（或）后叶下移，前叶少见。占先天性心脏病的1%。

2）下移瓣叶多发育不良，或短小、增厚、粘连，或薄弱、缺如；三尖瓣前叶冗长、宽大或伴裂缺，与下移的瓣叶对合不良导致关闭不全。

3）部分右室并入右房，成为房化右室，致使功能右室腔变小。

（2）超声表现

1）四腔心、大动脉短轴、右室流入道长轴可显示三尖瓣前叶和隔叶及前叶和后叶。

2）根据瓣叶未附着于瓣环上和明显扩大的右房（包括房化右室），提示三尖瓣下移畸形（图4-24）。

3）二尖瓣前叶附着点与三尖瓣隔叶附着点到心尖的距离比值，正常时两者比值为1～1.2，三尖瓣下移畸形比值常达1.8以上。

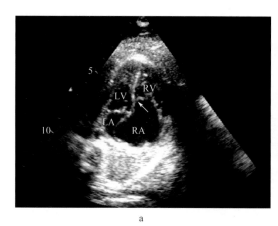 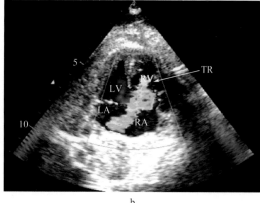

a          b

图4-24 三尖瓣下移畸形

a.胎儿心脏四腔心显示三尖瓣前叶下移；b.胎儿心脏四腔心示三尖瓣反流

4）二尖瓣前叶与三尖瓣隔叶在室间隔上的附着点相距4mm要追踪观察，以便排除三尖瓣下移畸形。

5）彩色多普勒超声可见三尖瓣反流。

（3）特别提示

1）三尖瓣隔叶下移≥室间隔长度的1/2或后叶未附着于瓣环上，可确诊三尖瓣下移畸形。

2）严重的三尖瓣下移畸形宫内检出率较高。

3）预后与三尖瓣下移程度有关。

6.三尖瓣闭锁（tricuspid atresia）

（1）基本概念

1）右房与右室不能直接交通，右室发育不良，常伴有其他心血管畸形。占出生后先天性心脏病的1.4%。

2）分为肌性闭锁；膜性闭锁；瓣性闭锁。以肌性闭锁多见。

3）室间隔缺损是右室血液来源的唯一入口。

（2）超声表现

1）四腔心、大动脉短轴未见三尖瓣组织。房室环处出现增厚的隔膜组织将右房右室分隔，隔膜无开闭运动。左室大，右室小（图4-25）。

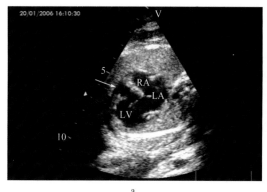 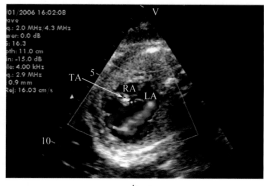

a          b

图4-25 三尖瓣闭锁

a.胎儿心脏四腔心舒张期显示三尖瓣闭锁＋右室发育不良；b.胎儿同前，心脏四腔心显示舒张期二尖瓣口血流通畅，三尖瓣口未探及跨瓣血流＋右室发育不良

2）存在室间隔缺损，出生后常常有房间隔缺损或卵圆孔未闭。

3）彩色多普勒超声显示三尖瓣无过瓣血流，房水平右向左分流，室水平左向右分流。

（3）特别提示

1）宫内检出率高。

2）三尖瓣闭锁常伴有其他心脏畸形。

3）预后：在心室大血管连接一致的病例中较好，15年生存率达到65% ～ 70%。在合并心室大血管连接不一致及其他畸形时存活率降低。

### （四）圆锥动脉干畸形

**1.法洛四联症（tetralogy of Fallot）**

（1）基本概念

1）法洛四联症是发绀型先天性心脏病中最多见的类型。占出生后先天性心脏病的10%。

2）肺动脉口狭窄（包括肺动脉瓣下、肺动脉瓣、肺动脉瓣上）；对位不良型室间隔缺损；主动脉右移骑跨于室间隔上；右室肥厚（胎儿期没有明显表现）。

3）两条大动脉空间位置关系正常，即肺动脉包绕主动脉的交叉形态存在。

（2）病理解剖分型

1）不典型法洛四联症：肺动脉瓣狭窄（轻或中度）、室间隔缺损、主动脉骑跨不明星、右室肥厚不明显、室水平过隔血流。出生后发绀不明显（红色法四）。

2）典型法洛四联症：肺动脉口狭窄、室间隔缺损、主动脉骑跨、右室肥厚（胎儿时期不明显）、室水平过隔血流。出生后发绀明显。

3）重度法洛四联症（假性永存动脉干）：肺动脉闭锁或漏斗部严重发育不良、室间隔缺损、主动脉骑跨、右室肥厚（胎儿时期不明显）、室水平过隔血流。未闭动脉导管或大的动脉侧支循环形成。出生后发绀明显。

（3）超声表现

1）左室流出道及五腔心切面显示室间隔缺损、主动脉骑跨和内径增大，但胎儿期无明显右室壁增厚（图4-26）。

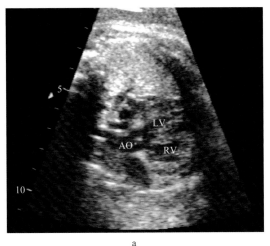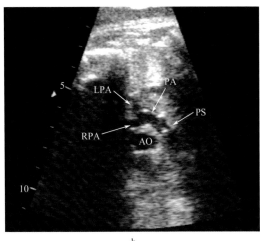

a

b

**图4-26　法洛四联症**

a.胎儿心脏左室长轴观，显示室间隔缺损，主动脉右移骑跨于室间隔上；b.大动脉短轴显示肺动脉内径缩小，主动脉内径增宽，PA/AO比值＜1

2）右室流出道长轴、大动脉短轴、三血管切面上显示狭窄的漏斗部、肺动脉瓣环及瓣膜、肺动脉主干及左右分支等，主动脉和肺动脉比例失调，主动脉根部内径增宽，肺动脉内径缩小，PA/AO比值＜1。

3）彩色多普勒超声显示双室血流进入主动脉，右室漏斗部、瓣膜等狭窄处可见湍流或纤细血流。

（4）特别提示

1）宫内检出率较高。

2）主动脉骑跨＞50%要考虑右室双出口。

3）出生后右室双出口的半月瓣与房室瓣之间常常有圆锥组织显示，但在胎儿时期半月瓣与房室瓣之间的圆锥组织不易显示。

4）法洛四联症两条大动脉空间位置关系正常，右室双出口两条大动脉常常并行排列。

5）胎儿时期没有明显的右室肥厚。

6）肺动脉重度狭窄、合并心外畸形（包括染色体异常）预后差。

2.右室双出口（double outlet of right ventricle）

（1）基本概念

1）两条大动脉全部或大部分发自右心室，占出生后先天性心脏病的5%。相反，如两条大动脉全部或大部分发自左心室者称为左室双出口，是紫绀型先天性心脏病。

2）室间隔缺损是左室的唯一出口。

3）出生后半月瓣下常有圆锥组织，但胎儿时期不明显。

（2）超声表现

1）左室流出道长轴、大动脉短轴，可见两条大动脉平行排列从右室发出（图4-27）。

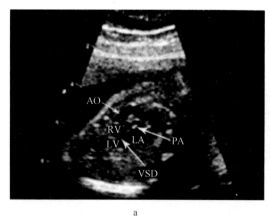
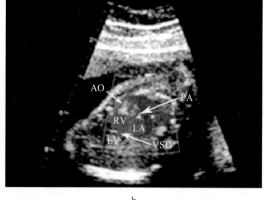

a                                    b

**图4-27　右室双出口**

a.胎儿心脏非标准切面显示两支大动脉从右室发出；b.胎儿心脏非标准切面显示两支大动脉从右室发出的彩色血流显像

2）存在室间隔缺损。

3）彩色多普勒超声可见两条平行彩色血流从右室流出，室水平探及分流信号。

（3）特别提示

1）如大动脉骑跨＞50%时，有肺动脉狭窄，要排除法洛四联症，但右室双出口两条大动脉空间位置关系常常异常。

2）肺动脉骑跨＜50%时，应考虑有大动脉转位的可能，应用顺序节段诊断法来判断心房、心室和大动脉位置及房室连接、心室与大动脉连接，以便明确心室双出口或大动脉转位。

3）胎儿时期动脉干下圆锥组织不明显。

4）预后较差。

**3.永存动脉干**（truncus arteriosus）

（1）基本概念

1）仅有一支大动脉（共同动脉干）从心室发出，供应体循环、肺循环和冠状动脉血液，占出生后先天性心脏病的2%。

2）共同动脉干内仅有一组半月瓣，可为二瓣、三瓣、四瓣及更多。

3）分为四型。Ⅰ型：起始部为共同动脉干，肺动脉主干起自共同动脉干窦部上方后侧壁，然后分出左右肺动脉。Ⅱ型：左右肺动脉直接起源于动脉干的后壁或侧壁。Ⅲ型：一侧肺动脉直接起源于动脉干，另一侧肺动脉缺如（多为左肺动脉）。Ⅳ型：肺动脉起源于胸段降主动脉或肺动脉缺失。

（2）超声表现

1）左室流出道长轴显示粗大的动脉干骑跨于室间隔上，内径明显增大，形成双室单出口。室间隔与动脉干前壁连续中断，右室前壁与动脉干前壁连接（图4-28）。

2）大动脉短轴显示"单环征"及一组半月瓣，无正常右室流出道及肺动脉图像。

3）三血管切面显示两支血管，一支为干动脉，另一支为上腔静脉，有时仅显示一支增粗的大动脉。

4）彩色多普勒超声见左右室血流汇合后于收缩期流入大动脉，大动脉瓣下多有反流血流（图4-28）。

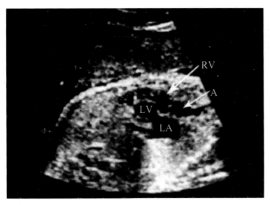

a

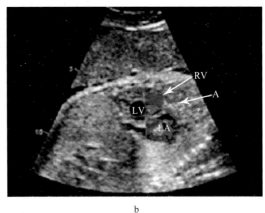

b

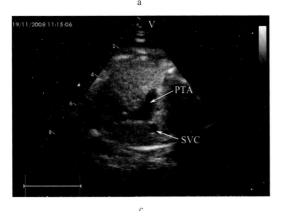

c

**图4-28 永存动脉干**

a.胎儿心脏非标准切面显示一支大动脉从两心室发出，右室前壁与动脉干前壁连续；b.胎儿心脏非标准切面显示一支大动脉从两心室发出的彩色血流显像；c.三血管切面显示两支血管，一支为干动脉，另一支为上腔静脉

（3）特别提示

1）多个切面仅见一支大动脉，无右室流出道显示应考虑永存动脉干。

2）如能观察到大动脉内≥四瓣半月瓣，永存动脉干诊断成立。

3）预后差。

4.大动脉转位（transposition of the great arteries）

（1）基本概念

1）大动脉转位是紫绀型先天性心脏病，常合并其他心脏畸形，占出生后先天性心脏病的7%～9%。

2）分为完全型和纠正型，均有心室与大动脉连接不一致。

3）完全型大动脉转位：无论心房正位或反位，房室连接总是一致的，但心室大动脉连接不一致，即左房→左室→肺动脉相连；右房→右室→主动脉相连。

4）纠正型大动脉转位：无论心房、心室、大动脉方位如何，房室连接及心室大动脉连接均不一致。即右房→左室→肺动脉相连；左房→右室→主动脉相连。虽然血流通过的房室、大动脉有异常（方位的异常），但血流动力学结果无异常。

（2）超声表现

1）大动脉短轴见肺动脉包绕主动脉的交叉形态消失，两支大动脉呈双环征。

2）左、右室流出道长轴见两支大动脉并行，肺动脉与左室连接，主动脉与右室连接（根据大动脉走行不远即分为左右支可判定为肺动脉，大动脉呈弓状并有头臂动脉相连为主动脉）。

3）四腔心见完全型大动脉转位房室连接一致；纠正型大动脉转位房室连接不一致（根据卵圆孔瓣的指向及肺静脉、腔静脉与心房的连接判断左右心房，房室瓣附着点判断左右心室）（图4-29）。

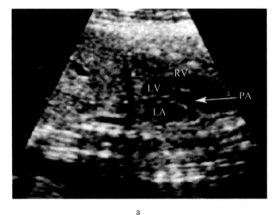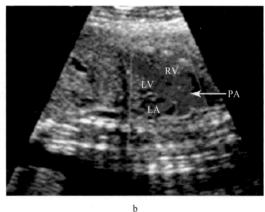

a                                         b

**图4-29 大动脉转位**

a、b.胎儿心脏左室长轴非标准切面显示左室与肺动脉相连的二维及彩色血流显像，显示房室连续一致，心室大动脉连接不一致，提示完全型大动脉转位

（3）特别提示

1）大动脉转位时，心脏结构严重紊乱，应用顺序节段诊断法来分析，判断心房、心室及大动脉位置和相互的连接关系。

2）肺动脉骑跨＞50%，要考虑特殊类型右室双出口（陶-宾综合征）。

3）两条大动脉空间位置关系异常。

4）预后差。

（五）其他先天性心脏畸形

1. 单心房（single atrium）

（1）基本概念

1）房间隔完全缺如，仅有一个共同心房腔。

2）为少见的发绀型先天性心脏病。

（2）超声表现

1）四腔心，大动脉短轴未发现房间隔回声（图4-30）。

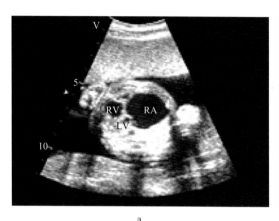 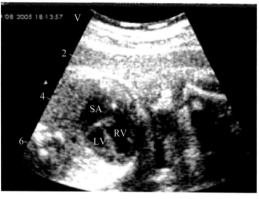

a　　　　　　　　　　　　　　　b

**图4-30　单心房**

a、b. B超显示心房腔内房间隔完全缺如

2）彩色多普勒超声显示腔静脉及肺静脉血流在共同心房内混合。

（3）特别提示

1）宫内检出率高，但需注意是否合并其他心脏畸形。

2）预后差。

2. 单心室（single ventricle）

（1）基本概念

1）室间隔完全缺如或极度发育不良。

2）解剖单心室：两组房室瓣或一组共同房室瓣与一个心室腔连接的房室连接异常，仅有一个心室腔（共同心室腔）。

3）"功能"单心室：两个解剖心室存在，但一个心室狭小。

4）少见的发绀型先天性心脏病，占出生前先天性心脏病的1%。

5）常伴心室与大动脉连接异常和空间位置关系异常。

（2）超声表现

1）四腔心未见室间隔回声，仅见一共同心室腔，两组房室瓣或共同房室瓣与之相通（图4-31）。

2）彩色多普勒超声显示心房血流分别从左、右房室瓣流入共同心室。

（3）特别提示

1）宫内检出率高，但常伴有房室连接或心室大血管连接异常及其他心脏畸形。

2）预后很差。

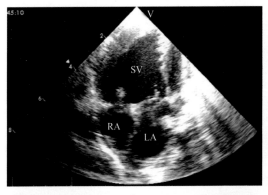
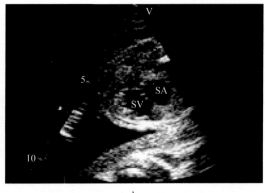

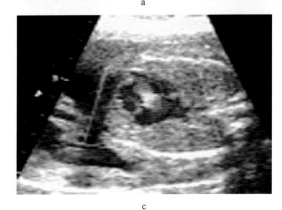

**图4-31　单心室**
　　a.胎儿心脏四腔心切面显示心室腔室间隔完全缺如，两组房室瓣开口于共同心室；b.胎儿心脏四腔心切面显示房间隔、室间隔完全缺如，提示两腔心，单心房＋单心室；c.胎儿同前，显示两腔心彩色血流显像

3.肺静脉畸形引流

（1）基本概念

1）肺静脉部分或全部未能与左房连接，而是通过其他途径直接或间接与右房相通。

2）分为部分型（比较多见）、完全型。根据肺静脉引流部位不同，两型都有心内型、心上型、心下型之分。

（2）超声表现

1）四腔心及非标准切面，无肺静脉与左房相连。

2）左房侧壁及后壁常有共同静脉腔（图4-32）。

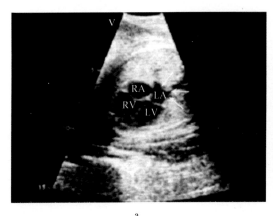
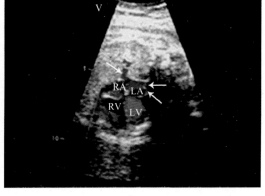

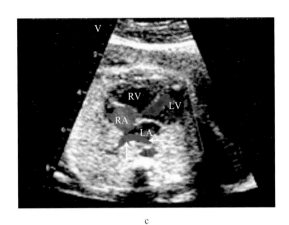

**图4-32 肺静脉正常切面图**

　　a.正常胎儿四腔心切面见三支肺静脉回流入左房（箭头示肺静脉）；b.正常胎儿四腔心切面见肺静脉血流入左房的彩色血流显像（箭头示肺静脉）；c.正常胎儿仰卧位四腔心切面见肺静脉血流入左房的彩色血流显像（箭头示肺静脉）

3）左房缩小。

（3）特别提示

1）肺静脉畸形引流的产前诊断较困难，但仍需引起关注，尽可能提高检出率。

2）注意伴发的其他心脏畸形。

## （六）胎儿心脏肿瘤（cardiac tumor）

**1.基本概念**

1）胎儿心脏肿瘤是心脏的占位性病变，好发于肌壁，良性多见，且多为横纹肌瘤。

2）横纹肌瘤（rhabdomyomas）占心脏肿瘤的60%。可多发，也可单发。较大的肿瘤可引起心脏血流障碍，导致胎儿水肿及死亡。

3）其他少见的心脏肿瘤还有畸胎瘤、纤维瘤、脂肪瘤、血管瘤和黏液瘤等。

**2.超声表现**

1）心脏横纹肌瘤在四腔心切面可见回声增强的团块，边界清晰；或突入心腔或仅位于肌壁内，位于室间隔内多见，可多个，也可单个，随心肌的舒缩而活动（图4-33）。

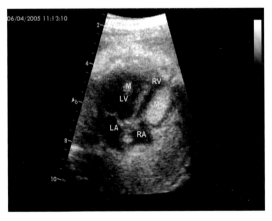

a

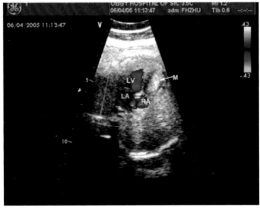

b

图4-33

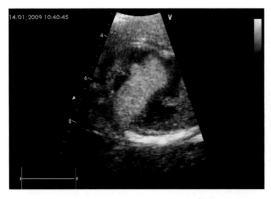

c

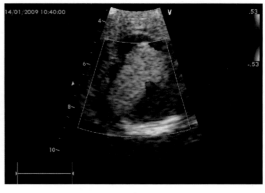

d

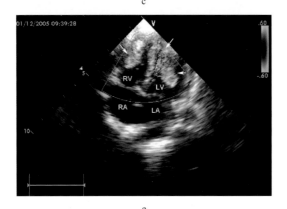

e

**图4-33　胎儿心脏肿瘤**
　　a.胎儿心脏四腔心可见右室及左室内回声增强团块；b.胎儿心脏切面同前心腔内肿瘤处血流显像无明显梗阻征象；c.胎儿心脏四腔心室间隔明显增厚，回声增强；d.胎儿心脏切面同前心腔内肿瘤处血流显像较差，说明有梗阻征象；e.胎儿出生后四腔心见双心室腔内多个回声增强团块

2）其他心脏肿瘤的声像图特征各异，需注意观察。

3）彩色多普勒超声显示血流在肿瘤与肌壁之间流动，如有梗阻，可出现加速血流。

3.特别提示

1）宫内检出率较高。

2）胎儿心脏肿瘤做出病理学诊断较困难。

3）发现心脏有占位性病变，可密切观察，有文献报道，部分心脏横纹肌瘤可以随时间的推移缩小或消失。

4）出现流入道或流出道梗阻应终止妊娠。

（七）小结

① 超声产前检查较易作出诊断的先天性心脏病有较大室间隔缺损、原发孔房间隔缺损、房室间隔缺损、单心房、单心室、二尖瓣闭锁、三尖瓣闭锁、较重的三尖瓣下移畸形、左或右心发育不良综合征等。

② 超声产前检查较易遗漏的先天性心脏病有小于3mm及高位室间隔缺损、静脉窦型或筛孔型房间隔缺损、肺静脉异位引流、瓣膜狭窄、主动脉缩窄、冠状动脉病变、右室双腔、心肌疾病等。

③ 超声产前检查诊断有难度的先心病有圆锥动脉干畸形（法洛四联症、大动脉转位、右室双出口、永存动脉干）等。

④ 超声产前检查不能诊断的有动脉导管未闭、房间隔卵圆孔未闭。

## 五、胎儿超声心动图检查应注意的问题

胎儿超声心动图检查存在一定的困难和局限性，为了避免不必要的医疗纠纷，应注意如下问题。

1.规范医疗行为，由于胎儿心脏的超声检查具有较强的专科性，要求检查医师应具有相关的心血管疾病临床知识和心脏解剖的基础知识，并应具有超声技术诊断各种心脏病的能力。

2.充分认识超声检查的局限性，妊娠期胎儿心血管体积较小、胎儿体位多变、孕妇肥胖程度、羊水过多或过少等均对胎儿心脏的检查有一定影响，在筛查时有难度，需要耐心细致，才能提高诊断胎儿心血管疾病的水平。

3.由于超声波的生物效应，应尽可能缩短检查时间。

4.检查胎儿心脏时如遇胎儿体位不合适或一些切面结构显示欠佳，可嘱孕妇左、右侧卧位或适当活动后再检查，以利获得比较满意的胎儿心脏图像。

5.对复杂的胎儿先天性心脏病，通常只能获取部分畸形图像，作出相关的定性诊断，不易进一步准确的分型。

## 六、胎儿超声心动图进展

### （一）胎儿二维超声心动图检查的新应用

近十年来，随着新生儿微创外科的迅速发展，胎儿微创技术的应用也日益增多。二维超声作为一种先进的介入引导技术，在闭合性治疗胎儿心脏病微创手术中发挥了很大的作用。胎儿时期部分先天性心脏病，如瓣膜狭窄或闭锁等，可以引起心内血流改变并影响房室发育，如不进行早期干预，不仅影响胎儿发育，而且出生后需要更大的外科手术进行矫治。目前在胎儿先天性心脏病介入治疗中，大量研究者正积极探索胎儿先天性心脏病介入治疗各方面影响因素，以期不断提高治疗成功率。

### （二）应用于胎儿心脏检查的超声新技术

超声检查越来越广泛的临床应用对超声诊断技术的提高提出了更高的要求，因此，随着计算机技术及超声应用技术的不断发展，近年来，多种超声新技术逐渐发展起来并展现了惊人的发展前景。其中，很多新技术也应用于胎儿超声心动图的检查中。如应用组织多普勒技术对胎儿心律失常进行分型和定位，并分析心肌活动和监测心脏整体和局部功能；采用谐波显像技术改善胎儿（特别是肥胖孕妇的胎儿）心脏图像质量等。

### （三）胎儿三维超声心动图的应用

从二维超声心动图应用于胎儿心脏检查以来，由于图像的质量受诸多客观因素如孕周、胎儿体位、肋骨声影、孕妇腹壁厚度等的限制，以及检查对操作者技术及经验的较高要求，导致对产前CHD特别是一些复杂先天性心脏病的诊断准确率一直停留在一个较低水平。20世纪70年代，随着三维超声技术的出现及在成人超声心动图经胸检查中的应用，很多研究者也将这一新技术引入胎儿超声心动图检查中。胎儿三维超声心动图的发展经历了从静态到动态，从延时到实时的过程。

1.空间-时间图像关联（spatial temporal image correlation，STIC）技术　STIC技术实现了三维动态成像的技术中的两个关键，一是实现在一个心动周期中某一时刻大量位图信息的采集，二是在于对心脏的心电门控技术。STIC虽然是一种延时三维成像技术，但其重建速度快并且重建图像质量佳，在脱机分析软件包中有强大的后期分析技术，近年来成为许多研究的热点。以STIC技术为基础的三维超声检查对胎儿心脏结构功能进行评价主要有以下方面的应用。

（1）STIC技术联合超声断层显像（tomographic ultrasound imaging，TUI）模式在胎儿先天性心脏病的节段分析中的应用（TUI-STIC）：在对患有先天性心脏病的胎儿进行检查的过程中，常采用节段分析法来对其心血管特征进行描述。节段分析法是包括了从胎儿腹部切面到动脉导管弓切面的各个水平切面的分析，应用该分析程序有利于对复杂性先天性心脏病同时存在的各种结构异常进行清晰有序的描述，例如内脏异位综合征、复杂性圆锥干畸形等。在采用STIC技术进行容积数据重建以后，可以采用TUI显像模式使数个相互平行的胎儿心脏横断面在屏幕上同时展现，加强对胎儿心脏结构异常解剖的空间理解。D. Paladini等对103例通过常规二维胎儿超声心动图证实的患有先天性心脏病胎儿进行TUI-STIC检查，发现所有病例都可以采用该技术得到清晰的节段分析结果。

（2）STIC技术联合表面成像模式（rendering）对心脏结构的三维立体显像（STIC Rendering）：在二维胎儿超声心动图检查中，有很多平面是无法通过常规切面显示的，如房间隔和室间隔的侧视观及房室瓣瓣环的横切面。STIC-Rendering能将整个室间隔或房间隔平面展示在屏幕上，使观察者能从心房-心房、心室-心室的视角观察完整的间隔。房室瓣的数目及开闭情况对判断房室连接有着至关重要的作用，半月瓣的形态对判断心室大血管连接有着重要的作用。但常规二维超声只能从心脏长轴方向来观察，无法明确显示房室瓣或半月瓣数目及运动的横切面，即房室瓣瓣环的前后观及冠脉房室瓣平面，而STIC-Rendering则能对这类横切面完成显示。

（3）STIC技术联合二维灰阶血流（B-flow）成像模式对肺血管异常的诊断（STIC-Bflow）：B-flow二维灰阶血流成像是数字编码超声的一种新的影像技术。其利用"编码激励"来增加对微弱血流回声信号的灵敏度并抑制静止的组织回声。由于血流和组织同时成像，使我们在进行二维扫查的同时，清晰直观地看到血管内血流的流动情况，快速清晰地显示血流信息和血管壁的解剖关系。其优点在于具有更高的帧频及空间分辨率，无角度依赖性及对血流信号的高度敏感性。其特点决定了对胎儿肺血管的良好显示。近年来，不少学者将B-flow技术与STIC技术结合起来，很好地实现了对胎儿肺循环中细小血管的三维立体显示，进一步完善了对肺循环异常的先天性心脏病血流动力学的解释及诊断。

（4）STIC应用于心脏功能的评定：一种准确而可靠的心输出量的测量方法在对于评价胎儿心脏结构和功能的异常状况是非常有意义的。在二维超声心动图对胎儿心功能的测定中，较可靠的方法是探测流出道的血流多普勒频谱测得时间-速度积分（time velocity integral，TVI）并且测量主动脉与肺动脉内径（$D$），利用公式$SV=\pi\times(D/2)^2\times TVI$分别计算左室和右室的每搏输出量。测量过程要求取样线与血流之间成角不大于20°，因此需要非常合适的胎位并非常耗时，在临床上的应用十分受限。近年来，许多学者应用STIC技术采集胎儿心脏容积数据，利用各种强大的后期处理技术实现了对胎儿心腔容积的计算从而较客观地评价胎儿心脏功能。

**2.RT-3DE的临床应用**　实时三维超声心动图（real time three-dimensional echocardiography，RT-3DE）可以实时进行图像采集、同步显示心脏的立体动态图像，RT-3DE主要包括实时三维、彩色三维、全容积三维及三平面三维四种显示方式。目前，实时三维超声心动图已经在心脏结构、瓣膜疾病的诊断、心室容积和心功能的测量等方面得到广泛应用，同时为胎儿先天性心脏病的诊断开辟了一条新途径。实时三维超声心动图作为二维超声心动图的补充手段，使胎儿的先天性心脏结构和功能异常能够在产前作出诊断。应用实时三维超声心动图所得到的是容积数据，在采集图像过程中，受到胎动及胎儿呼吸的影响较小，降低了由胎儿运动引起的图像失真和伪像。目前，实时三维超声心动图在临床上的应用主要包括以下几个方面：胎儿心脏解剖结构的观察，尤其是二维超声心动图难以显示的一些切面；能够直观地显示心脏和大血管的平面观及一些复杂的心脏畸形，如房、室间隔缺损，右室双出口，三尖瓣闭锁，大动脉转位，永存动脉干等；能够较为准确地进行胎儿心腔容积的测量，进而评价胎儿心脏功能。

（四）四维胎儿超声心动图的临床应用

近年来，为提高先天性心脏病的产前诊断率，许多研究致力于各种新技术的开发和应用，最新应用于胎儿心脏检查的技术是单心动周期全容积实时三维超声心动图（real-time，single beat 4D imaging，4D），该技术能够一次捕获整个心脏的图像，即一个心动周期内的整个心脏的全容积成像，能够实时直观地显示胎儿心脏的空间结构，实现了真正的心脏实时全容积成像。与传统心脏全容积成像相比，实时心脏全容积成像不再需要图像的拼接及心电门控触发，患者也不需要屏息，全容积成像可达90×90°，且尺寸大小可根据帧频、分辨率灵活调节，由此开启了心脏四维显像的新时代。

随着计算机技术的不断发展及进步，这些新技术必然成为二维超声心动图必要的补充手段，将在胎儿先天性心脏病的产前筛查中发挥更大的作用，这将对优生优育起到重要的作用。

（五）胎儿心功能评价新应用

可靠的无创性胎儿心功能评价受诸多因素限制，包括胎儿期心脏体积较小、心室内膜显示不清，较难标准化胎儿心血管结构、方位、胎动、母体腹壁声窗欠佳等，且胎儿右心室几何形态不规则，在胎儿心律失常伴心功能异常时，右心室可出现几何形态改变，因而常规用于评估成年人和儿童心室功能的方法较难准确评价胎儿心室功能。胎儿心功能不全时，心肌收缩和舒张功能异常并存，必须综合评价心脏整体功能才更加合理。

Tei指数不受心室几何形状及心率影响，在胎儿期不受孕周影响，测量方法简便，重复性强，是评价胎儿心功能的实用方法，能可靠评价生理或病例状态下胎儿心功能状况，心功能不全时，胎儿心室腔Tei指数升高。研究结果显示，Tei指数能可靠评价水肿胎儿心功能。Tei指数局限性在于早孕期胎儿心脏体积小，胎儿心室Tei指数检测较困难，对胎儿心律失常者Tei指数的应用受到限制。

近年来Huhta等学者提出的胎儿心血管整体评分（cardiovascular profile score，CVPS，见表4-1）是一种多变量评分方法，可用于评价胎儿心功能状况、预测水肿胎儿结局及指导其治疗、指导及评价严重先天性心血管畸形产前干预，也常用于宫内治疗时限的选择及对胎儿心律失常/心力衰竭疗效评价。一般认为，CVPS系统评分一旦降低，则应进行干预。若CVPS≥7分，

表4-1　胎儿心血管整体评分表（cardiovascular profile score，CVPS）

| 项目 | 2分 | 1分 | 0分 |
| --- | --- | --- | --- |
| 胎儿水肿 | 无 | 腹腔、胸膜腔或心包腔积液 | 皮肤水肿 |
| 心/胸面积比值 | ＞0.20且≤0.35 | 0.35～0.50 | ＞0.50或＜0.20 |
| 心脏功能 | 二尖瓣、三尖瓣正舒张期双向性充盈 | 全收缩期三尖瓣反流 | 全收缩期二尖瓣反流舒张期单向性充盈 |
| 脐动脉血流频谱 | | | |
| 脐静脉和静脉导管血流频谱 | | | |

针对病因的治疗常能取得良好疗效；若7分＞CVPS≥5分，是否采取治疗措施迄今尚存争议，多采取治疗后观察动态变化；若CVPS＜5分，则胎儿围生期死亡率高，治疗意义不大，此时临床干预甚至会抑制母胎的适应性保护，而将母亲-胎儿复合体继续置于高应激状态下，出现不必要并发症，威胁母胎安全。CVPS和Tei指数呈负相关。因此，CVPS和Tei指数联合用于评价胎儿心力衰竭的诊断、治疗及预后评估，必将具有更加重要的临床指导意义。

# 第三节　胎儿心律失常的超声心动图检查

胎儿心律失常（fetal cardiac arrhythmias）是指常规产前检查无宫缩时，胎心节律不规则或胎心率在正常范围以外，发生率占所有妊娠的1%～2%。正常胎儿心律规整，心率每分钟120～160次，胎心率＜正常心率低限的20%提示为心动过缓，＞正常心率高限的20%为心动过速。期前收缩是心房或心室的提前搏动。室上性与室性心动过速的区别为前者由房性早搏激发，后者由室性早搏激发。完全性房室传导阻滞心房与心室收缩不一致，无相关性。一度房室传导阻滞指房室传导延长而致PR间期延长，二度房室传导阻滞是心房电冲动间歇性不能下传而出现心室搏动周期性的停止，有两种类型，称为莫式Ⅰ型和莫式Ⅱ型，前者是PR间期逐渐延长而RR间期逐渐缩短，直至出现心跳漏搏，后者是房室传导周期性中断而不伴有PR间期进行性延长。不规则心律指心率在正常范围但最快心率与最慢心率之差在每分钟25～30次。严重的心律失常可导致胎儿心力衰竭，引起胎儿死亡。在胎儿时期，其他无创性检查方法获得胎儿心电信号较困难，而通过听诊只能反映心率是否规则，不能确定节律的性质。而胎儿超声心动图不仅能够实时观察胎儿心脏结构及功能状况，又可判断胎儿心律失常的性质，成为目前诊断胎儿心律失常最有价值的方法。

胎儿超声心动图对胎儿心律失常的诊断、分类及处理是基于对心房、心室电生理学和时序分析，目前多采用M型、频谱多普勒及组织多普勒技术（tissue Doppler imaging，TDI）对房室水平的运动情况分别进行描述。尽管目前胎儿超声心动图对某些复杂类型心律失常的诊断还存在困难，但其有效性及相对准确性已可足以提示预后，并指导处理。

## 一、胎儿心律失常的超声心动图检测方法

1.M型超声心动图　M型超声评价心律失常是最经典和常用的方法，在二维超声引导下，取样线同时穿过心房壁和心室壁获得清晰的M型图像，心房壁及心室壁的运动曲线分别表示心房和心室的收缩与舒张，同时房室瓣及半月瓣的运动曲线也表示房、室运动的收缩与舒张。它们之间的运动曲线代表了心电传导的关系，帮助我们直观了解心房和心室的先后激动顺序，相互之间的节律关系。通过对获得的心房壁和心室壁或房室瓣和半月瓣之间的运动曲线对应关系，分析与判断胎儿心律失常的类型（图4-34）。

2.脉冲多普勒和组织多普勒超声心动图　频谱多普勒超声将取样容积置于不同部位获取反映房室运动的血流频谱图（左室流入-流出道区，上腔静脉和升主动脉相邻区，下腔静脉和腹主动脉相邻区，肺动、静脉相邻区）；根据血流频谱计算心房率、心室率及时间间距，根据心房率和心室率对应关系，判断心律失常类型。如取样容积放于心室的流入道和流出道交汇处，可得到流入道和流出道的多普勒血流频谱图，流入道频谱的A峰起点代表心房收缩开始，流出道频谱的起点代表心室收缩的开始。据此分析、判断心房和心室的收缩与舒张运动对应关系，判断胎儿心律失常。或组织多普勒取样容积置于二尖瓣环和（或）三尖瓣环侧室间隔处和左、右室壁处，获取反映房室运动的组织多普勒室壁频谱图（图4-35）。

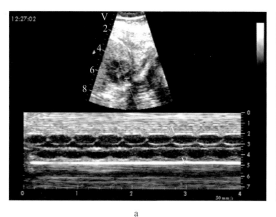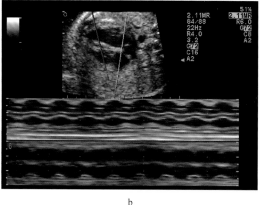

**图4-34　正常胎儿心脏房室壁运动曲线图**

　　a.M型图上部运动曲线是心房壁，下部运动曲线是心室壁，中部运动曲线是室间隔与房室瓣，心房壁与心室壁运动曲线呈一一对应关系；b.两条取样线分别通过心房壁和心室壁，同样得到心房壁与心室壁运动曲线呈一一对应关系图

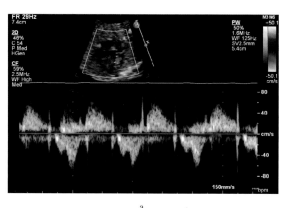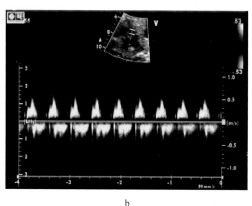

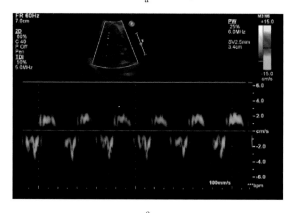

**图4-35　脉冲多普勒和组织多普勒超声心动图图像**

　　a.PW取样于左室流入道和流出道相邻处中显示A峰为心房激动波；b.PW取样于PA和PV，正常胎儿心律；c.取样容积置于二尖瓣环和（或）三尖瓣环侧室间隔处获取的室间隔运动的组织多普勒频谱图

## 二、胎儿心律失常的分类

　　胎儿心律失常是指无宫缩时胎心节律不规则或胎心率在正常范围外。若持续10s以上的胎心率低于正常心率低限的20%，则提示有胎儿心动过缓；若高于正常心率高限20%，则提示有心动过速。

　　胎儿心律失常一般分为不规则型、快速型、慢速型。胎儿心率＞每分钟200次为快速型心律失常，包括窦性心动过速、室上性心动过速、心房扑动、心房纤颤。胎儿心率＜每分钟100次为慢速型心律失常，包括窦性心动过缓、非传导性早搏及完全性房室传导阻滞等。不规则型包括房性早搏、室性早搏及伴有房室传导阻滞的快速型心律失常。

## 三、胎儿心律失常的超声心动图特征

### （一）不规则型心律失常

不规则心律是指胎儿心率在正常范围，但最快心率与最慢心率之差为每分钟25～30次；胎儿期发生的房性及室性期前收缩，根据发生次数分为偶发（＜每分钟5次）及频发（≥每分钟6次）期前收缩。

1. 房性期前收缩（房性早搏）

（1）是常见的胎儿心律失常，指心房壁运动曲线提前运动，然后有一不完全代偿间期，可以下传或不下传至心室。若心室壁有相应的收缩运动，则为房性早搏下传至心室；若心室壁无相应的运动曲线，则为房性早搏未下传至心室；若部分下传时兼有上述两种特点（图4-36）。

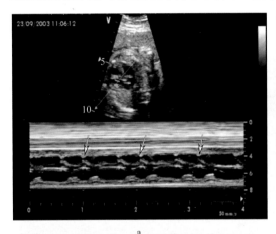

a

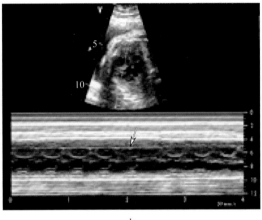

b

c

**图4-36　胎儿不规则型心律失常（房性期前收缩）**

a.胎儿心脏M型超声显示胎儿心脏频发房性早搏呈二联律下传至心室；b.胎儿心脏偶发房性早搏（未下传至心室），箭头示心房壁提前搏动；c.胎儿心脏频谱多普勒显示胎儿心脏偶发房性早搏（未下传至心室），箭头示心房壁提前搏动（引自Carvalho JS，Prefumo F，Ciardelli V，et al. Evaluation of fetal arrhythmias from simultaneous pulsed wave Doppler in pulmonary artery and vein. Heart，2007，93：1448-1453.）

（2）M型超声心动图表现为提前出现的、幅度较低的心房壁运动波。

（3）多普勒超声心动图房性早搏的表现与M型超声心动图类似，表现为流入道血流波提前出现，如果下传至心室，可引起心室射血波；如未下传至心室，则心室无相应的血流波。早搏提前过早，心室流出道血流波则不易显示。

2. 室性期前收缩（室性早搏）

（1）室性早搏少见，起源于心室，不逆传至心房。是心室壁运动曲线提前运动，其代偿间期较长，而心房壁无相应的收缩运动。

（2）M型超声心动图表现为提前出现的、幅度较低的心室运动波，在其前方没有相应的心房搏动波，在其后方通常有一较长的间歇期，其间歇时间较房性早搏为长（图4-37）。

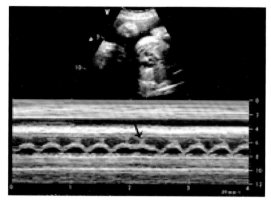

a

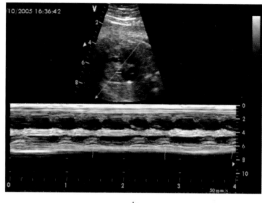

b

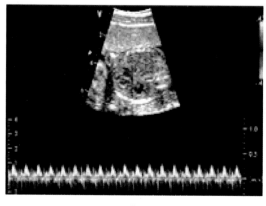

c

**图4-37　胎儿不规则型心律失常（室性期前收缩）**
　　a.M型图上部运动曲线是心室壁，下部运动曲线是心房壁，中部运动曲线是房室瓣。可见心室壁提前搏动。b.胎儿心脏室性早搏二联律M型图上部运动曲线是心房壁，下部运动曲线是心室壁，中部运动曲线是室间隔，可见心室壁提前搏动。c.频谱多普勒显示胎儿心脏室性早搏三联律（引自 Carvalho JS，Prefumo F，Ciardelli V，et al. Evaluation of fetal arrhythmias from simultaneous pulsed wave Doppler in pulmonary artery and vein. Heart，2007，93：1448-1453.）

（3）多普勒超声心动图上室性早搏则表现为心室流出道提前出现的血流波，而其前方不出现流入道血流波，其后方可出现一较长的间歇期。

（二）快速型心律失常

1. 窦性心动过速　胎儿心率为每分钟180～200次，心房律＝心室律，心房、心室壁运动曲线规整。

2. 室上性心动过速　胎儿室上性心动过速（supraventricular tachycardia，SVT）是指胎心率为每分钟220～300次，心房律＝心室律，心房壁、心室壁运动曲线对应、规整（图4-38）。

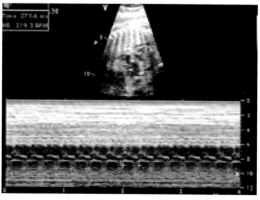

a

b

图4-38

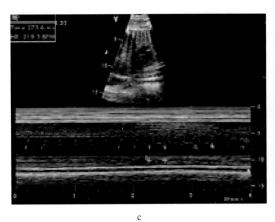
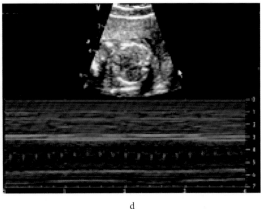

c　　　　　　　　　　　　　　　d

**图4-38　胎儿室上性心动过速**

　　a.室上性心动过速血流频谱；b.胎儿室上性心动过速M型超声；c、d.胎儿室上性心动过速M型超声彩色

　　**3.室性心动过速**　胎儿室性心动过速（ventricular tachycardia，VT）是指胎儿心室率＞每分钟200次，心室率＞心房率，心室壁运动曲线规整，心房壁曲线规整或不规整。

　　**4.心房扑动**　胎儿心房扑动（atrial flutter，AF）是指胎儿心房率为每分钟300～500次，心房率＞心室率，心房壁运动曲线规整，心室壁运动曲线不规整（图4-39）。

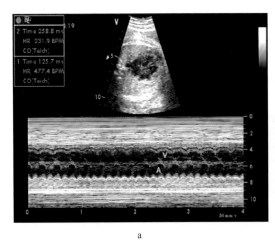
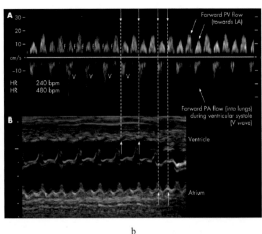

a　　　　　　　　　　　　　　　b

**图4-39　胎儿心房扑动**

　　a.M型超声显示胎儿心房扑动2∶1下传，心房率＞心室率；b.同时显示脉冲多普勒（PWD）记录肺血管（A）和M来自同一胎儿模式（B）心房扑动和2∶1室传导阻滞，垂直虚线显示出了在PWD信号和M模式相应的心房和心室活动（引自Carvalho JS，Prefumo F，Ciardelli V，et al. Evaluation of fetal arrhythmias from simultaneous pulsed wave Doppler in pulmonary artery and vein. Heart，2007，93：1448-1453.）

　　**5.心房纤颤**　胎儿心房颤动（atrial fibrillation）是指胎儿心房率＞每分钟400～500次，心房率＞心室率，心房壁及心室壁曲线均不规整（图4-40）。

　　持续性胎儿快速型心律失常可导致胎儿心力衰竭、胎儿水肿甚至胎儿死亡。

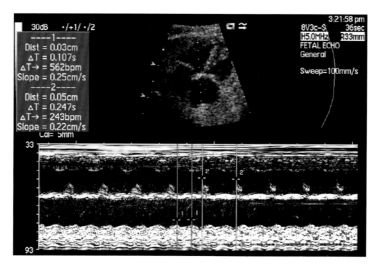

图4-40 胎儿心房纤颤M型超声图，心房率＞心室率

（三）慢速型心律失常

1.窦性心动过缓 胎儿窦性心动过缓是指胎心率＜每分钟100次，心房率＝心室率，心房壁、心室壁运动曲线对应、规整（图4-41）。

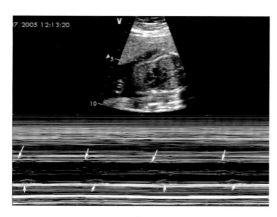

a

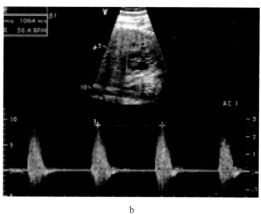

b

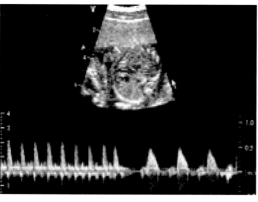

c

图4-41 胎儿窦性心动过缓

a.M型超声显示胎儿心动过缓；b.频谱多普勒超声显示胎心心动过缓；c.频谱多普勒超声显示胎儿心动过速到过缓（快慢心率交替进行）

2.房室传导阻滞　正常情况下M型超声心房波起始部至心室波起始部间距或频谱多普勒A-V间距在150ms以内，所以可以通过估测M型超声或频谱多普勒A-V间距来判断是否存在房室传导阻滞（图4-42）。

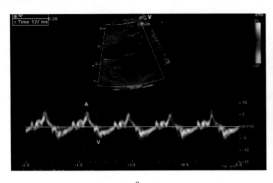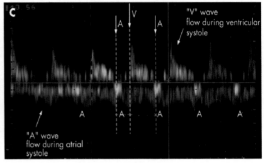

a　　　　　　　　　　　b

图4-42　频谱多普勒A-V间距（a）同时记录动脉和静脉频谱（b）的方法，可以估测PR间期（图中A-V间期）

引自Carvalho JS, Prefumo F, Ciardelli V, et al. Evaluation of fetal arrhythmias from simultaneous pulsed wave Doppler in pulmonary artery and vein. Heart, 2007, 93 : 1448-1453.

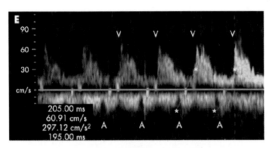

图4-43　一度房室传导阻滞频谱多普勒A-V间距＞150ms

引自Carvalho JS, Prefumo F, Ciardelli V, et al. Evaluation of fetal arrhythmias from simultaneous pulsed wave Doppler in pulmonary artery and vein. Heart, 2007, 93 : 1448-1453.

（1）一度房室传导阻滞是指房室传导时间延长，超过正常范围（150ms），但每个心房激动仍能传入心室（图4-43）。

（2）二度房室传导阻滞

① 二度Ⅰ型房室传导阻滞是M型超声心房波起始部至心室波起始部间距或频谱多普勒A-V间距逐渐延长直至心房波漏搏一次（为短-长-长-掉）见图4-44。

② 二度Ⅱ型房室传导阻滞是M型超声心房波与心室波间距或频谱多普勒A-V间距规整，而房室传导周期性中断，不伴有A-V间距进行性延长（图4-45）。

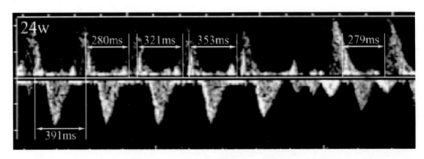

图4-44　二度Ⅰ型房室传导阻滞

在上腔静脉/主动脉（SVC/ AA）处进行频谱多普勒记录，静脉波在下方，主动脉波在上方，基线为零速度线。可见较高尖的"A"波叠加在主动脉波上显示。A-V时间间隔从280ms至353ms逐渐增加，其渐进延长导致一个房室传导阻滞的完成，这是在典型的卢恰尼-文氏现象中观察到的。需要注意的是A-A间隔保持恒定在391ms。（引自Fouron JC. Fetal arrhythmias : the Saint-Justine hospital experience. Prenat Diagn, 2004, 24 : 1068-1080.）

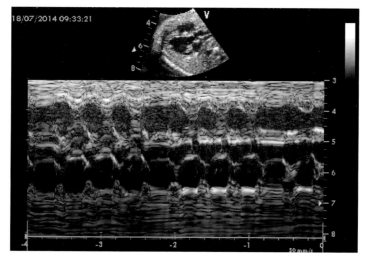

**图4-45 二度Ⅱ型房室传导阻滞**

M型图上部运动曲线是心室壁，下部运动曲线是心房壁，中部运动曲线是室间隔与房室瓣，心房波运动曲线规整搏动，心室波运动曲线三次搏动后停搏一次，表明房室传导周期性中断一次

（3）三度房室传导阻滞即完全性房室传导阻滞（complete atrioventricular block，CAVB）是指胎儿心室率＜80/min，心房律＞心室律，心房壁和心室壁运动曲线节律分离、互不相关，无依赖关系，为完全性房室传导阻滞（图4-46）。

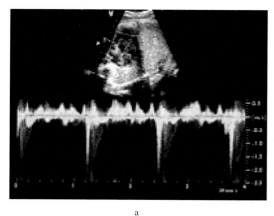

a

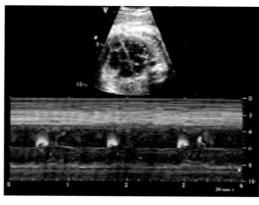

b

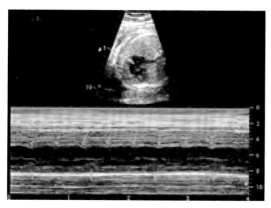

c

**图4-46 慢速型心律失常**

a.频谱多普勒超声显示心房和心室血流频谱分离，无依赖关系；b.M型彩色超声显示心房壁和心室壁运动曲线节律分离，互不相关，无依赖关系，a、b两幅图均为同一胎儿，提示完全性房室传导阻滞即三度房室传导阻滞；c.心房壁和心室壁运动曲线节律分离，互不相关，无依赖关系

## 四、检查胎儿心律失常注意的问题

1. 检测胎儿心律失常时，M型超声心动图应同时记录心房壁和心室壁的运动曲线，分别计算心房率和心室率，根据心房率和心室率及心房收缩与心室收缩的对应关系，确定心律失常类型。

2. 多普勒超声心动图将取样容积置于心室流入道与流出道交汇处，获取流入道与流出道血流频谱，进行分析，确定心律失常类型。

3. 一至二度房室传导阻滞的诊断，除根据心房壁和心室壁运动曲线节律失去相关性外，尚有赖于应用同时记录右肺动脉及右上肺静脉频谱，或同时记录上腔静脉及升主动脉血流频谱的方法，可估测PR间期，从而诊断胎儿一至二度房室传导阻滞及显性预激综合征。

4. 各种类型心律失常持续时间 < 10min 为一过性；早搏每分钟10次以上为频发早搏；短暂发作的过缓、过速和偶发的早搏为正常变异，是发育不成熟的功能性改变，在心脏发育过程中常可反复出现，逐渐消失，无须特殊处理。

5. 心律失常类型和严重程度可以随孕期而发生变化。胎儿心律失常最早诊断时间在16周左右，而最佳诊断时间在18～22孕周。因此，妊娠中期应仔细进行胎心听诊，尤其是妊娠16～20孕周，以利于胎儿病理性心律失常的早期发现，并指导临床进一步明确诊断，从而避免延误诊断治疗的最佳时间。

（朱　琦　陈　娇　郭　楠）

# 第五章

# 超声诊断在妇科的应用

## 第一节 子宫肌瘤的超声诊断

（一）基本概念

1.子宫肌瘤（myoma of uterus）主要由平滑肌细胞增生而成，是女性生殖器最常见的良性肿瘤，发病率为4%～11%，70%～80%的子宫肌瘤发生于30～50岁。

2.病理大体解剖子宫肌瘤中约80%为多发性，可多达上百个。按肌瘤的生长部位与生长方式分为子宫体部肌瘤、子宫颈部肌瘤；宫体肌瘤约占90%。子宫体部肌瘤分为肌壁间肌瘤、黏膜下肌瘤、浆膜下肌瘤及阔韧带肌瘤。各种类型的肌瘤发生在同一子宫称多发性子宫肌瘤。

3.子宫肌瘤可因血液供应障碍而发生各种退行性变性，常见的有：透明变性、透明坏死、黏液样变性、囊性变、钙化、红色变性、坏死、感染与脓肿形成、脂肪变性、恶性变等。此外，子宫平滑肌肿瘤还有十多种特殊类型，如富于细胞平滑肌瘤、不典型平滑肌瘤、核分裂活跃的平滑肌瘤、静脉内平滑肌瘤等。

4.常见的临床症状有月经改变、腹部包块及压迫症状。多数患者表现为月经量增多、月经周期缩短、经期延长；也可因肌瘤压迫而影响排尿或大便异常。

5.妇科检查盆腔，可扪及子宫增大、质硬，表面不规则，黏膜下肌瘤可以在宫颈口处见到脱出的肌瘤位于宫颈外口或阴道内。

6.常规应用超声检查能够较准确地判断子宫肌瘤的部位、大小和数目，对于直径在2cm以下的肌瘤，采用经阴道扫查有利于确诊。较大的肌瘤常伴有声衰减，尽量用频率较低的探头并调高增益。

（二）超声诊断

1.子宫长大或形态改变，位于子宫肌壁间的单个小肌瘤，子宫形态可以正常。浆膜下或多发性肌瘤子宫轮廓失常，宫内膜偏移（图5-1～图5-3）。

2.子宫肌瘤回声特征因瘤体内含肌细胞和结缔组织多少而异。常见的有弱回声、强回声、等回声、花斑状强回声等，典型的肌瘤可出现栅栏样回声（漩涡状回声，图5-4～图5-6）。

3.超声能够确定肌瘤生长部位，并能测量肌瘤瘤体的大小。肌瘤瘤体一般呈球形，其周边有低回声或稍强回声的假包膜包绕（图5-7）。

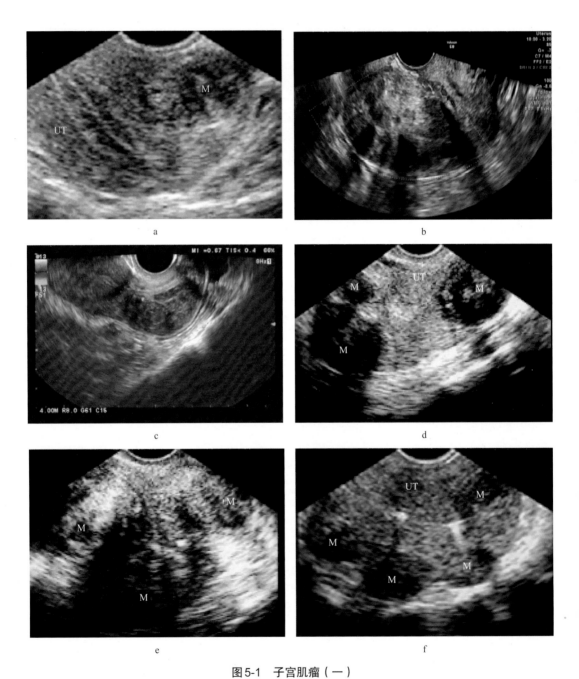

图5-1 子宫肌瘤（一）

a.子宫轮廓清楚，肌壁间见单个肌瘤；b.子宫浆膜下肌瘤；c.宫颈肌瘤；d～f.子宫形态失常，肌壁间及浆膜下见多个肌瘤

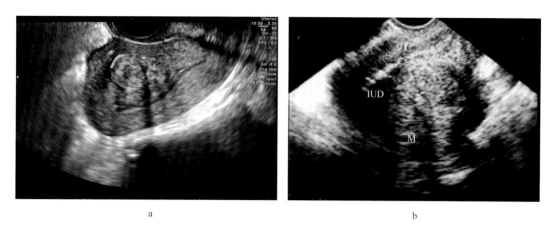

**图5-2 子宫肌瘤（二）**

a.前壁肌瘤将内膜向后推移；b.后壁肌瘤将内膜向前推移

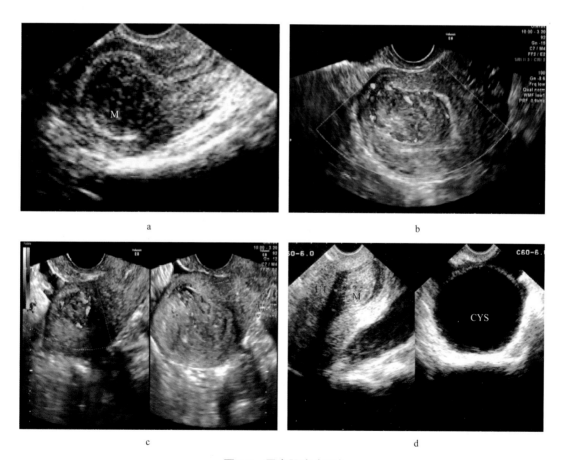

**图5-3 子宫肌瘤（三）**

a.黏膜下肌瘤，内膜包绕肌瘤；b.子宫前壁肌间肌瘤部分向宫腔内突；c.黏膜下肌瘤；d.黏膜下肌瘤突入宫颈管内，合并附件囊肿

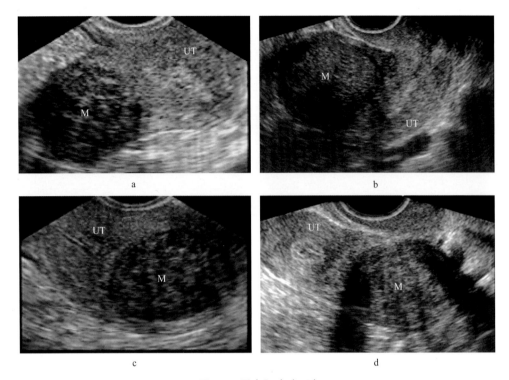

**图5-4 子宫肌瘤（四）**
a ~ c.显示子宫肌瘤呈弱回声团块；d.子宫肌瘤边缘伴有衰减声影

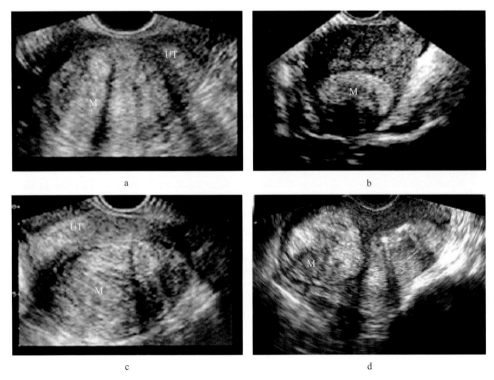

**图5-5 子宫肌瘤（五）**
a ~ d.均为子宫肌瘤呈增强回声

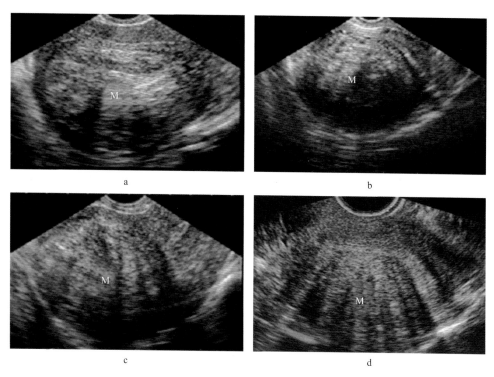

**图5-6　子宫肌瘤（六）**
a、b.肌瘤呈花斑状增强回声；c、d.肌瘤呈栅栏状回声

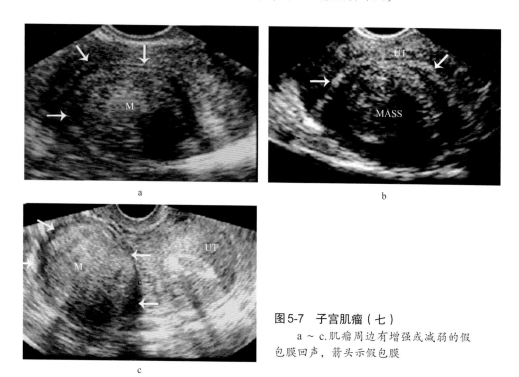

**图5-7　子宫肌瘤（七）**
a ~ c.肌瘤周边有增强或减弱的假
包膜回声，箭头示假包膜

4.彩色多普勒显示血流在大多数肌瘤瘤体周边呈环状或半环状分布（图5-8）。

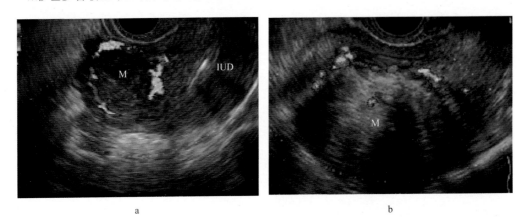

**图5-8　子宫肌瘤（八）**

a、b.彩超显示肌瘤周边血流呈半环状或环状分布

5.子宫肌瘤变性的肌瘤内部超声回声特征表现为：正常的漩涡状结构消失、肌瘤回声低、内部出现不规则囊性区、瘤体周边或内部出现强回声可伴有后方衰减声影。肌瘤变性多见于妊娠期或产后，肌瘤呈明显衰减为低回声。肌瘤钙化多见于绝经后患者（图5-9，图5-10）。

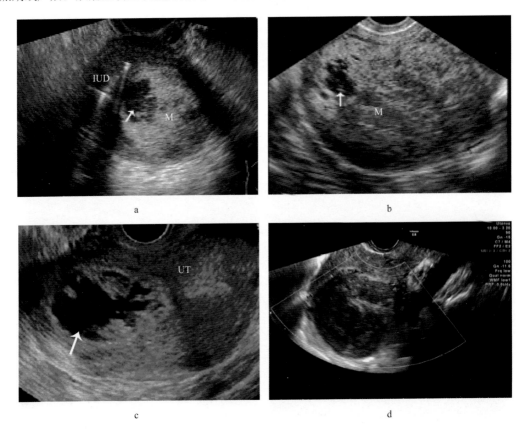

**图5-9　子宫肌瘤变性**

a～d.肌瘤有不同程度的液性变，超声显示瘤体回声不均匀，内有不规则液性暗区，箭头示液性暗区

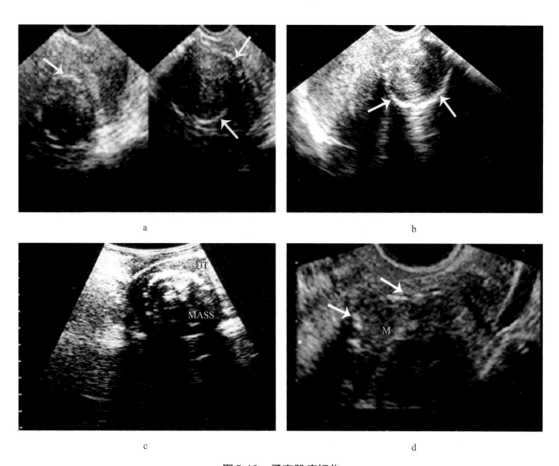

a

b

c

d

**图5-10　子宫肌瘤钙化**

a、b.肌瘤周边呈增强回声包绕；c、d.肌瘤内有班块状强回声伴衰减声影，箭头示钙化

（三）特别提示

1.经腹部扫查注意膀胱充盈适度，经阴道扫查时，肌瘤若大于8～10cm不易显示完全，应采用经腹、经阴道扫查相结合（图5-11）。

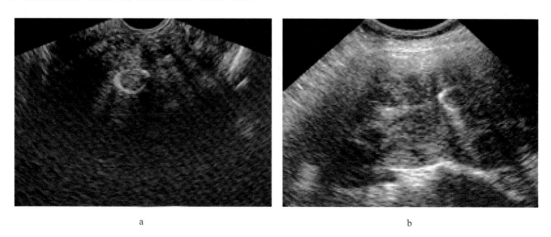

a

b

**图5-11　子宫肌瘤（九）**

a.经阴道超声扫查不能显示肌瘤全部；b.经腹部超声扫查显示肌瘤轮廓

2.根蒂较长的浆膜下肌瘤或阔韧带肌瘤易误诊为卵巢肿块，扫查中注意寻找卵巢与肿块的关系（图5-12）。

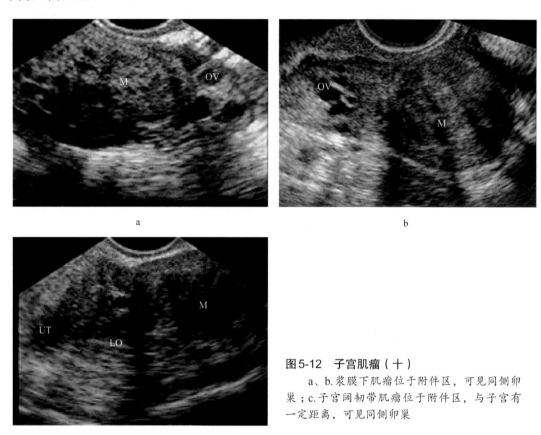

图5-12　子宫肌瘤（十）

　　a、b.浆膜下肌瘤位于附件区，可见同侧卵巢；c.子宫阔韧带肌瘤位于附件区，与子宫有一定距离，可见同侧卵巢

3.子宫肌瘤发生囊性变，注意与附件区囊肿或者孕囊进行鉴别（图5-13）。

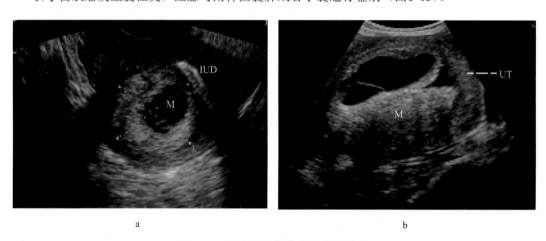

图5-13　子宫肌瘤囊性变与囊肿鉴别

a.囊性变的病变位置位于子宫肌壁间；b.囊性变的病变位置位于子宫外

　　4.子宫肌瘤应与子宫腺肌症、子宫肥大症、子宫内膜息肉、附件肿块、子宫发育畸形等进行鉴别（图5-14～图5-18）。

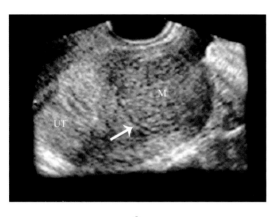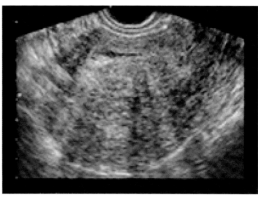

**图5-14　子宫肌瘤与腺肌症鉴别**

a.子宫肌瘤有假包膜回声；b.子宫腺肌病后壁病灶无边界

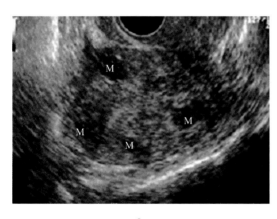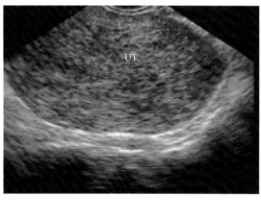

**图5-15　子宫肌瘤与子宫肥大鉴别**

a.子宫形态正常，肌壁间有小肌瘤结节，可见边界；b.子宫肥大，形态正常，肌壁间无占位

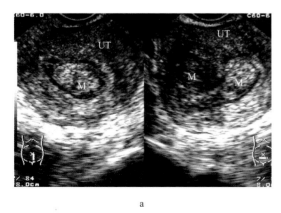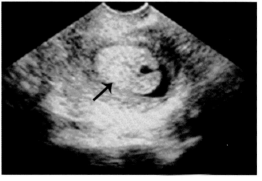

**图5-16　黏膜下肌瘤与宫内膜息肉鉴别**

a.子宫黏膜下肌瘤，回声稍弱；b.宫内膜息肉，回声增强，内有液性暗区，边界光滑，箭头示息肉

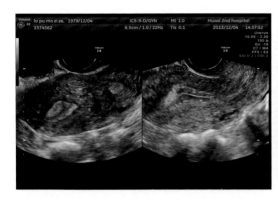
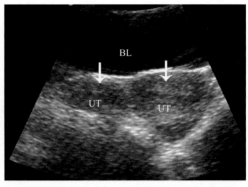

**图5-17　浆膜下肌瘤与残角子宫鉴别**

a.经腹扫查显示子宫旁圆形肌瘤；b.经腹扫查子宫右侧有一残角子宫，其内有内膜样回声，箭头示内膜

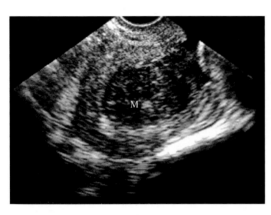
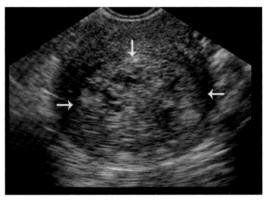

**图5-18　子宫黏膜下肌瘤与宫腔残留物鉴别**

a.黏膜下肌瘤与肌壁边界清楚，呈低回声；b.药流后7d，阴道出血，宫腔内查见不均质的增强回声团块，箭头示残留物

（四）典型病例介绍

见图5-19，图5-20。

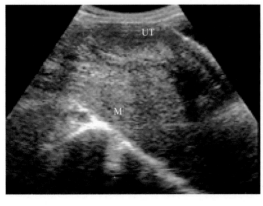
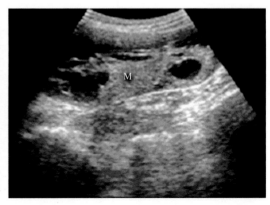

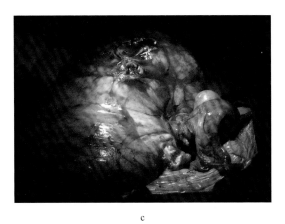

图5-19　患者，41岁，以往月经正常，扪及
腹部包块就诊

　　a、b.超声检查子宫正常，子宫右后方见
不均质的囊实性包块，内有不规则液性暗区，
疑卵巢肿瘤；c.大体标本，手术证实宫颈后壁
峡部肌瘤；病理诊断：平滑肌瘤伴广泛变性

c

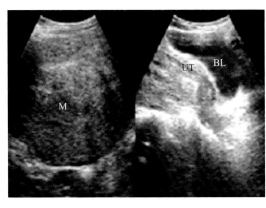

a

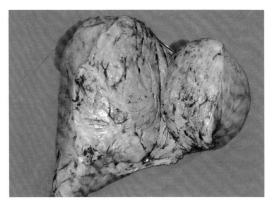

b

图5-20　患者，30岁，腹痛1个月
　　a.超声检查子宫未见异常，内有节育环，盆腔内见巨大的实性团块，疑卵巢实性肿瘤。手术证实左阔
韧带肌瘤；b.大体标本；病理诊断：平滑肌瘤伴黏液样变性

# 　　□□ 第二节　子宫腺肌病的超声诊断 □□

（一）基本概念

　　子宫腺肌病（adenomyosis）是因子宫内膜腺体及间质侵入子宫肌层并伴随着纤维组织与平滑肌组织的增生。一般认为发生的主要原因与多次妊娠与分娩时子宫壁创伤和慢性子宫内膜炎有关。以往曾称为内在性子宫内膜异位症。

　　多发生于30～50岁的经产妇，约50%患者同时合并子宫肌瘤，部分患者合并有盆腔内及其他部位内膜异位症，亦称为外在性子宫内膜异位症。

　　病理特点为子宫呈均匀性、球形长大。子宫肌层的病灶呈弥漫型和局限型两种改变，累及子宫后壁多见，故后壁常较前壁增厚。局限型病灶与子宫肌壁间肌瘤类似，但与周围肌层无明显分界。镜检可见肌层有呈岛状分布的子宫内膜腺体与间质。

　　主要临床症状表现以逐渐加重的进行性痛经为特点，并伴有月经量增多，经期延长。可并发不孕症。部分患者无任何临床症状。妇科检查盆腔内扪及子宫均匀性增大、质硬，且有压痛。

（二）超声诊断

1.子宫均匀性增大，子宫的前后径、长径、横径测值大于正常，轮廓无明显改变（图5-21）。

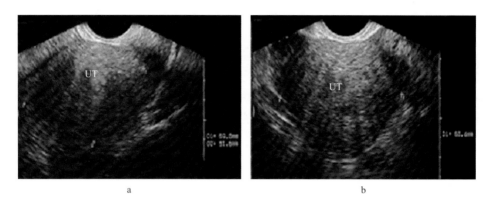

图5-21 子宫腺肌病（一）

a.经阴道矢状切面，子宫长径、前后径增大；b.经阴道横切面，横径增宽

2.多数患者子宫后壁肌壁增厚，子宫内膜因病灶挤压，前移或者后移（图5-22）。

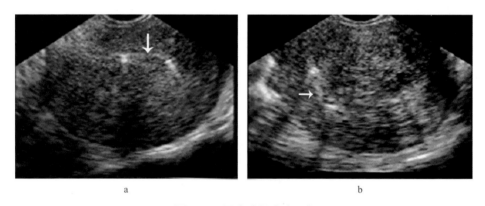

图5-22 子宫腺肌病（二）

a.前壁肌壁增厚，将内膜向后推移；b.后壁肌壁增厚，将内膜向前推移，箭头示内膜

3.增厚的子宫肌壁多数呈强回声，局限型类似子宫肌壁间肌瘤，但与周围肌壁无明显界限（图5-23）。

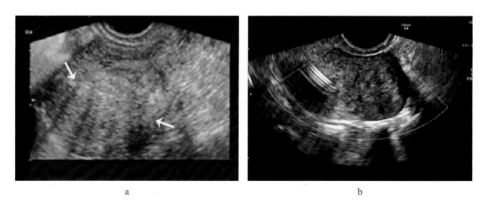

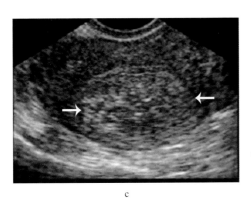

**图5-23 子宫腺肌病（三）**

　　a～c.子宫腺肌病发生在子宫前壁及后壁，呈增强回声，与子宫肌瘤图像接近，动态观察，其周边无假包膜，箭头示强回声

　　4.月经期超声检查，可以查见病灶内有散在的不规则小液性暗区，月经后小暗区自行消失（图5-24）。

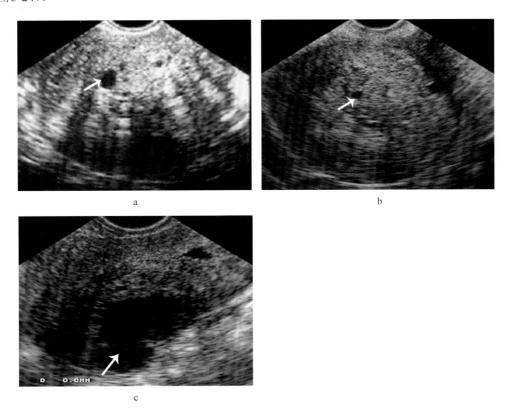

**图5-24 子宫腺肌病（四）**

a～c.病灶内有不规则的小液性暗区，尤其在月经期观察更为明显，箭头示液性暗区

　　5.弥漫型子宫腺肌病的图像表现为整个子宫肌壁增厚，肌壁回声呈弥漫性增强，子宫内膜位置可以正常（图5-25）。

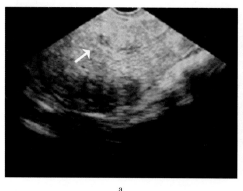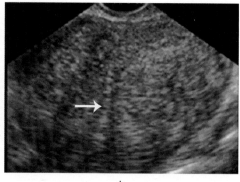

a　　　　　　　　　　　b

**图5-25　子宫腺肌病（五）**

a、b.病灶呈弥漫型，子宫内膜位置基本居中，箭头示内膜

6.彩色多普勒显示子宫腺肌病的病灶内血流呈散在、星点状分布（图5-26）。

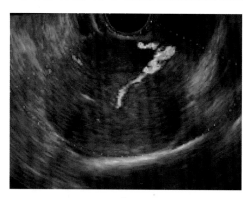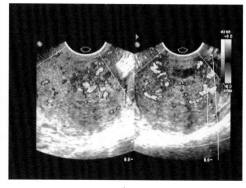

a　　　　　　　　　　　b

**图5-26　子宫腺肌病（六）**

a、b.彩色多普勒显示子宫腺肌病病灶内血流呈散在、星点状分布

（三）特别提示

1.子宫腺肌病与子宫肌瘤的超声图像极相似，鉴别诊断除了注意临床表现外，超声图像注意病灶与周围肌壁有无界限。

2.经产妇患者，宜采用经阴道扫查，有利于病灶边界及内膜位置的识别（图5-27）。

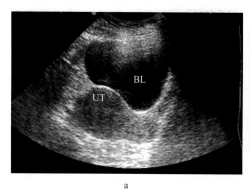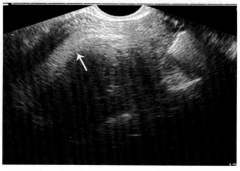

a　　　　　　　　　　　b

**图5-27　子宫腺肌病（七）**

a.经腹部扫查，不能较清楚地显示子宫腺肌病的特征；b.经阴道扫查，可以清楚地观察到子宫的轮廓、腺肌病病灶的情况

## ▫▫ 第三节　子宫内膜癌的超声诊断 ▫▫

（一）基本概念

子宫内膜癌（endometrial carcinoma）为女性生殖道常见三大恶性肿瘤之一，占女性生殖道恶性肿瘤的20%～30%。发病率高低与种族、地区有关。据近期统计资料表明，子宫内膜癌的发生率上升。高发年龄为58～61岁。

子宫内膜癌发生的确切病因不清楚，具有发病危险因素的人群有：外源性或内源性雌激素对子宫内膜的长期持续刺激、子宫内膜增生过长、肥胖体形、高血压、糖尿病、未婚未育、绝经时间后延、遗传等。

病理变化主要表现为弥散型、局限型，病变多位于子宫底部，以子宫两角附近居多。早期表现为子宫内膜表面粗糙，病变表浅而较小时，无肿块形成，可因诊断性刮宫或多次诊刮后，切除的子宫标本中找不到癌。弥漫型内膜癌累及子宫内膜的范围广，或呈多灶样改变；局限性癌肿呈息肉状或菜花样向宫腔内生长。较常见的内膜癌细胞类型有：内膜样腺癌，占子宫内膜癌的70%～80%，腺癌伴鳞化状上皮分化，特殊类型包括浆液性乳头状癌、透明细胞癌等。内膜癌转移途径主要为子宫肌层浸润、淋巴和血管浸润、晚期血行转移等。

临床症状主要表现为绝经后间断性或持续性阴道流血，未绝经者诉月经量增多，经期延长或经间期出血。阴道排液，晚期合并有恶臭的脓血排液。因癌瘤侵犯可导致宫颈管阻塞而致宫腔积血或积脓，表现下腹疼痛，晚期可因癌灶浸润周围组织或压迫从而引起下腹及腰骶部疼痛。

早期患者多数无明显全身症状及体征改变，中晚期后妇检可扪及子宫长大、变软，子宫周围或在宫旁扪及不规则结节状块状物。

子宫内膜癌的确诊应根据刮宫病理检查结果来判断。

（二）超声诊断

1.子宫内膜癌早期，子宫形态与内膜的超声图像无明显变化，有的子宫内膜癌仅表现为绝经后内膜略增厚或宫腔积液（图5-28）。

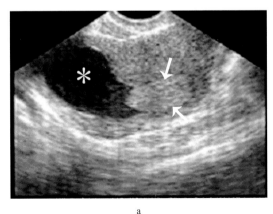
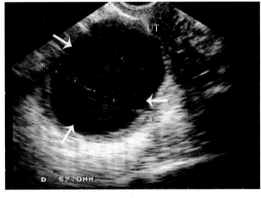

a　　　　　　　　　　　　　　　　　b

**图5-28　子宫内膜癌（一）**

a.患者57岁，阴道不规则流血1⁺个月，超声见宫腔内实性占位（箭头示），直径约2.0cm伴宫腔积液（"*"示）；b.患者63岁，绝经后13年，阴道少许出血，超声见宫腔内查见液性暗区（箭头示），直径5.7cm

2.子宫内膜癌中、晚期超声图像表现为子宫增大，尤其是绝经后萎缩的子宫增大，子宫内膜单层增厚≥0.5cm，宫腔内出现实质性占位，形态不规则（图5-29）。

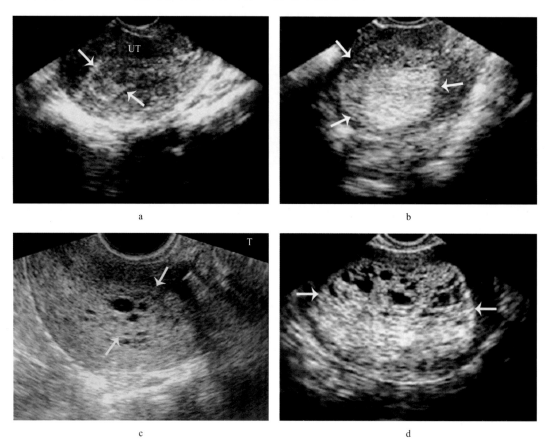

**图5-29　子宫内膜癌（二）**

　　a.患者44岁，月经紊乱半年，超声见内膜增厚，回声欠均匀；b.绝经后10年，超声见子宫增大，内膜呈团块样增厚，回声增强；c.绝经后6年，阴道少许出血，超声见内膜明显增厚，回声不均匀，内有多个囊泡样回声嵌入；d.内膜呈团块状增厚，回声不均匀，内有多个液性暗区（箭头示）

　　3.当癌灶向子宫肌层浸润时，可见内膜样回声向子宫肌壁内延伸。癌灶侵入子宫颈管时，颈管内可见不规则强回声（图5-30）。

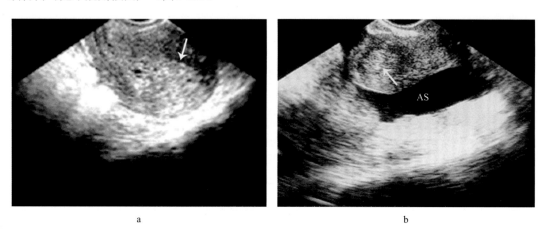

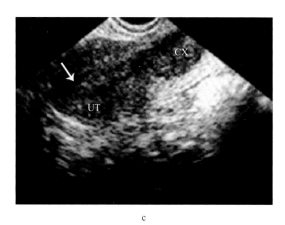

c

**图5-30 子宫内膜癌（三）**
a.子宫内膜增厚，内膜浸润子宫似"蚕食样"回声；b.患者61岁，阴道出血半年，超声见子宫内膜增厚，回声增强，子宫周围有腹水；c.子宫内膜及宫颈腺癌，显示宫腔及宫颈后壁回声低（箭头示）

4.子宫颈管阻塞后，宫腔积液、积血或积脓（图5-31）。

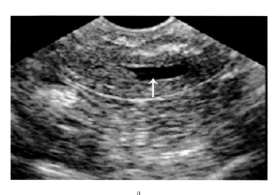

a

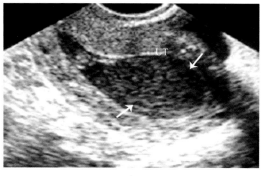

b

**图5-31 子宫内膜癌（四）**
a.患者65岁，绝经10年，阴道少许出血，超声见宫腔积液，宫腔前壁查见稍强回声，直径约1.5cm；b.绝经后6年，患有高血压、糖尿病，阴道血性分泌物1个月，超声见宫腔分离暗区近3.0cm，内为细弱点状回声（箭头示）

## （三）特别提示

1.绝经后超声检查子宫内膜单层增厚≥0.4cm，厚薄不均，或呈占位样病变；虽未绝经，但月经紊乱伴经量增多者，宜尽早做分段诊刮病检（图5-32～图5-35）。

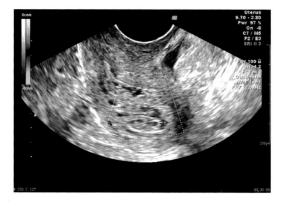

**图5-32 子宫内膜增生**
绝经后4年，无阴道出血，常规超声检查见内膜增厚，内有囊泡样回声，诊刮为内膜增生

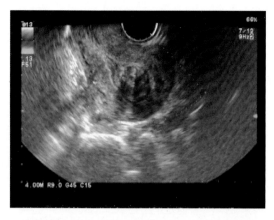

**图5-33  子宫黏膜下肌瘤**

　　患者48岁，月经量增多伴血块2年，超声见宫腔内直径约2.5cm的实性团块，手术证实黏膜下肌瘤

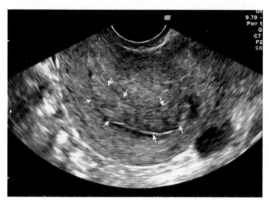

a

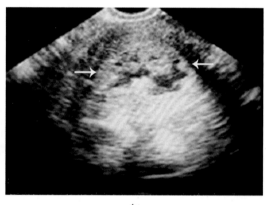

b

**图5-34  子宫内膜息肉**

　　患者29岁，月经紊乱、不孕。超声见子宫长大，宫腔内查见直径约6.0cm的不均匀的增强回声，诊刮为多发性息肉

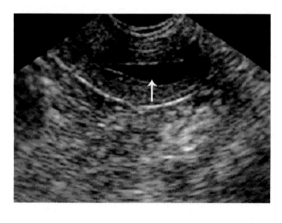

**图5-35  宫腔积液**

　　绝经后3⁺年，阴道分泌物增多，超声检查子宫萎缩，宫腔内液性暗区，直径1.6cm，液体清亮，宫内壁光滑（箭头示）

　　2.超声图像注意与子宫内膜增生、子宫黏膜下肌瘤、子宫内膜息肉、老年性内膜炎或合并宫腔积液、功能性子宫出血等鉴别。

　　（四）典型病例介绍

　　1.生育期妇女，阴道不规则出血3个月，宫腔内占位，疑为残留物，诊刮物病理检查证实为内膜癌（图5-36）。

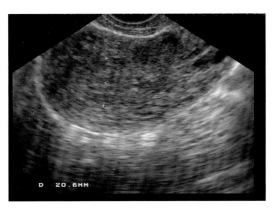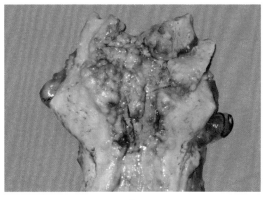

|a|b|
|---|---|

**图5-36　子宫内膜癌（五）**

　　患者，38岁，阴道不规则出血3个月。a.超声见宫腔内占位，疑为残留物；b.大体标本，手术结果"宫内膜癌"，病理结果"高-中分化宫内膜腺癌"

　　2.老年性妇女，无阴道出血，宫腔积液明显，内膜无明显增厚，诊刮后病检证实为子宫积液、内膜癌（图5-37）。

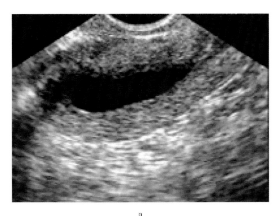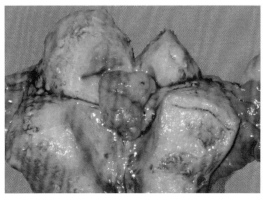

|a|b|
|---|---|

**图5-37　子宫内膜癌（六）**

　　患者，57岁，绝经9年，阴道少许流血5天。a.超声检查子宫腔积液，宫底部查见直径约2.0cm的稍强回声团块，诊刮病检子宫内膜癌；b.术后大体标本

# ▢▢ 第四节　子宫内膜良性病变（息肉）的超声诊断 ▢▢

## （一）基本概念

　　子宫内膜息肉（polyp）是比较常见的瘤样病变，是由局部增生的内膜腺体及间质组成，有蒂并向宫腔内突出，有的根蒂较长，甚至突出于宫颈外口。可发生于任何年龄，50～60岁妇女较常见。

　　病理上肉眼观察子宫内膜息肉组织表面光滑，可继发感染伴有出血坏死与溃疡形成。可为单发性或多发性，体积小至几毫米，大至几厘米，也可为弥漫性，形态各异。病理上分为功能性、非功能性、腺肌瘤样、绝经后内膜息肉等。其根蒂的粗细、长短不一。

临床表现为月经量增多或月经淋漓不尽。单发性较小的息肉可无任何症状。

（二）超声诊断

1.子宫大小正常或略增大，形态无改变。

2.子宫腔内查见占位性病变，使宫腔回声中断或变形，多数呈强回声，形态呈类圆形或斑点状，附着于宫腔内壁，与子宫内膜有界限（图5-38，图5-39）。

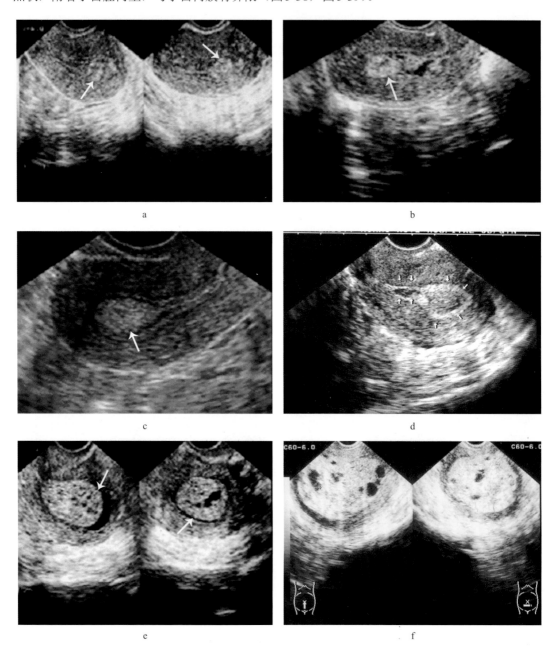

**图5-38 子宫内膜息肉（一）**

a～d.宫腔内占位，宫内膜线中断；e.患者61岁，绝经后10年，阴道少许流血，阴道超声矢状及横切面扫查宫腔内查见直径2.0⁺cm的稍强回声，内有多个小囊泡；f.患者66岁，绝经后13年，阴道超声矢状及横切面查见宫腔内占位，直径约3.5cm，呈增强回声，内有多个小囊泡

（三）特别提示

（1）宜采用经阴道超声扫查，利于子宫内膜形态的显示。宫腔息肉呈弥漫型生长者，超声图像可显示子宫内膜异常增厚。通过宫腔声学造影能帮助鉴别是宫腔息肉或是宫内膜增厚。

（2）超声诊断注意与子宫内膜增生过长、子宫黏膜下肌瘤、子宫内膜癌、宫内残留物等鉴别（图5-40～图5-45）。

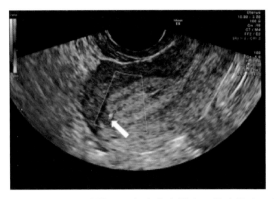

图5-39　彩色多普勒显示息肉中有供应血管（箭头示）

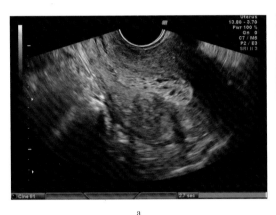

a

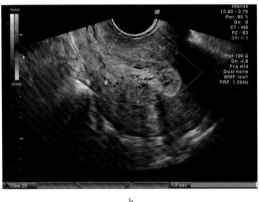

b

图5-40　内膜增生过长

a、b.子宫内膜增厚，内有多个囊性暗区，诊刮病检为内膜增生过长

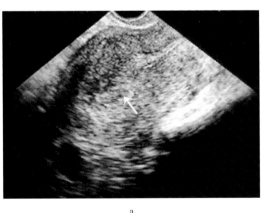

a

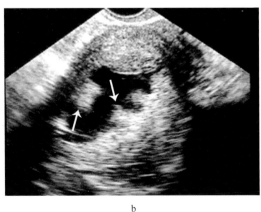

b

图5-41　子宫内膜息肉（二）

患者，45岁，月经紊乱1[+]年。a.经阴道超声矢状切面见内膜增厚，回声不均匀；b.生理盐水灌注后宫腔内壁上可见多个息肉状物突入液体内（箭头示）

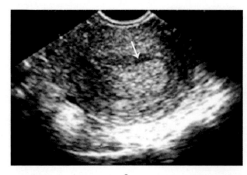

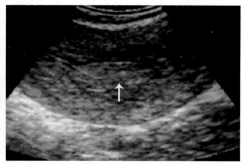

a

b

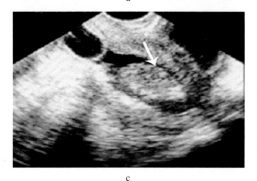

c

**图5-42　内膜息肉与宫内残留物鉴别**

　　a.宫腔内占位，内膜线中断；b.阴道超声矢状切面显示宫内膜增厚；c.宫腔注入生理盐水后，查见直径约3.0cm的增强回声，在液体中漂浮（箭头示）

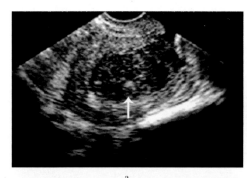

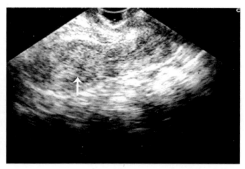

a

b

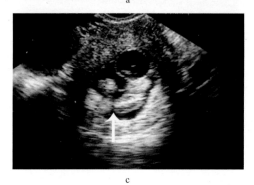

c

**图5-43　子宫黏膜下肌瘤与内膜息肉鉴别**

　　a.患者月经量增多伴血块2⁺年，宫腔内查见弱回声团块，直径2.4cm，边界清楚；b.患者月经紊乱3年，原发不孕，阴道超声检查宫内膜呈团块状增厚；c.注入生理盐水后，宫腔内多个团块状强回声（箭头示）

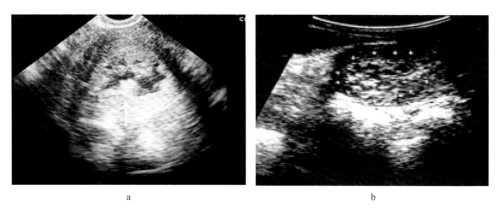

**图5-44　内膜息肉与内膜结核鉴别**

a.患者，37岁，月经紊乱伴月经量增多2年，超声检查宫腔内有多个不规则、不均质强回声；b.患者24岁，继发闭经7年，曾有结核病史，宫腔内为不均质增强回声，疑内膜结核

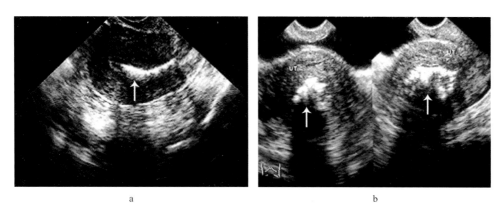

**图5-45　内膜其他病变**

a.患者32岁，人工流产术后继发性闭经7年，宫腔内查见条状强回声伴衰减声影，为残留物钙化伴宫腔粘连；b.引产后清宫术后3年，月经量明显减少，宫腔内查见不规则的强回声，后方伴声影，为残留物钙化（箭头示）

# 第五节　子宫颈病变的超声诊断

（一）基本概念

1.子宫颈是子宫的组成部分，主要由纤维结缔组织和少许平滑肌细胞构成，呈圆柱形，长2.5～3.0cm，中央有宫颈管，颈管内膜有分泌碱性黏液的功能。子宫颈具有多种防御功能，但易受分娩、宫腔操作的损伤而导致慢性宫颈炎症，是妇科最常见的疾病。

2.由于子宫颈解剖学与组织学的特殊性，在宫颈阴道部鳞状上皮和宫颈管柱状上皮的移行带形成过程中，受到某些致癌因子的刺激，可发生细胞分化不良，排列紊乱，细胞异常，有丝分裂增加，而最终发展为宫颈浸润癌。

3.子宫颈癌（carcinoma of cervix uteri）是生殖道中最多见的恶性肿瘤，好发年龄为35～39岁和60～64岁。确切病因尚未完全明了。目前认为，人乳头瘤病毒（human papilloma virus，HPV）感染，特别是高危型别的持续感染，是引起子宫颈癌前病变和宫颈癌的重要病因。其他相关影响因素有早年分娩、多产、高危男性伴侣及机体免疫功能抑制等。

4.在组织类型上常见的有鳞状细胞癌、腺癌、鳞腺癌、棘腺癌、透明细胞癌及未分化癌等，按分化程度可分为高分化、中分化、低分化癌，根据癌的发展阶段分为原位癌、早浸润癌和晚浸润癌。

5.宫颈鳞状细胞癌随病变发展分为外生型、内生型、溃疡型、颈管型四种病理类型，占80%～85%。宫颈腺癌约占15%。宫颈癌转移途径主要为直接蔓延及淋巴转移。

6.宫颈癌早期常无临床症状与体征。一旦出现症状，主要表现为阴道出血、阴道排液。晚期癌出现因病灶波及盆腔结缔组织、骨盆壁，产生尿频、尿急、大便秘结、下肢肿痛等症状，甚至出现全身恶病质。中、晚期宫颈癌妇科检查时可发现宫颈赘生物向阴道突起，形成菜花状，触之易出血；内生型则见宫颈肥大、质硬，颈管膨大如桶状，表面光滑或有浅表溃疡，晚期则可能形成凹陷性溃疡。妇科检查扪及子宫两侧增厚、结节状，可浸润达盆壁形成冰冻骨盆。

7.慢性宫颈炎的主要临床症状是阴道分泌物增多，可有血性白带或性交后出血，当炎症涉及其他邻近器官或扩散到盆腔，可出现腰骶部疼痛、下腹坠痛等症状。

8.慢性宫颈炎的病理改变主要有宫颈糜烂、宫颈息肉、宫颈黏膜炎、宫颈腺囊肿、宫颈肥大等。

（二）超声诊断

1.慢性宫颈炎（宫颈腺囊肿、宫颈肥大、宫颈息肉）的超声图像　主要表现为宫颈直径增大，宫颈内有多个囊性无回声（图5-46）。

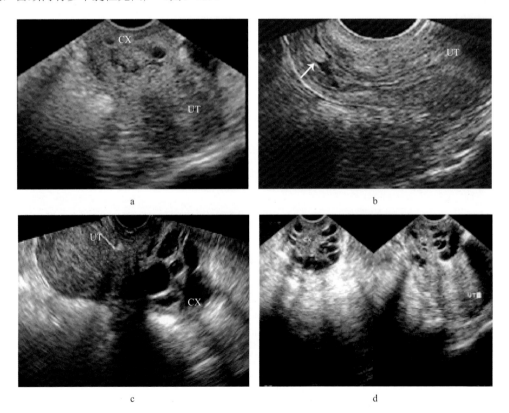

a

b

c

d

图5-46　子宫颈炎
a.子宫颈肥大伴纳氏囊肿；b.宫颈管内息肉（箭头示）；c、d.宫颈肥大伴纳氏囊肿

2.宫颈癌的超声图像

（1）早期宫颈癌无超声图像改变。当癌灶长到一定程度及突向宫颈外口或形成包块时，超声图像显示子宫颈膨大，直径＞3cm，颈管内膜形态失常或消失（图5-47，图5-48）。

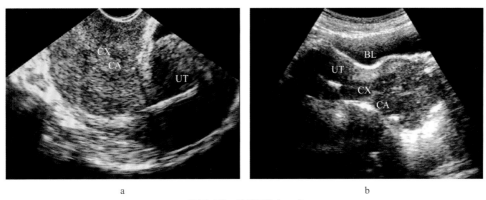

图5-47　宫颈癌（一）

a.经阴道矢状切面扫查，宫颈直径＞宫体前后径，回声偏低；b.经腹部扫查，宫颈直径＞宫体前后径，宫颈管消失，宫颈形态失常

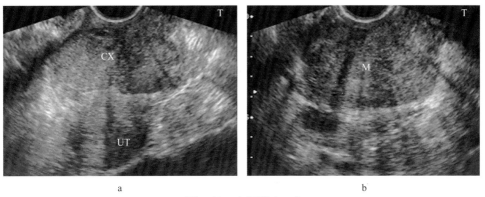

图5-48　宫颈癌（二）

患者59岁，绝经7年，阴道出血3个月。a.宫体萎缩，宫颈形态失常，查见不规则的团块，直径约7.0cm；b.同一病人，经阴道扫查横切面包块横径

（2）宫颈处呈不均质低回声或增强的不规则团块。当癌灶向膀胱及宫旁浸润时，超声图像显示膀胱壁不光滑。子宫周围有不规则低回声（图5-49）。

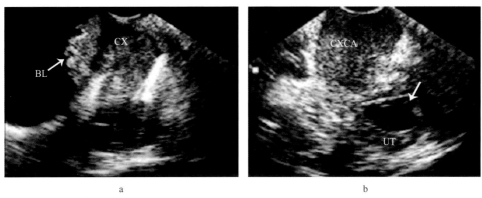

图5-49

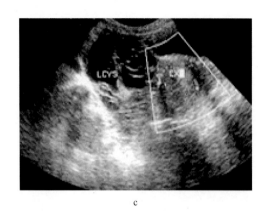

c

**图 5-49　宫颈癌浸润**

　　a.子宫颈直径增大，形态失常，癌种向膀胱壁浸润（箭头示）；b.子宫颈长大，颈管回声消失，宫颈内口阻塞，宫腔积液（箭头示）；c.宫颈癌宫旁有不规则囊性占位，为宫旁浸润

（3）彩超显示宫颈癌灶内有丰富的血流（图5-50）。

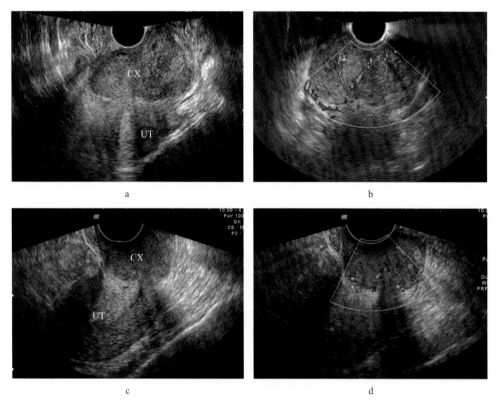

**图 5-50　宫颈肉瘤与宫颈癌血流**

　　患者，51岁，阴道反复大出血4次。a.子宫颈形态失常，颈管内膜消失，直径＞子宫体；b.同一病人，宫颈横切面彩色多普勒显示肿瘤内有丰富的血流，病理诊断为子宫颈肉瘤；c.患者67岁，阴道不规则出血半年，经阴道矢状切面见子宫萎缩，宫颈无明显增粗，彩色多普勒血流显示颈管内有丰富的血流；d.同一病人横切面，宫颈涂片查见癌细胞，经手术及病理诊断为宫颈癌

（三）特别提示

（1）生育年龄妇女的宫颈癌应与宫颈妊娠鉴别，注意血HCG测定（图5-51）。

（2）宫颈癌注意与子宫颈部肌瘤鉴别（图5-52）。

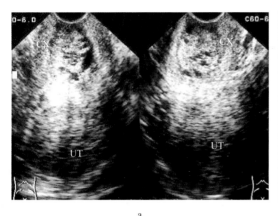
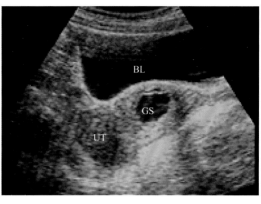

a　　　　　　　　　　　　　　　　　　b

**图 5-51　宫颈癌与宫颈妊娠鉴别**

　　a.宫颈癌患者宫颈形态失常，直径增粗，HCG 阴性；b.子宫颈呈"桶状"增大，颈管内有孕囊或不均质强回声，HCG 阳性

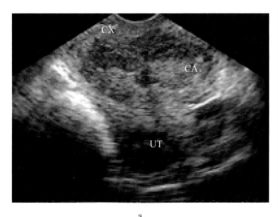
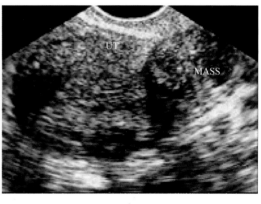

a　　　　　　　　　　　　　　　　　　b

**图 5-52　宫颈癌与宫颈肌瘤鉴别**

　　a.宫颈癌，子宫颈直径＞宫体，宫颈形态失常，宫颈处可见不规则、回声不均匀的包块；b.子宫颈部肌瘤，多发生在宫颈后壁，边界清楚，改变探头扫查角度，可显示颈管内膜

# 第六节　子宫肉瘤的超声诊断

（一）基本概念

　　子宫肉瘤（sarcoma of uterus）是较为罕见的肿瘤，是女性生殖器恶性程度最高的肿瘤。子宫平滑肌肉瘤约占子宫平滑肌肿瘤的 0.64%，占子宫肉瘤的 45% ～ 75%，来源于子宫肌层或肌层内结缔组织。好发于围绝经期妇女，也可见于青年女性。

　　根据不同的组织发生来源主要有以下几种类型：① 子宫平滑肌肉瘤，来自子宫肌层或子宫血管壁平滑肌纤维，也可由子宫肌瘤恶变而来。② 子宫内膜间质肉瘤，来自子宫内膜间质细胞，分为低度恶性和高度恶性间质肉瘤。③ 恶性苗勒管混合病，又称癌肉瘤，来自残留的胚胎细胞或间质细胞化生。

　　临床主要症状是阴道流血，表现为月经过多，不规则流血或绝经后流血，血量或多或少，阴道流血性黄水或有脓性分泌物并有臭味。少数人没有明显症状，因发现腹部包块而就诊，晚期可出现贫血、恶病质及转移，患者感下腹疼痛、腰痛等。妇科检查子宫增大，甚至占据整个盆腔，包块表面不规则、质软。

　　（二）超声诊断

　　1.子宫肌瘤在短期内迅速长大，超声扫查回声衰减明显，不易辨认子宫的三层组织结构（图5-53）。

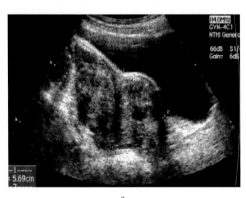
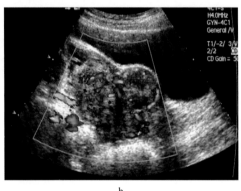

a　　　　　　　　　　　　　　　　　b

**图5-53　子宫肉瘤**

　　患者，女，17岁，子宫肌瘤剔除术后1年，肌瘤复发。a.经腹二维超声扫查，子宫右侧壁下段肌壁间及浆膜下查见多个弱回声融合成团，大小约5.7cm×8.1cm×7.8cm，右前壁肌壁间查见2.2cm×2.9cm×2.9cm的弱回声团；b.团块周边及其内探及较丰富血流信号。病理诊断子宫平滑肌肉瘤

　　2.盆腔内显示较大的实质性包块，子宫因受挤压而被推向一侧，或无法显示正常子宫形态。（图5-54）。

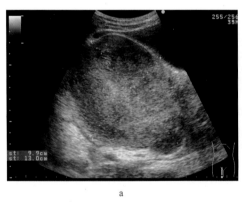
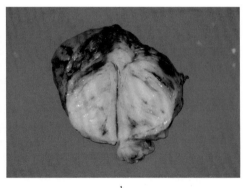

a　　　　　　　　　　　　　　　　　b

**图5-54　盆腔肉瘤**

　　患者，18岁，左下腹疼痛1个月，超声检查盆腔包块。a.经腹部超声扫查见盆腔内4个月孕大小的实性团块，充满盆腔，子宫显示不清；b.大体标本，病理诊断为胚胎性横纹肌肉瘤

　　3.超声扫查发现体积大的肌瘤中回声不均匀或回声杂乱。

　　（三）特别提示

　　1.曾患有子宫肌瘤者，短期内肌瘤迅速长大。超声扫查时注意分辨子宫回声及三层结构是

否清楚。

2.注意与巨大良性子宫肌瘤、卵巢肿瘤进行鉴别。生育期妇女应注意寻找双侧卵巢。

## □□ 第七节　女性生殖器官发育异常的超声诊断 □□

（一）基本概念

1.在胚胎第3～4周时，卵黄囊内胚层内出现原始生殖细胞，第4～5周时，泌尿生殖嵴形成，第4～6周末，原始生殖细胞迁移到生殖嵴形成原始生殖腺，在胚胎第8周时，原始生殖腺即分化为卵巢。

2.生殖腺发育为卵巢后，泌尿生殖嵴外侧的中肾管退化，两侧副中肾管的头段形成两侧输卵管，两侧中段和尾段合并构成子宫及阴道上段。并合初期，尚保持有中隔，将其分为两个腔，约在胎儿12周末中隔消失，成为单一内腔。副中肾管最尾端与泌尿生殖窦相连，并同时分裂增殖，形成阴道腔。

3.女性生殖器官正常管道形成受阻所致异常包括处女膜闭锁，阴道横、纵隔，先天性阴道闭锁、宫颈闭锁等；副中肾管衍生物发育不全或融合障碍所致的子宫发育异常有先天性无子宫、痕迹子宫或始基子宫、子宫发育不良（幼稚子宫）、单角子宫、双子宫、双角子宫、鞍状子宫、纵隔子宫等。

4.女性生殖器官发育异常的临床表现如下。

（1）进入青春期后无月经来潮，伴有周期性下腹疼痛，如处女膜闭锁、阴道隔膜（横隔、斜隔）或阴道部分闭锁、先天性宫颈闭锁等。

（2）青春期以后无月经来潮，如先天性无子宫、痕迹子宫或始基子宫、幼稚子宫等。

（3）结婚后性生活困难或多次流产、早产或不孕，如先天性无阴道、无子宫、阴道横隔、阴道闭锁、单角或双角子宫、纵隔子宫等。

（二）超声诊断

1.先天性无子宫（congenital absence of uterus）　在充盈的膀胱后方，经腹或经阴道纵切面与横切面均无子宫图像显示，多数患者在盆腔两侧可查见体积较小的卵巢。先天性无子宫常合并先天性无阴道，因此，无阴道气体线显示（图5-55）。

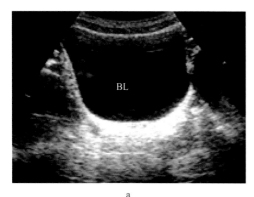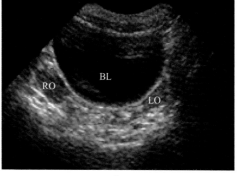

a b

**图5-55　先天性无子宫**

a.经腹扫查，膀胱后方无子宫图像；b.经腹横切面扫查，可见双侧卵巢

　　2.痕迹或始基子宫（primordial uterus）　充盈的膀胱后方，经腹或经阴道扫查仅见呈条索状的稍强回声，无正常子宫形态，无内膜线显示。部分患者的盆腔两侧可查见卵巢（图5-56）。

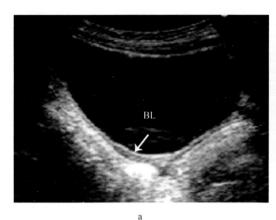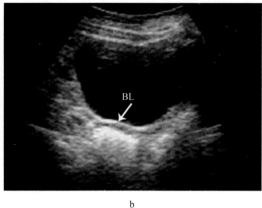

a　　　　　　　　　　　　　　　b

**图5-56　痕迹子宫**

　　a.经腹扫查，盆腔内无正常子宫轮廓，仅见一条索状稍强回声，无内膜回声；b.经腹横切面，未见明显卵巢图像。箭头示痕迹子宫

　　3.子宫发育不良（幼稚子宫）（hypoplasia of uterus）　盆腔内有子宫轮廓显示，子宫的前后径、长径、宽径测值小于正常，子宫前后径小于2cm，内膜回声不明显，或呈细线状（图5-57）。

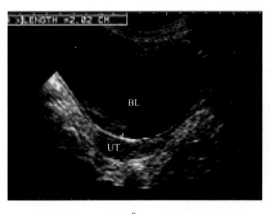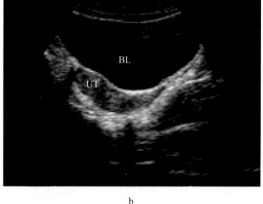

a　　　　　　　　　　　　　　　b

**图5-57　子宫发育不良（幼稚子宫）**

　　a.患者21岁，无月经来潮，经腹扫查，子宫前后经1.8cm，无明显内膜回声；b.患者19岁，月经稀发伴经量少，子宫大小为2.2cm×4.4cm×2.0cm，内膜呈细线状

　　4.双子宫双阴道（uterus didelphys）　盆腔内显示两个子宫声像图，各有宫腔回声。经腹扫查时从宫底向宫颈及阴道，或从阴道向宫颈及宫底横向扫查。宫底部横切面显示呈蝶状，下移探头到宫体部见横径较宽，再向下向耻骨后方倾斜扫查，可显示两个宫颈管及阴道气体线回声。纵向扫查时将探头置下腹一侧，缓慢向对侧移动，则依次显示两个子宫的矢状切面（图5-58，图5-59）。

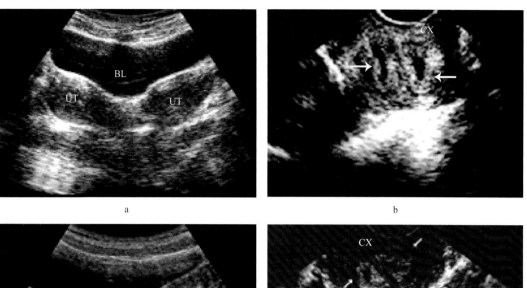

图5-58　双子宫

　　a、b.经腹扫查子宫中上部横切面显示分开的左右两侧子宫，各有内膜；经阴道扫查见两个宫颈管内膜；
c、d.经腹扫查子宫中上部横切面显示分开的左右两侧子宫，各有内膜；经阴道扫查见两个宫颈管内膜

　　5.双角子宫或鞍状子宫（uterus bicornis）　经腹横切面扫查见宫底平面显示羊角形的两个子宫角，各有宫腔回声。宫体下段及宫颈多表现为正常形态。移动探头纵向扫查宫体部时似双子宫图像，但仅有一个宫颈及阴道。当双角子宫仅在横切面上显示子宫底呈凹陷状又称马鞍形子宫（图5-60）。

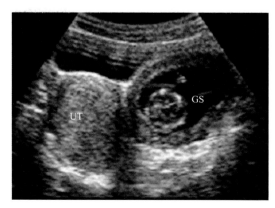

图5-59　双子宫合并早孕

经腹扫查，左侧子宫内妊娠，右侧子宫增大，
宫内膜增厚

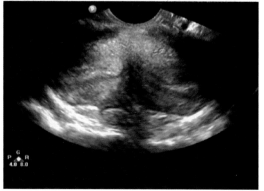

图5-60　双角子宫

经阴道扫查，宫腔呈"八"字形，左右各有一
内膜，宫底肌壁向内凹陷

6.纵隔子宫（uterus septus） 子宫轮廓、形态无明显改变。横切面显示子宫底部较宽，子宫横径测值大于正常，宫腔回声呈"八"或"Y"字形。完全纵隔子宫横切面自宫底向宫颈方向扫查，可见两个宫内膜回声呈左右或前后排列。不全纵隔显示子宫内膜左右或前后排列，内膜之间可见衰减的中隔回声（图5-61，图5-62）。

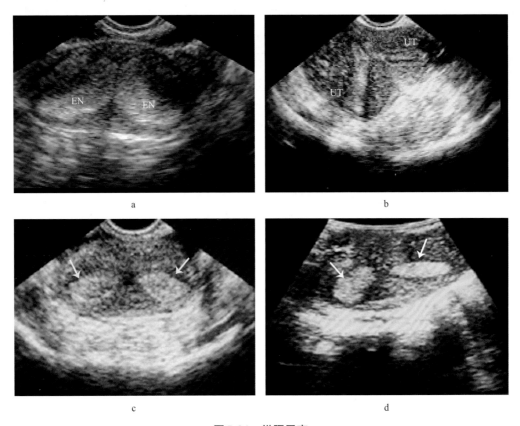

**图5-61 纵隔子宫**

a.子宫冠状切面显示完全性纵隔子宫；b.子宫冠状切面显示子宫内膜呈"Y"字形；c.宫体横切面显示宫内膜呈典型的"猫眼征"（箭头示）；d.宫体横切面显示内膜呈"八"字形（箭头示）

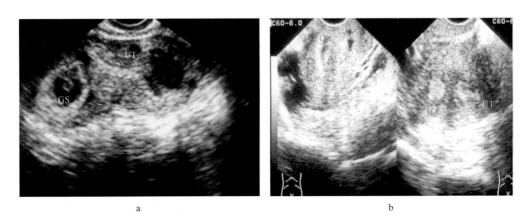

**图5-62 纵隔子宫合并右侧宫腔内早孕**

a、b.经阴道超声扫查见一个子宫体，宫腔至宫颈查见两个内膜回声

7.残角子宫（rudimentary horn of uterus） 盆腔内有一个正常形态的子宫。子宫的一侧为实性团块，非妊娠时回声与子宫相似，多无内膜回声，常与浆膜下肌瘤混淆。少数残角子宫内有少许积液。当残角子宫妊娠时，内含有胎儿才被引起注意（图5-63）。

8.先天性处女膜闭锁（congenital imperforate hymen） 盆腔内显示有正常子宫声像图，子宫颈至阴道扩张呈囊状，椭圆形，内为细弱回声或增强回声。部分患者伴有宫腔、宫颈扩张（图5-64）。

9.阴道闭锁（atresia of vagina）或阴道横、斜隔（vaginal septum） 盆腔内显示正常子宫图像，宫腔扩张或伴宫颈扩张，阴道横隔或斜隔在隔以上部位扩张。病程较长者，双侧输卵管扩张，双附件显示包块，其内为经血潴留（图5-65）。

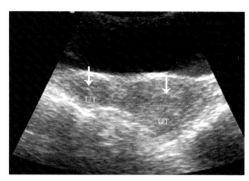

**图5-63　残角子宫**
经腹扫查，正常子宫右侧有一子宫样回声，
其内有内膜回声

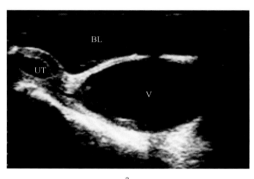

a

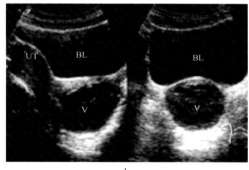

b

**图5-64　先天性处女膜闭锁**
a.患者14岁，下腹周期性腹痛4个月，经腹扫查见子宫形态正常，宫腔内有分离暗区，宫颈下方至阴道段呈囊性扩张；b.患者11岁，下腹周期性疼痛半年，经腹扫查见子宫大小正常，子宫下方阴道囊性扩张，其内为细弱回声

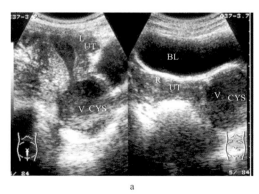

a

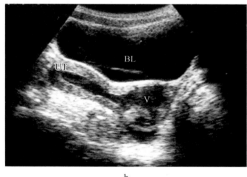

b

**图5-65　阴道闭锁**
a.患者15岁，月经来潮2年，伴有痛经。经腹超声扫查见两个子宫，偏右侧宫腔积血，阴道积血，宫腔积血暗区与阴道相通，左侧子宫略小于右侧子宫，形态无异常，手术证实为双子宫、双阴道，右侧阴道部分闭锁；b.患者14岁，继发闭经伴下腹周期性腹痛1[+]年，经腹矢状切面见宫腔积血，阴道中上段积血，宫腔液性暗区与阴道相通，手术诊断为阴道下段粘连闭锁

（三）特别提示

1.女性生殖器官发育异常种类较多，注意采用多种途径与扫查方法。双子宫、双角子宫、纵隔子宫经腹扫查更利于显示位置与结构。子宫内膜回声的确定是判断子宫发育异常的重要标志。

2.双角子宫、残角子宫注意与子宫浆膜下肌瘤、卵巢肿块鉴别。

3.女性生殖器官发育异常可能合并泌尿系统发育异常，如肾缺如、异位肾等（图5-66）。

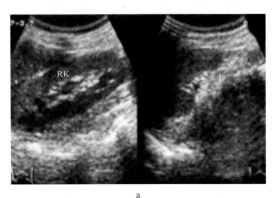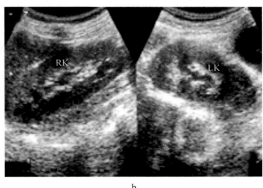

a            b

**图5-66　肾缺如（a）和异位肾（b）**

a.患者28岁，原发闭经，超声检查无子宫及卵巢，左肾缺如，右肾正常；b.患者无子宫、卵巢，左肾移位到盆腔

4.二维超声检查子宫发育异常有困难时，可以进行超声声学造影，使子宫内膜、子宫腔显示更清楚（图5-67）。

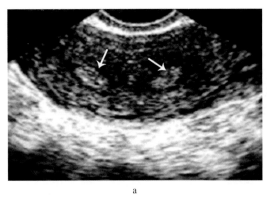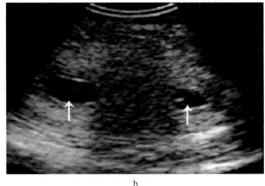

a            b

**图5-67　宫腔声学造影**

a.纵隔子宫造影前，横切面扫查显示宫内膜呈"猫眼征"；b.宫腔注入生理盐水造影显示宫腔与纵隔的关系

## □□ 第八节　盆腔内卵巢肿块的超声诊断 □□

卵巢是女性盆腔内的重要生殖器官，卵巢体积较小，卵巢的胚胎组织解剖学和内分泌功能较复杂，因而卵巢肿块种类繁多，形态和性质各异。传统诊断卵巢肿块的方法是盆腔双合诊检查，检查者凭双手感知卵巢的大小、外形、质地，难以发现卵巢早期肿块。当双合诊做出诊断

时，多数患者已处于肿瘤中、晚期。近些年来，影像技术发展迅速，应用CT、MRI，对小于5mm的肿块及淋巴结有无转移及腹水征象均能清晰显示，但由于价格较贵，用于筛查早期卵巢肿块受限。诊断卵巢恶性肿瘤的标记物（AFP、CA125血清含量测定）是卵巢癌的筛查工具之一，但敏感性有待提高。近年来，超声显像应用于卵巢疾病诊断已显示出明显的优势，尤其是经阴道超声扫查，能够清楚地显示卵巢肿块的物理性质和测定大小，为临床提供有价值的信息；经阴道彩色多普勒超声技术在诊断卵巢肿瘤方面，不仅能获得清晰的二维图像，并能通过血流信号的显示与血管阻力指数的测定，有助于卵巢良、恶性肿块的诊断与鉴别。由于卵巢肿块的物理性质不同，形成的超声图像具有复杂性和多样性，存在同病异图、同图异病的现象，超声确定卵巢肿块的类型有一定困难。根据卵巢各种肿块的超声回声特点并结合临床与病理改变基础，本章节将卵巢肿块的超声诊断按照非肿瘤性囊肿和卵巢肿瘤两类进行论述。

# 一、非肿瘤性囊肿

## （一）基本概念

非肿瘤性囊肿大多数是由于卵巢的功能性改变形成的潴留囊肿，多发生在育龄期的妇女，常与妇女的月经周期、妊娠期和内分泌失调有关，也可与医源性用药有关，此类囊肿大多数能够自行消失。

卵巢非肿瘤性囊肿的体积一般不大，直径在3～5cm较多见。大多数无临床症状，有的可引起子宫功能性出血，或不规则阴道出血、月经失调等。如果发生囊肿破裂或扭转，可出现急性腹痛。

卵巢非肿瘤性囊肿包括卵泡囊肿、黄体囊肿、黄素化囊肿、卵巢冠囊肿、多囊卵巢、输卵管-卵巢囊肿、单纯性囊肿、卵巢内膜异位囊肿等。

## （二）超声诊断

### 1.卵泡囊肿（follicular cyst）

（1）女性月经周期中，成熟卵泡不破裂、不排卵或闭锁，卵泡腔内的卵泡液积聚过多形成囊肿。

（2）卵泡囊肿的直径一般不超过5.0cm，囊内液体清亮，呈圆形，囊壁较薄，边界清楚，单侧较多见。定期观察可自行消失（图5-68）。

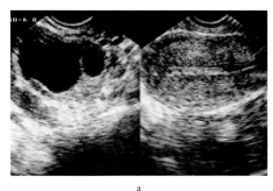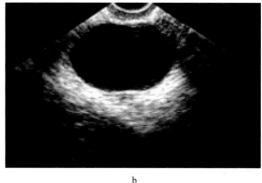

| a | b |
| --- | --- |

**图5-68　卵泡囊肿**

a.卵巢上查见直径2.6cm囊性占位，囊液清亮，囊壁薄；b.附件区查见囊性占位，直径4.0cm，边界清楚，囊壁薄，囊液清亮，经观察，囊肿自然消失

2.黄体囊肿（corpus luteum cyst）

（1）卵巢供应黄体的血管和淋巴系统发生了紊乱，或因形成黄体血肿，血液被吸收后留下了清亮液体，黄体腔内大量的积液形成囊肿。这种囊肿多属于生理性范围，部分黄体囊肿伴有月经推迟，一旦月经来潮，囊肿自然消失，亦可发生于早期妊娠的黄体，进入中期妊娠后，囊肿自然消失。

（2）黄体囊肿多为孤立的囊肿，囊壁半透明，表面光滑，多为单房，呈圆形，多数直径在5.0cm以下。彩色多普勒超声显示其内有较丰富的血流（图5-69）。

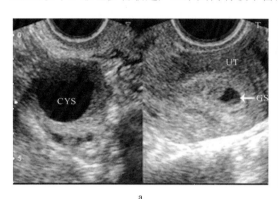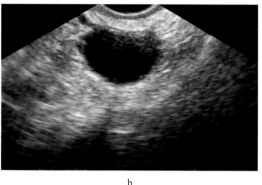

a          b

**图5-69　黄体囊肿**

a.妊娠42天，超声见宫内孕囊及胚芽，右卵巢上查见直径约3.0cm的囊性占位，囊液清亮；b.患者因停经35天，查HCG阴性，超声见子宫正常，宫内无孕囊，左卵巢上查见一直径3.0cm的囊性占位，月经来潮后复查囊肿消失

3.黄素化囊肿（theca-lutein cyst）

（1）黄素化囊肿是指卵泡囊肿壁上卵泡膜细胞的黄素化，其发生与胎盘性激素、下丘脑-垂体-性腺轴的功能障碍、医源性应用诱导排卵药物等因素有关。葡萄胎患者合并黄素化囊肿较常见，发生率为35%～50%。

（2）黄素化囊肿以双侧多见，直径可达20cm或者更大，小者镜下才能分辨，滋养细胞疾病患者血β-HCG测值明显高于正常。囊肿呈多房分隔，表面凹凸不平，隔膜薄，囊内液体清亮，透声性好，原发因素去除后，黄素化囊肿消失（图5-70）。

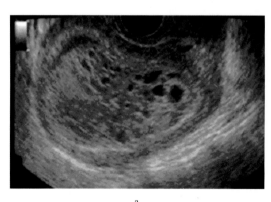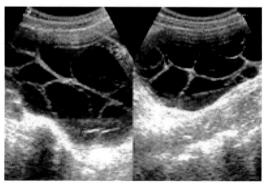

a          b

**图5-70　黄素化囊肿**

a.葡萄胎，宫腔呈"蜂窝状"回声；b.同一病人合并双侧卵巢黄素化囊肿，葡萄胎清除后，囊肿消失

4. 多囊卵巢（polycystic ovary，POC）

（1）多囊卵巢的基本病理变化为双侧或单侧卵巢呈均匀性增大，大于正常2～3倍，表面光滑，包膜厚而紧张，切面可见卵巢的膜增厚，皮质增宽，沿包膜下呈珍珠串样的囊性卵泡，直径小1.0cm。镜下见皮质表面纤维化，细胞少，无成熟卵泡生成，无排卵迹象。

（2）多见于青春期和育龄期。超声图像上显示卵巢体积增大，少数可为单侧卵巢增大，包膜回声增强、增厚，皮质内可见数个直径小于1.0cm的圆形卵泡，可呈车轮状排列，或者排列呈密集的网状，单个切面上卵泡数≥10个，连续观察无成熟卵泡生成，无排卵，卵巢髓质回声增强。医源性使用促排卵药物后，卵巢长大，呈分隔状囊肿样改变（图5-71）。

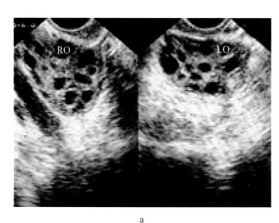
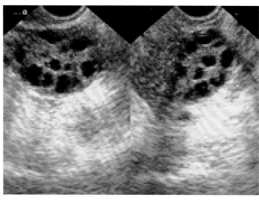

a
b

**图5-71　多囊卵巢**

a、b.双侧卵巢上见数个卵泡呈车轮状排列或单切面上10个以上的卵泡，髓质回声增强，服药后多囊改变

5. 卵巢单纯性囊肿（simple cyst）

（1）卵巢单纯性囊肿常为单房性，病理无法确定囊肿的组织来源，可能来自卵泡囊肿或浆液性单房囊肿，临床上多无任何表现。

（2）绝大多数为单侧、单房性，囊肿呈圆形或椭圆形，形态规则、包膜薄、边界清楚，囊液清亮，生长缓慢。一般不自行消失（图5-72）。

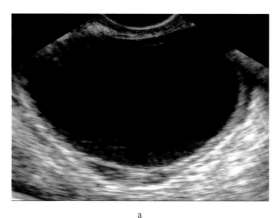
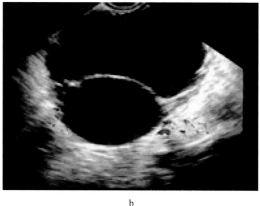

a
b

**图5-72　单纯性囊肿**

a.盆腔内单房性囊肿，液体清亮，边界清楚，囊壁光滑；b.分隔性囊肿液体清亮，囊壁薄

6. 卵巢内膜异位囊肿（endometrioma）

（1）卵巢内膜异位囊肿是外在性子宫内膜异位症中最常见的一种病变。约80%患者的病变累及单侧卵巢，双侧卵巢受累及者约50%。病变早期在卵巢表面及皮层内可见较小的紫褐色斑点或小泡，随病变发展，在卵巢上可形成单个或多个囊肿，其内含暗褐色黏稠状陈旧血，状如巧克力液，故临床上又称"巧克力囊肿"。

（2）大多数患者有痛经和持续性下腹疼痛，进行性痛经多随局部病变加重而逐年加剧，疼痛的程度与病灶大小不一定成正比。约20%患者无明显临床症状。少数患者可出现月经失调症状。合并不孕者可达40%，亦为不孕症中的常见原因。

（3）超声扫查盆腔内子宫两侧或后方，可见圆形、椭圆形或不规则的囊肿，包膜较厚，表面不光滑，囊肿较大者因受周围脏器挤压，或与周围粘连。边界显示不清楚。

（4）巧克力囊肿回声因病变时间长短而异，囊内回声特点有：均匀较密的稍强点状回声，不均匀的强、弱混合回声，或者为清亮液性无回声。

（5）巧克力囊肿的直径多为5～6cm，单侧较多见。囊肿可能发生裂隙甚至破裂，可导致其内液体渗出或流到盆腔内，致使卵巢与邻近脏器粘连，此时囊肿轮廓变形，甚至消失（图5-73，图5-74）。

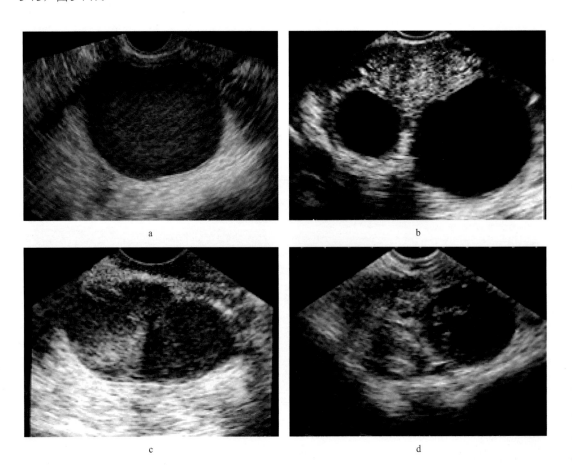

a

b

c

d

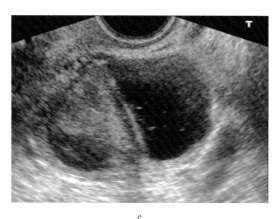
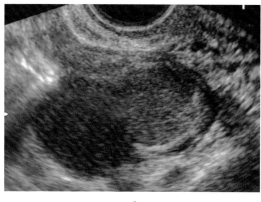

e　　　　　　　　　　　　　　　　　f

**图5-73　卵巢内膜异位囊肿（巧克力囊肿）**

a.囊肿内充满均匀细弱的点状回声；b.双侧附件区巧克力囊肿呈囊性回声；c～f.巧克力囊肿内呈不均匀的强、弱混合性回声，外形欠规则

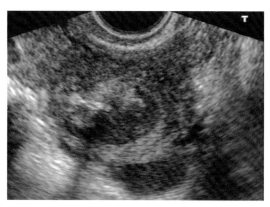
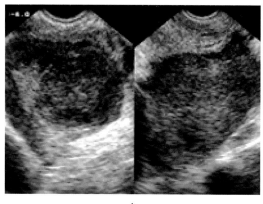

a　　　　　　　　　　　　　　　　　b

**图5-74　卵巢内膜异位囊肿破裂**

a.患者36岁，有痛经史，腹痛3h，急诊查超声见左附件区不规则、不均质的弱回声团块，无囊壁显示；b.患者有"巧克力囊肿"史，感下腹疼痛2天，超声见双附件区有不规则的弱回声，无明显边界，直径凹有液性暗区3.0cm

（三）特别提示

（1）卵巢上非肿瘤囊性肿块多数是因卵巢功能改变所致，一般体积不大，多能自行消退，且临床不需处理。但其形态学上与肿瘤性囊肿常易混淆。

（2）阴道超声对宫内膜异位囊肿较小的病灶检出极有帮助，但由于卵巢巧克力囊肿的声像图变化多样，与其他肿瘤极相似而易误诊。

## 二、卵巢肿瘤

（一）基本概念

1.卵巢小、组织复杂，是全身各脏器肿瘤类型最多的器官。卵巢肿瘤（ovarian tumor）是女性生殖器常见肿瘤，分为良性、交界性及恶性，其中囊性肿瘤多见，大多数为良性，实性肿瘤较少见。卵巢除了原发恶性肿瘤外，由其他器官转移来的肿瘤亦不少见。

2.各种组织类型的卵巢恶性肿瘤各具病理特点，病理特点的共同性是肿瘤组织细胞结构失常，排列紊乱，肿瘤内出血坏死等改变。按照世界卫生组织（WHO）制定的卵巢肿瘤组织分类，大体分为上皮性肿瘤，为50%～70%，性索间质肿瘤，约5%，生殖细胞肿瘤，为20%～40%，转移性肿瘤等，为5～10%。

3.卵巢恶性肿瘤是女性生殖器三大肿瘤之一，恶性肿瘤约占妇科恶性肿瘤的15%，仅次于宫颈癌，可发生在任何年龄，45～64岁是高峰年龄。生存率在25%～30%。卵巢恶性肿瘤的发病因素主要与遗传、家庭因素、环境因素、内分泌因素等有关，20%～25%的卵巢恶性肿瘤患者有家族史。

4.原发性卵巢恶性肿瘤分为上皮性和非上皮性两大类，转移性肿瘤可来自体内任何部位的原发癌，常见的转移癌有乳腺、胃、肠、生殖泌尿道及其他脏器。转移方式主要为腹腔种植及淋巴道转移，其次是膈及通过膈转移。

5.卵巢良性肿瘤临床上多无症状，常在妇科检查时偶然发现，肿瘤增大至中等大小，患者感腹胀或腹部扪及肿块。妇科检查在子宫一侧或双侧触及球形肿块，囊性或实性，光滑、活动，肿瘤大到占满盆、腹腔时，出现压迫症状，如尿频、便秘、气急、心悸等。患者腹部膨隆，无移动性浊音。卵巢恶性肿瘤出现临床症状时，多已属中、晚期。若肿瘤向周围浸润或压迫神经，可引起腹痛、腰痛、下肢疼痛，晚期患者表现贫血等恶病质。

6.卵巢位于盆腔深部不易扪及，目前尚缺乏能够早期诊断卵巢肿瘤的可靠方法。超声检查是早期发现盆腔肿块的一种方便、可靠的无创性手段，使卵巢肿瘤得以早期发现。

（二）超声诊断

1.超声扫查卵巢肿瘤可以通过其形态改变及回声特点作出诊断。经阴道超声及彩色多普勒血流检查，对卵巢肿瘤良恶性的初步判断提供了参考信息。

2.卵巢囊性肿瘤的声像图表现多为单侧或双侧圆形或椭圆形包块，囊内为无回声暗区，囊性肿瘤可为单房性或多房性，良性多房性的囊肿内分隔的隔膜较薄，隔膜无血流显示，部分囊性肿瘤的内壁凹凸不平，或有乳头状实性强回声突起（图5-75）。

3.卵巢实性肿瘤的声像图表现多为单侧，中等大小，瘤壁显示不清，肿块内为均质的实性回声或不均质的实性回声，亦可有钙斑伴声影。

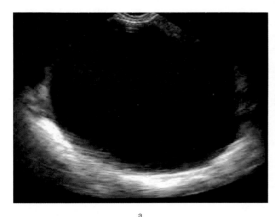
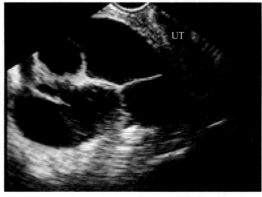

a                                              b

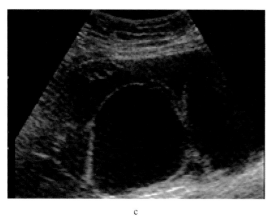

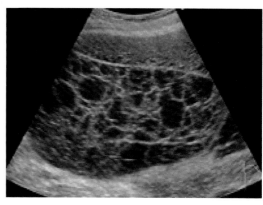

c

d

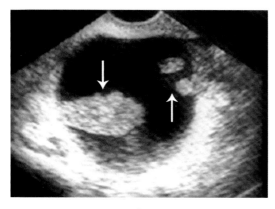

e

**图5-75 卵巢囊性肿瘤**
　　a.囊肿呈单房性,囊液清亮,边界清楚;
b、c.分隔状囊肿,囊液清亮,隔膜清楚;d.出
血性卵巢囊肿,囊内分隔呈网状,3个月后复查
消失;e.囊肿内壁有实性回声突向囊腔

　　4.实质性肿瘤包括卵巢纤维瘤、勃勒那瘤、卵巢子宫内膜癌、卵巢透明细胞癌、内胚窦癌、无性细胞瘤、粒层细胞瘤、卵泡膜细胞瘤等,尽管实质性肿瘤种数较多,但其声像图无特异性,须从病理检查获得确诊(图5-76)。

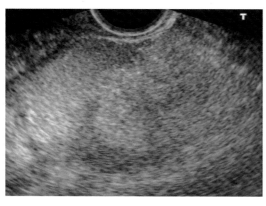

a

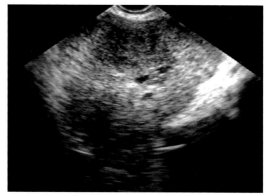

b

图5-76

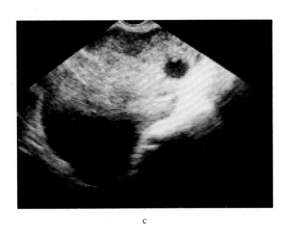

**图5-76　卵巢实质性肿瘤**

　　a.盆腔内查见均匀的实性肿块,回声特征类似子宫肌瘤,手术证实为卵巢纤维瘤;b、c.患者21岁,发现腹腔包块就诊,超声检查发现盆腔实性包块,直径约9.0cm,外形不规则,内有少许液性暗区,手术病理诊断为内胚窦瘤

c

　　5.卵巢混合性肿瘤的超声图像显示肿瘤内包含的内容物有液性、纤维性、脂肪性等结构。肿瘤内回声有暗区、弱回声、强回声或伴衰减回声,其特点是回声杂乱。卵巢混合性肿瘤中最常见的是卵巢畸胎瘤,大多数卵巢畸胎瘤的声像图有其特异性表现,常见的类型有:面团征、发团征、脂液分层征、星花征、难辨型等(图5-77～图5-81)。

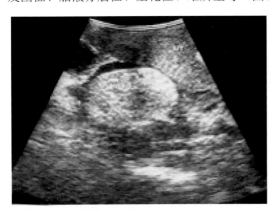
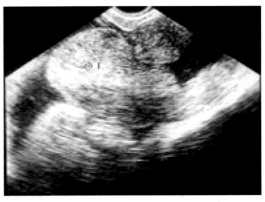

a　　　　　　　　　　　　　　　　b

**图5-77　卵巢畸胎瘤(一)**

a、b.超声图像显示似"面团征",回声增强

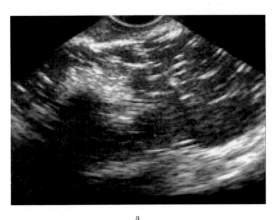
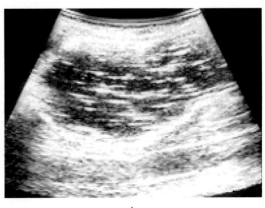

a　　　　　　　　　　　　　　　　b

**图5-78　卵巢畸胎瘤(二)**

a、b.超声显示包块内有囊性回声,囊内有散在或密集的短线状强回声,似"星花状"

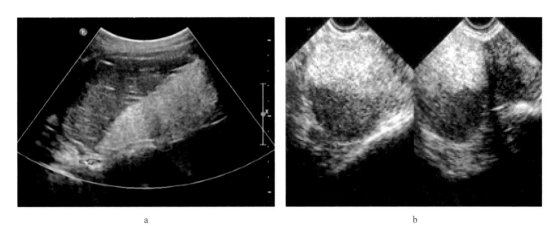

**图5-79 卵巢畸胎瘤（三）**
a、b.超声显示肿块内含有液性与强回声呈分层状，强回声为脂肪样组织，多位于包块内偏上方

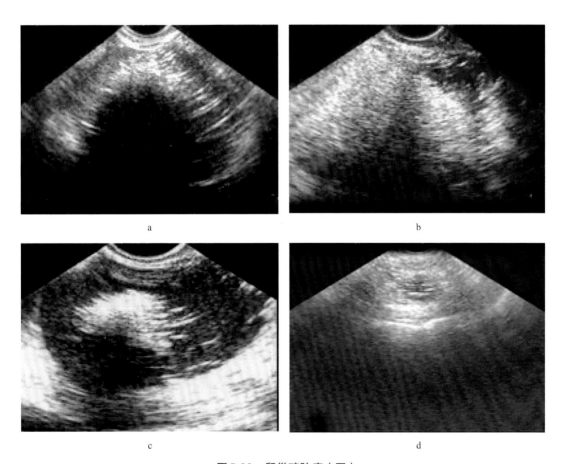

**图5-80 卵巢畸胎瘤（四）**
a～d.超声显示包块内回声不均匀，可见少许低回声区，强回声常伴有衰减声影，肿块的边界欠清

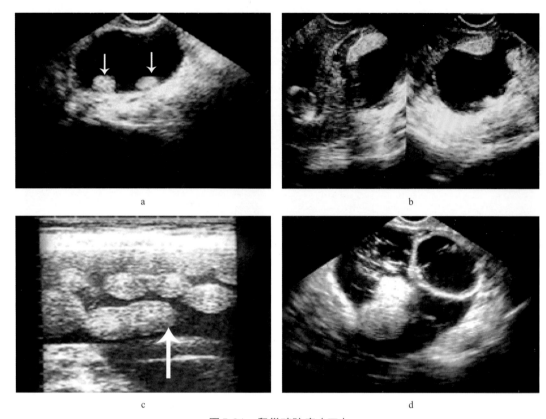

**图5-81　卵巢畸胎瘤（五）**

a、b.肿块以囊性为主，囊内壁上有实性结节突向囊腔；c.患者52岁，发现腹部长大半年，经腹超声见巨大囊性包块，囊内有多个"圆球状"强回声漂浮在囊液中，手术证实为巨大成熟畸胎瘤；d.肿块以分隔状囊性为主的混合性回声

6.卵巢恶性肿瘤的大小不一，可为单侧，亦可为双侧，其外形多不规则，或呈圆形或椭圆形，表面凹凸不平，包膜厚度不均匀，显示不全或不明显，肿瘤内部回声多数为杂乱的混合性回声，多房性较常见，分隔致密，隔膜厚，隔膜上有血流显示，盆腔及腹腔内查见腹水（图5-82～图5-85）。

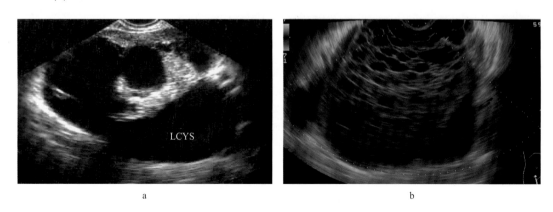

**图5-82　卵巢恶性肿瘤（一）**

a.超声扫查见分隔状囊性肿块，隔膜厚，病理诊断浆液性囊腺癌；b.超声扫查见盆腔内致密分隔状囊性肿块，病理诊断浆液性囊腺癌

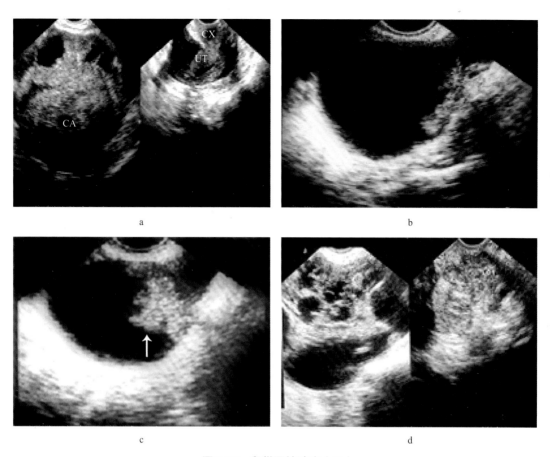

**图5-83　卵巢恶性肿瘤（二）**

a.患者68岁，绝经18年，超声图像显示子宫萎缩，右附件见直径10.0cm以实性为主的囊实混合性肿块，回声不均匀，伴腹水；b、c.超声显示以囊性为主的肿块内壁有不规则的实性回声，突向囊腔；d.超声见双附件区不规则、回声不均质的混合性肿块，无明显包膜

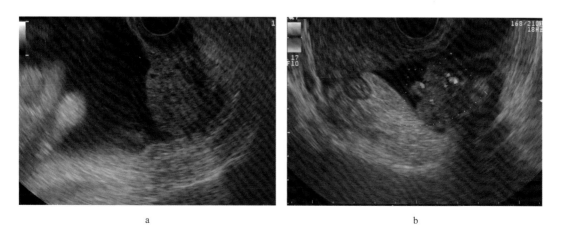

**图5-84　卵巢恶性肿瘤（三）**

a、b.患者62岁，绝经8年，感腹胀就诊，超声扫查盆腹腔内大量腹水，子宫萎缩，子宫右侧查见不规则的实性团块，大小4.0cm×3.7cm×3.2cm，彩色多普勒显示其内有血流

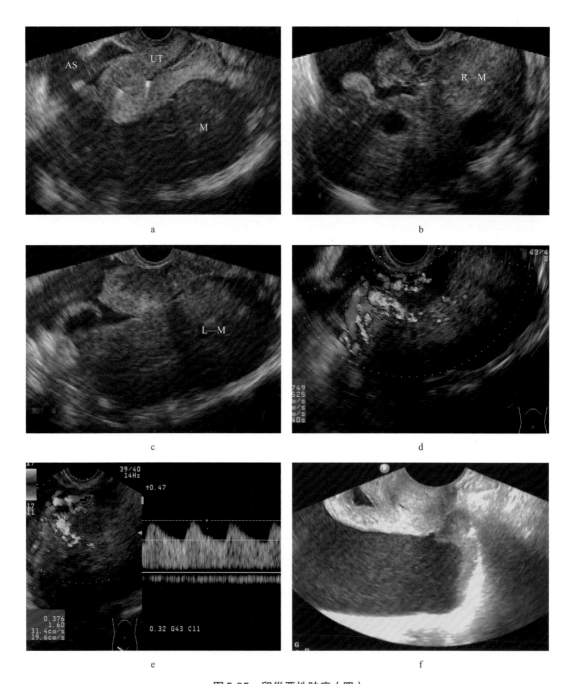

**图5-85　卵巢恶性肿瘤（四）**

　　患者29岁，胃癌术后1⁺年，近3个月感腹胀明显就诊。a.超声扫查子宫正常大小，宫内有一节育器，盆腹腔内有大量腹水，液体欠清亮；b、c.双侧附件区查见不规则的实性团块，内有少许液性暗区；d、e.彩色多普勒显示双侧肿块内有丰富的血流，血流频谱RI=0.37；f.盆腹膜不均匀增厚

（三）特别提示

　　（1）卵巢肿瘤的种类结构复杂，超声图像缺乏特异征象，许多肿瘤有同图异病、同病异图现象，诊断中应结合患者临床表现、病史及相关的辅助检查。

　　（2）超声检查盆腔卵巢肿瘤时首先应确定子宫图像，判断肿瘤与子宫的关系排除子宫疾病。再根据肿瘤的回声特点分析肿瘤是非肿瘤或肿瘤性肿块。当发现盆腔内的肿瘤回声不均匀或回声杂乱，且合并有腹水时，应结合其他检查，以排除是否为恶性。

（3）卵巢实性肿块应与子宫及子宫浆膜下肌瘤鉴别，囊性肿块应注意与子宫肌瘤囊性变，巨大囊肿应与大量腹水进行鉴别。

## 三、盆腔内其他肿块的超声诊断

### （一）炎性肿块（inflammatory mass）

1.基本概念

女性内生殖器因为产后或流产后、宫腔手术操作后感染、经期感染性传播疾病、邻近器官炎症直接蔓延至使盆腔内生殖器及其周围的结缔组织、盆腔腹膜发生炎症。

盆腔内炎性病变包括急性子宫内膜炎及子宫肌炎、急性输卵管卵巢炎、输卵管积脓、输卵管卵巢脓肿、急性盆腔结缔组织炎、急性盆腔腹膜炎及脓毒血症等。

患者临床表现有下腹痛，严重者可有寒战、高热、头痛、食欲不振，常以急腹症就医，月经期发作可出现经量增多、经期延长，非月经期可有白带增多。妇科检查可见阴道充血，子宫颈及宫腔有急性炎症时可见脓性分泌物自宫颈流出，可扪及盆腔内肿块，或伴有波动感，触痛明显，血常规检查白细胞总数和中性分类升高。

2.超声诊断

（1）子宫内膜炎、急性子宫肌炎：① 子宫内膜肿胀、增厚、回声较低（图5-86）。② 子宫肌炎显示子宫轻度增大，回声衰减，压痛触痛明显（图5-87）。

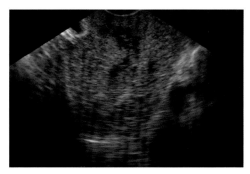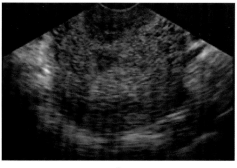

a b

**图5-86 子宫内膜炎**

a、b.子宫偏大，内膜增厚，回声较低

（2）急、慢性输卵管卵巢炎（又称附件炎）：① 一侧或双侧附件肿块，直径一般为4～6cm，卵巢偏大、回声低，周围可见液性暗区（图5-88，图5-89）。② 附件区包块呈囊性或分隔状囊性，内部有絮状网状回声，周边壁较厚，粗糙不光滑，输卵管增粗，触痛（图5-90）。

（3）输卵管积脓、输卵管卵巢脓肿：一侧或双侧伴有肿块形成，多为囊性回声，内有细弱点状回声或絮状稍强回声，肿块边界不清，与子宫两侧及后方粘连，卵巢、输卵管界限不清，输卵管积脓呈片状弱回声，探头触及肿块疼痛难忍（图5-91，图5-92）。

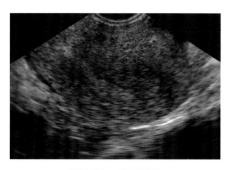

**图5-87 子宫肌炎**

子宫轻度增大，回声衰减，压痛触痛明显

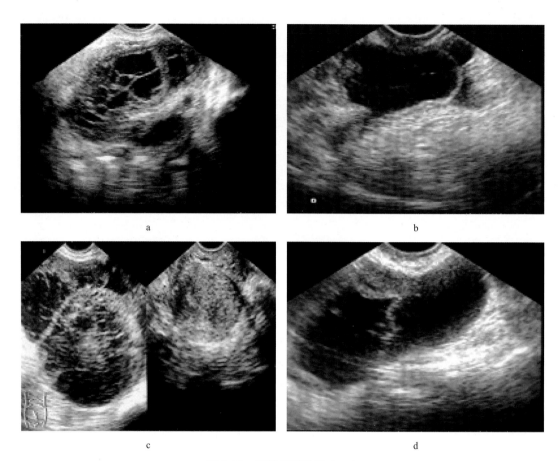

**图5-88  附件炎性肿块（一）**

a、b.超声见右附件分隔状囊性肿块，外形不规则，患者感腹痛（a）；同一病人治疗后1个月复查，包块明显缩小（b）；c、d.超声见双附件囊性肿块内有条状及絮状回声，肿块边界较厚，回声毛糙（c）；同一病人治疗3个月后复查，肿块缩小，呈囊性

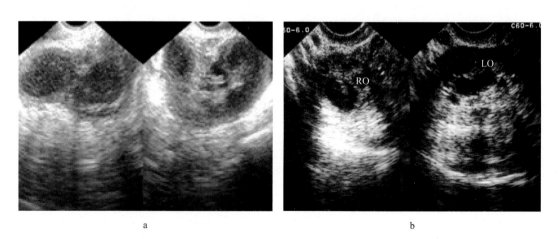

**图5-89  附件炎性肿块（二）**

a.患者24岁，人工流产术后，感下腹部疼痛1周超声检查见双附件查见弱回声肿块，触痛明显；b.同一患者，经治疗后，肿块消失

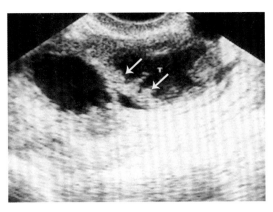
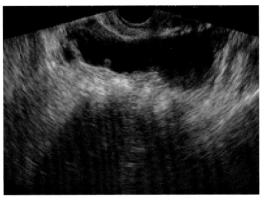

a

b

**图5-90　输卵管积水**

a、b.输卵管冠状切面显示输卵管呈条状扩张，其内充满液体，管壁有皱褶结构

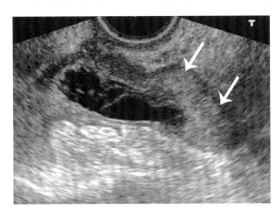
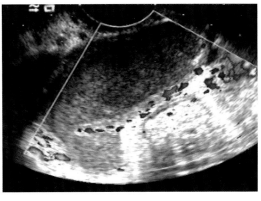

a

b

**图5-91　输卵管积脓**

a.患者53岁，左下腹坠痛10[+]天，自觉发热、畏寒，超声扫查左输卵管冠状切面显示输卵管增粗，内有液性暗区及絮状回声；b.患者33岁，下腹疼痛1[+]个月，超声检查左侧输卵管冠状切面呈"烧瓶样"改变，其内为低回声。以上两侧患者手术治疗切除输卵管后痊愈

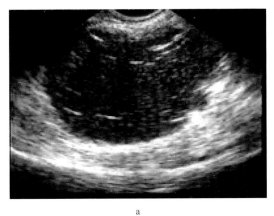
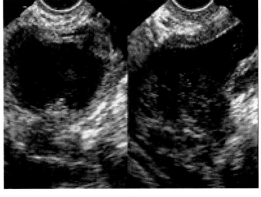

a

b

**图5-92　盆腔脓肿**

a.患者34岁，半年前因盆腔脓肿手术治疗后又感下腹疼痛，超声见子宫后方偏右查见直径约8.0cm弱回声肿块，无明显包膜，内为细弱回声及短线状回声；b.患者42岁，因下腹疼痛伴发热1[+]个月就诊，超声检查双侧附件区查见不规则的弱回声肿块，经手术证实为脓肿

（二）盆腔手术后肿块的超声诊断

1. 基本概念

（1）患者因子宫疾病或卵巢肿瘤行全切除或次全切子宫后，保留一侧或双侧卵巢，或因恶性肿瘤行广泛手术后，由于盆腔脏器解剖位置改变，或手术后肿瘤复发，或因炎症以及内分泌失调等，导致盆腔发生肿块。

（2）应用超声技术对盆腔手术后患者进行随访，已成为妇科的常用方法。扫查盆腔时主要观察阴道断端、盆腔内有无肿块、肠间有无腹水和积液等。

2. 超声诊断

（1）子宫肌瘤术后复发：一般发生在子宫体或者残留子宫颈部，肿块呈实质性回声，大小不等（图5-93）。

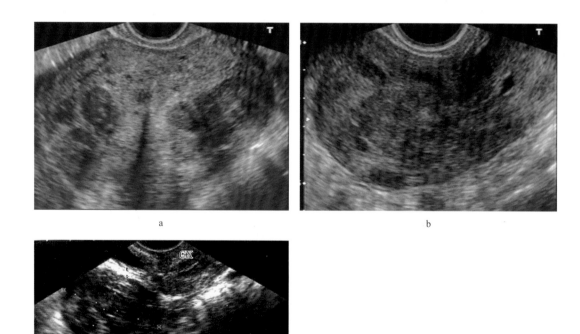

a

b

c

图5-93　子宫肌瘤术后变发

　　a、b.曾因子宫肌瘤挖除手术，超声复查子宫肌壁回声不均匀，肌壁间可见散在的多个小肌瘤；c.患者于5年前因子宫肌瘤行子宫次全切术后，现复查超声残留宫颈顶端有一肌瘤团块

（2）卵巢或子宫恶性肿瘤复发：盆腔内查见不均质或均质的实性肿块，可伴有腹水（图5-94，图5-95）。

（3）肿瘤术后淋巴囊肿：多位于双侧髂窝处或盆腔偏后方，呈囊性回声，边界清楚，直径多在5cm以下（图5-96）。

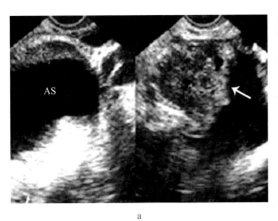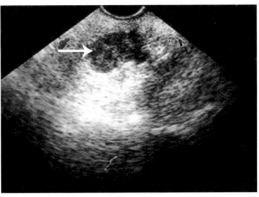

a　　　　　　　　　　　　　　　　　b

**图5-94　卵巢癌复发**

　　a.患者于1年前因卵巢癌手术后复查超声，盆腔内查见直径约5.0cm不均质、不规则的弱回声实性肿块，肠间查见腹水；b.患者2年前，因卵巢癌手术，复查超声见盆腔内弱回声实性团块，直径2.6cm，血清CA125明显升高

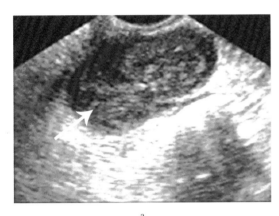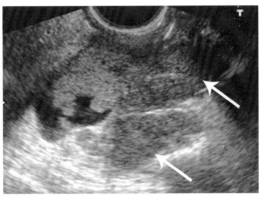

a　　　　　　　　　　　　　　　　　b

**图5-95　子宫平滑肌肉瘤复发**

　　a、b.患者于半年前因子宫平滑肌肉瘤行子宫全切术，复查超声见盆腔内及腹腔内有多个弱回声团块

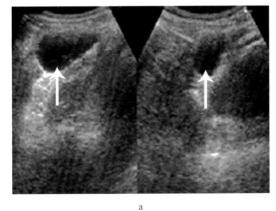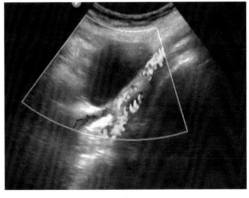

a　　　　　　　　　　　　　　　　　b

**图5-96　肿瘤术后淋巴囊肿**

　　a.患者因宫颈癌手术后4个月，感下腹疼痛，超声扫查见双髂窝处有囊性回声，直径分别为2.5cm及1.8cm；b.患者因宫颈癌手术后6$^+$个月复查超声，经腹扫查见右髂窝处有一直径4.7cm的囊性团块，囊壁薄，囊液清亮

（4）炎性肿块：附件区查见囊性肿块，肿块内液性暗区欠清亮，内有分隔或网状回声，外形不规则，有触痛，治疗后复查缩小或消失。

（5）术后包裹性积液：盆腔手术后表现不规则液性肿块，外形欠规则，内有细弱点状回声或线状分隔（图5-97）。

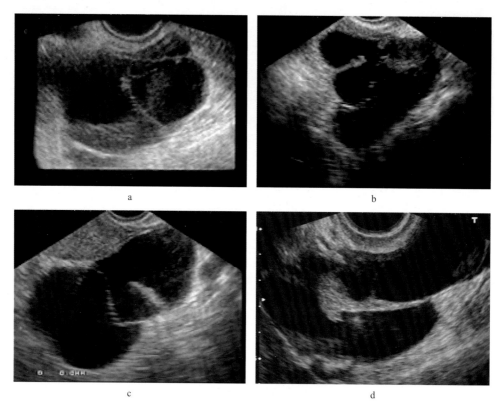

a

b

c

d

**图5-97　盆腔包裹性积液**

*a～d.患者子宫全切术后，超声扫查盆腔发现不规则液性占位，其内可有分隔，部分患者感下腹疼痛*

（6）保留卵巢者：盆腔内可查见卵巢声像图。卵巢上可能发生非肿瘤性囊肿或肿瘤（图5-98）。

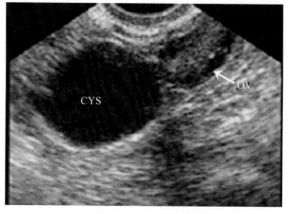

**图5-98　系膜囊肿**

*囊肿位于卵巢旁，一般直径5.0cm以下，卵巢大小形态正常，患者无症状*

3.特别提示

（1）随着超声技术不断普及与提高，在妇科领域应用日益广泛，各种盆腔内中肿块已能够较早期被超声发现，已成为检查盆腔的常规方法。

（2）炎性肿块是妇科盆腔内最多见的肿块，也是妇科常见疾病，超声图像上无特别征象，应注意与卵巢其他肿块鉴别。结合临床病史及治疗中定期超声复查十分重要。

（3）盆腔手术后因解剖结构发生变化，超声检查应注意所保留的生殖器官及其位置。对曾患有恶性肿瘤史的患者在超声检查中应特别警惕有无复发或转移肿瘤。

（杨太珠　唐　英　何　敏　徐　红　田　雨）

# 第六章

# 超声在女性不孕症与计划生育中的应用

## 第一节　超声在女性不孕症诊断与治疗中的应用

### 一、超声在女性不孕症诊断中的应用

#### （一）基本概念

凡婚后有正常性生活，未避孕，同居1年而未能受孕者，称为不孕症（infertility）。

不孕原因有排卵障碍、输卵管疾病、子宫、宫颈、阴道及外阴发育异常及疾病等，本章重点介绍排卵障碍所致的不孕。临床上排卵障碍所致的不孕症多见于多囊卵巢综合征、卵巢过度刺激综合征、未破裂卵泡黄素化综合征、卵巢早衰、先天性卵巢功能不全、双侧卵巢肿瘤等。

临床上检测排卵的常用方法：基础体温、宫颈黏液变化、测定体内雌孕激素等。

超声检查可以连续监测卵巢周期变化，测定卵泡大小，能够判断有无卵泡发育及是否成熟和排卵。通过连续的超声监测可以发现某些与激素变化不一致的特殊情况。

#### （二）超声诊断

##### 1.卵巢正常周期的超声监测

（1）超声监测卵泡从月经周期第5天开始，测量卵巢的大小，观察卵泡数目。

（2）月经第8～12天开始应每天或隔天监测卵泡生长，寻找主卵泡，其直径1～1.5cm。

（3）月经第11～13天为排卵前期，卵泡直径可达1.5～1.7cm，为优势卵泡。

（4）月经第13～14天为排卵期，卵泡直径达1.8cm以上为成熟卵泡，直径范围为1.7～2.4cm，体积为2.5～8.5mL，成熟卵泡位于卵巢表面，向外突出，外形饱满、张力高，呈圆形或椭圆形，囊液清亮，内壁薄而清晰。有时可以见到位于卵泡一侧的卵丘，预示着将在36h内排卵。卵泡生长每天可达2～4mm，排卵前5h可增长7mm。

（5）当激素达到一定水平时，成熟卵泡破裂发生排卵，卵泡液流入子宫直肠陷窝。排卵后，卵泡囊壁塌陷，轮廓模糊，所形成的血体呈稍弱回声。排卵后5～7天血体形成黄体，内有点状回声或网状回声，彩色多普勒超声显示其周边有血流。下一次月经来潮，黄体消失，新的周期开始（图6-1）。

##### 2.多囊卵巢

（1）卵巢增大，多为双侧性。卵巢被膜回声增强、增厚，与周围组织分界清楚。

（2）每个超声切面见到≥10个卵泡，卵泡直径2～10mm，多数小于6mm。

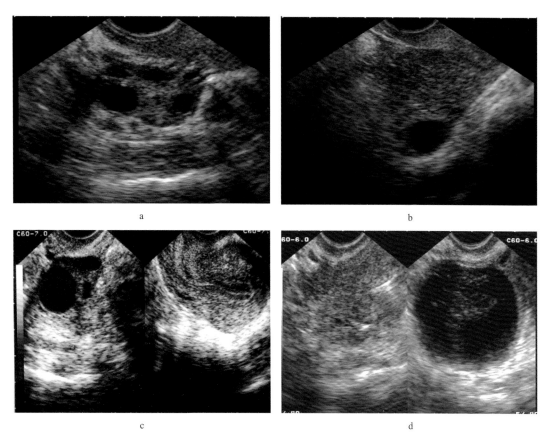

图6-1 卵巢周期

a.月经周期第5天，多个大小不等的早期卵泡；b.优势卵泡；c.成熟卵泡；d.黄体

（3）卵泡在卵巢被膜下沿卵巢的周边呈车轮样排列；或整个卵巢均为小卵泡。卵巢实质部分增多、回声增强。

（4）由于不排卵，超声动态观察中无典型卵泡发育成熟和排卵征象（图6-2）。

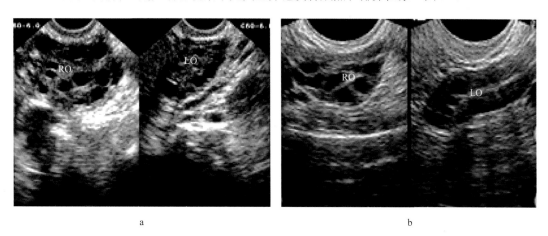

图6-2 多囊卵巢

a.22岁，闭经2年，多毛。阴道超声显示双卵巢体积增大，可见10个以上的卵泡，卵泡直径小于10mm；b.27岁，不孕，显示双卵巢呈多囊改变

3. 卵泡不发育　两侧卵巢内仅见直径小于9mm的囊性暗区，连续观察，卵泡不随卵巢周期变化而逐渐长大（图6-3）。

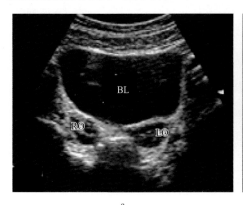
a

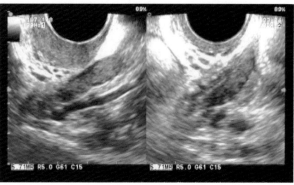
b

**图6-3　卵泡不发育**

a.经卵巢周期内连续观察，无卵泡发育；b.32岁，卵巢早衰，卵巢体积缩小，无卵泡

4. 小卵泡周期

（1）在卵巢周期的连续超声监测中，卵泡大小及平均增长速度明显小于正常周期。

（2）排卵前卵泡直径小于15mm，且形态不规则、张力偏低（图6-4）。

5. 大卵泡周期　在卵巢周期中，卵泡直径≥30mm后才破裂排卵，排出的卵细胞过熟（老化），影响受孕（图6-5）。

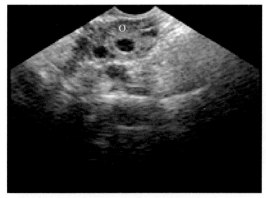

**图6-4　小卵泡周期**

排卵期卵泡直径仅15mm，观察1天后消失

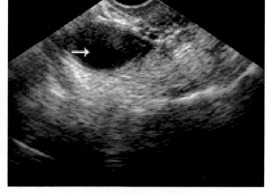

**图6-5　大卵泡周期**

排卵期卵泡直径＞30mm

6. 未破裂卵泡黄素化

（1）连续观察，卵泡成熟后继续增大，卵泡壁逐渐增厚，卵泡直径可达40mm以上。

（2）卵巢上呈网状的囊性占位，直到下次月经来潮后才缩小或消失（图6-6）。

7. 卵巢过度刺激综合征

（1）双侧卵巢体积明显长大，呈多房性囊肿，囊腔大小20～60mm，囊壁薄，囊内有细弱点状回声。

（2）可伴有胸腔积液、腹水（图6-7）。

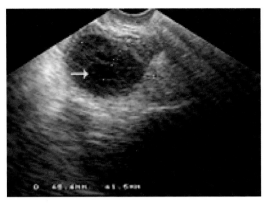

**图6-6 卵泡黄素化**

囊壁厚、囊内有分隔，连续观察，月经来潮后囊性占位消失

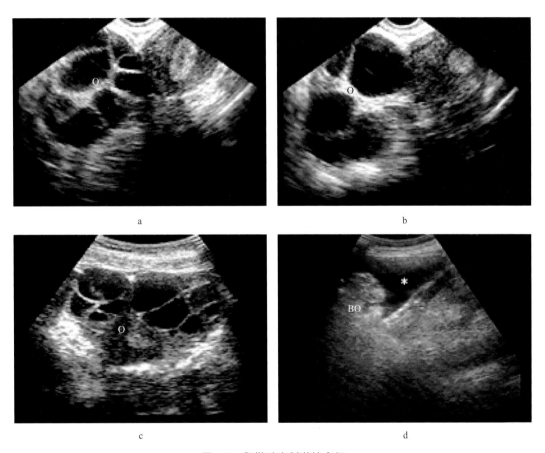

a

b

c

d

**图6-7 卵巢过度刺激综合征**

a、b.患者服用促卵泡药物后，双侧卵巢体积明显长大，呈多房囊性改变，最大囊直径在35mm左右；c、d.另一患者注射促卵泡生成药物后，双侧卵巢体积明显长大，呈多房囊性改变，伴有胸腔积液、腹水（*示腹水）

（三）特别提示

（1）超声图像能清楚显示卵巢上的卵泡数量、大小、张力、形态、成熟度、预测排卵时期及黄体形成等过程。

（2）预测排卵中，卵泡增长的速度比卵泡测量绝对值的大小更重要。

（3）一般认为卵泡直径＞17mm，才具有受孕的可能。

## 二、超声在辅助生殖中的应用

1.子宫内膜的超声监测

（1）子宫内膜是受精卵着床的部位，超声扫查能够连续监测月经周期中子宫内膜厚度及形态的变化。

（2）增生早期可见菲薄的子宫内膜呈细线状增强回声，厚度＜5mm（图6-8）。

（3）接近排卵期，子宫内膜增厚，其厚度可达10mm。

（4）增殖晚期和分泌早期，子宫内膜形成有特征性的唇样或环状三线状回声层，具有此征的内膜最适合受精卵的着床。

（5）有文献报道，排卵期子宫内膜厚度＞8mm，呈典型的三线征，人工胚胎植入成功率较大。而子宫内膜厚度小于8mm或大于16mm，呈高回声型，则妊娠率明显下降。子宫内膜厚度小于6mm时，为妊娠率下降到零（图6-9，图6-10）。

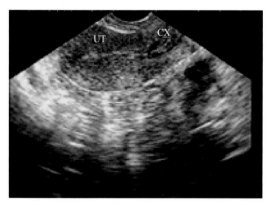

图6-8　子宫内膜增生早期
呈细线状增强回声

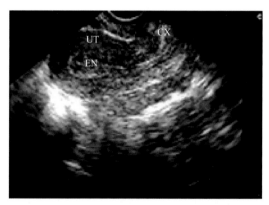

图6-9　排卵前期子宫内膜三线征

（6）在人工周期治疗及给予IVF-ET助孕治疗中，应用超声观察子宫内膜的形态、厚度及回声的变化，对受孕的预测和人工周期药物治疗的疗效观察具有重要的意义。

（7）监测排卵后黄体中期子宫内膜血流情况，可以评估子宫内膜容受性（图6-11）。

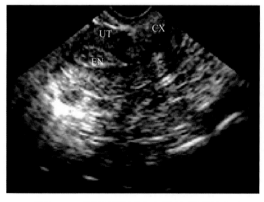

图6-10　排卵后期子宫内膜梭状强回声

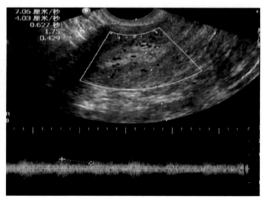

图6-11　月经第21天内膜内探及血流信号

2.诱发排卵周期中超声的动态检测

（1）超声检查在诱发排卵中，能动态监测卵泡的发育，正确评估治疗效果，防止卵巢过度刺激综合征和指导临床用药。

（2）在使用药物或其他方法治疗排卵障碍性不孕症患者中，首先要进行超声和其他相关检查，确定患者有无卵巢囊肿或卵巢多囊样改变。

（3）药物促排卵治疗中，卵泡数增多。卵泡直径可达8～10mm，可出现多个主卵泡。当主卵泡直径达18～25mm时，预示卵泡已成熟（图6-12）。

（4）在应用药物诱发排卵过程中，为使临床掌握促排卵药物应用的时间和剂量，必须严密动态监测卵泡大小，监测间隔时间不宜过长。

（5）超声监测可指导临床选择促排卵药物的使用，以促使卵泡在适当时间破裂、排卵。

3.彩色多普勒超声在卵泡监测中的应用

（1）卵泡的发育和黄体功能，可以通过检测子宫动脉和卵巢血管分布、动脉流速和血流阻力的变化进行评估。

（2）Oyesanya等研究发现卵泡血流的出现与否，与采到卵子有显著相关性。成熟卵泡多能检测到血流，可取到质量好的卵细胞。超声检测不到血流的卵泡，为未成熟卵泡，不易取到卵细胞或不易受精（图6-13）。

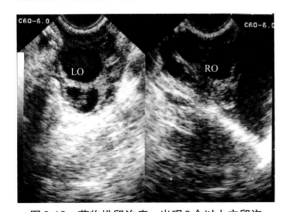

图6-12　药物排卵治疗，出现3个以上主卵泡

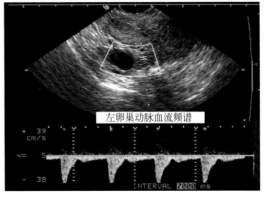

图6-13　卵泡周围血流频谱

（3）有文献记载，在血LH峰出现后9天时PI最低，提示有良好的黄体功能和子宫血流灌注好。胚囊种植成功率高。

（4）彩色多普勒检查中，卵泡发育的早期，卵巢动脉舒张期流速低。在成熟卵泡和排卵后形成的黄体周围则可见较丰富的新生血管包绕，血流阻力明显下降，提示黄体功能形成。

（5）自然排卵周期中，无卵泡生长的一侧卵巢动脉血流阻力高于有卵泡生长的一侧。诱导排卵周期中，当卵泡直径＞15mm，血流阻力逐渐下降。

（6）卵泡发育不良、黄体功能不足和卵泡未破裂黄素化的病例中，卵巢动脉的流速减慢，血流阻力增高。

## □□ 第二节　子宫内节育器的超声诊断 □□

（一）基本概念

子宫内节育器（intrauterine device，IUD）是妇女最常用的生殖节育方法之一，具有安全、

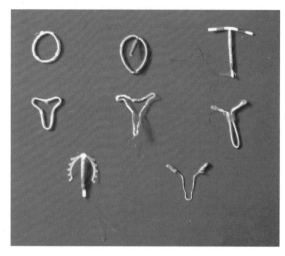

图6-14　各种类型的宫内节育器

有效、简便、经济、可逆等优点。临床应用的IUD种类较多，有金属圆环、麻花环、节育花、V型节育环、硅胶环、T型环、母体乐、宫型环、吉妮环、曼月乐环等（图6-14）。

根据IUD与子宫的位置关系，IUD异位分为部分异位、完全异位、宫外异位。

（1）部分异位，指IUD部分嵌入子宫肌层，部分在宫腔内。多发生在安放节育器操作不当或安环时间过长，绝经后子宫萎缩，或节育器型号过大等。

（2）完全异位，指IUD完全嵌入子宫肌层，宫腔内未见节育器。部分异位与完全异位都属于节育环嵌顿。

（3）宫外异位，即节育器外游。指IUD完全位于子宫体以外者。

超声可以确定宫内有无IUD，IUD的类型，IUD在宫腔内的位置和形态、有无下移、变形、嵌顿、穿孔、脱落和带器妊娠等。

（二）超声诊断

1.子宫内节育器

（1）由于节育器的类型与质地不同，声像图上的显示各异（图6-15～图6-20）。多数节育器尾丝为一亮线（图6-21）。

（2）应用超声判断IUD位置是否正常，常用以下两种方法：① 子宫纵切面显示IUD上端距宫底浆膜层外缘＜2cm。② 子宫纵切面：自宫底外缘到宫颈内口作一连线，其连线平分点为中心。当IUD上端在中心点以上为正常，如在中心点以下为下移。

2.节育器下移　超声检查判断IUD下移应根据以上标准进行判断。明显的IUD下移可完全到颈管内（图6-22，图6-23）。

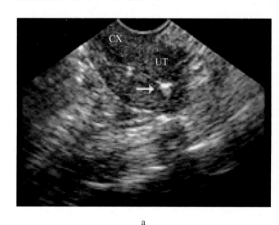
a

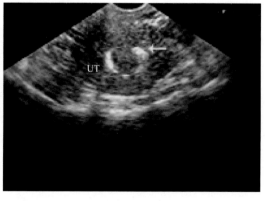
b

图6-15　金属节育器

a.子宫后位，纵切面宫腔可见两个反光强回声的"二"字形强回声，后伴彗星尾征；b.横切节育环呈圆形

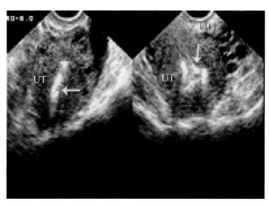

**图6-16 宫型节育器**

纵切面上显示宫腔内呈"I"字形强回声，横切面显示三角形强回声

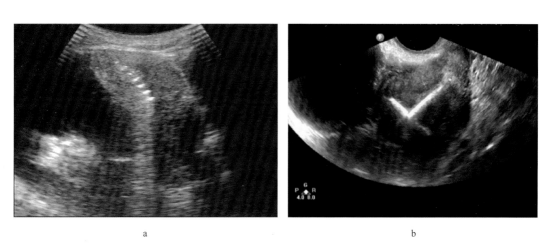

a        b

**图6-17 T型节育器**

a.矢状切面显示节育器呈"串珠样"强回声；b.冠状面显示节育器呈"T"型

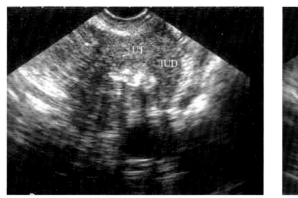

**图6-18 节育花**

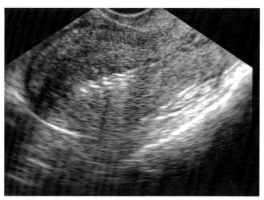

**图6-19 吉妮环**

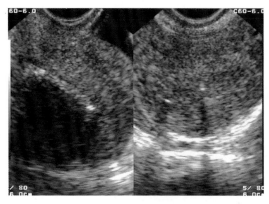

图6-20　曼月乐环

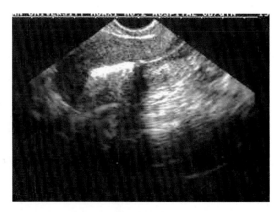

图6-21　节育器尾丝为一亮线

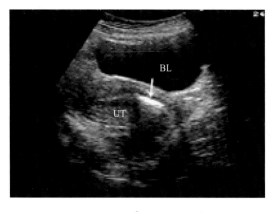

a

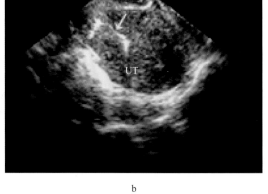

b

图6-22　节育器下移至宫颈内口

a.经腹超声显示节育环下端达宫颈内口；b.经阴道超声显示节育环下端达宫颈内口

图6-23　节育器下移至宫颈管内

3.节育器异位

（1）部分异位：节育器偏离宫腔中心位置，嵌入肌层或接近浆膜层，宫腔内查见部分节育器。

（2）完全异位：超声能显示IUD嵌入肌层的深度，宫腔内未见节育器（图6-24）。

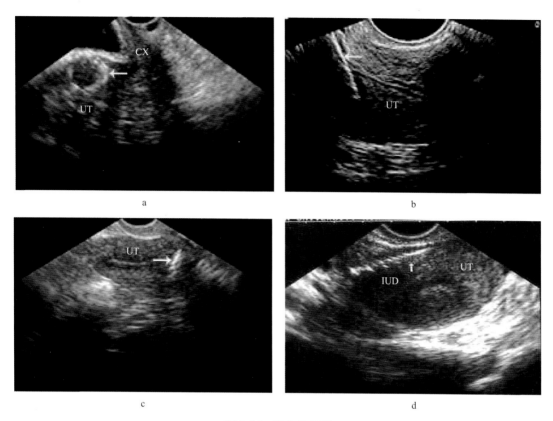

**图6-24 节育器嵌顿**

a ~ d.节育器部分或完全嵌入肌壁间，肌壁间出现强回声

（3）宫外异位：超声能明确显示异位于子宫旁或直肠子宫陷窝、膀胱子宫陷窝的IUD，如果IUD异位后远离子宫周围，被周围肠道气体遮盖，或超过盆腔范围，超声无法确定，必须结合X线检查或CT、MRI等才能明确定位。

4.带器妊娠　多发生于节育器位置异常者，宫腔内可同时显示孕囊和IUD。也有少数节育器位置正常，同时有宫内妊娠（图6-25）。

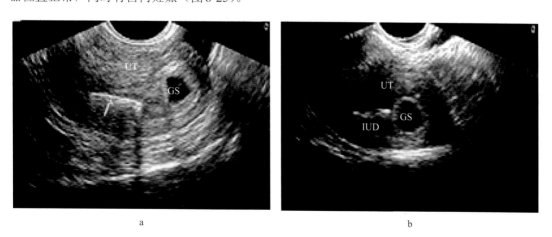

**图6-25 带环受孕**

a.节育器下移，带环受孕；b.节育器位置正常，带环受孕

（三）特别提示

（1）超声检查是了解子宫内节育器的首选方法，现已基本取代了过去使用的X线透视方法。

（2）在判断节育器位置是否下移时，必须观察宫底肌壁有无增厚，若增厚明显，就要观察节育器上端与宫腔底的关系。

## 第三节　计划生育技术并发症的超声诊断

### 一、子宫穿孔

（一）基本概念

子宫穿孔（penetration of uterine）是计划生育手术中常见的并发症，严重者可见血管损伤、脂肪垂、网膜、肠管等被吸入宫腔，造成内出血、肠坏死、感染，甚至危及生命。

发生子宫穿孔的原因多见于哺乳期妇女子宫软、瘢痕子宫、子宫过度倾曲、子宫畸形、操作者技术不熟练等。

子宫穿孔分为不完全性穿孔和完全性穿孔。

（二）超声诊断

1.不完全性子宫穿孔　指穿孔局限于子宫肌层，未穿破浆膜层，子宫显示轮廓清楚，浆膜层回声连续。子宫腔内无异常回声，在损伤肌壁间可见一条强回声的亮带（图6-26）。

2.完全性子宫穿孔　指穿孔突破浆膜层，显示浆膜层回声不连续。在损伤处可见腔内有较粗的强回声亮带，形态不规则，破口向外突起。有时宫腔内可见肠管样强回声，子宫周围或远离子宫处可见不均质回声，盆腹腔内可见游离液性暗区（图6-27）。

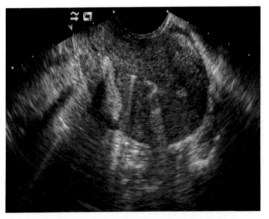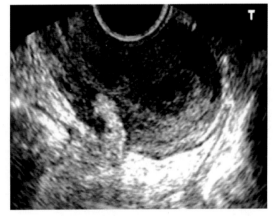

图6-26　子宫前壁穿孔，未穿透浆膜层　　　　图6-27　子宫前壁穿孔穿破浆膜层
（不完全性子宫穿孔）　　　　　　　　　（完全性子宫穿孔）

（三）特别提示

（1）疑子宫穿孔的患者，超声检查时应注意子宫的轮廓是否完整、浆膜层回声是否连续。

（2）观察子宫肌壁回声是否正常，宫腔回声线与子宫肌壁的关系。

（3）注意宫腔内有无异常回声、子宫周围及直肠凹有无液性暗区、团块回声等。

（四）典型病例

患者，32岁，因停经4个月胎死宫内在院外行胎儿钳夹术，曾清宫3次，因阴道出血来本院检查。超声示：子宫较正常增大，浆膜层回声不连续，宫底部查见20mm×16mm×23mm的不规则增强回声团紧贴宫底，部分强回声嵌入肌壁至宫腔内，子宫直肠陷凹积液约10mm，超声疑为子宫穿孔。后经剖腹探查见：大网膜、乙状结肠包裹子宫，乙状结肠与宫底、左侧附件、左盆侧壁

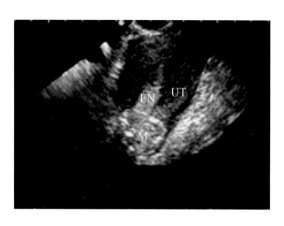

**图6-28　子宫穿孔（M示宫底占位）**

粘连，形成约70mm的团块，内含胎儿肩胛骨与坏死机化组织；子宫底偏左宫角处可见一长约20mm的纵行破口，内有大网膜组织嵌入（图6-28）。

## 二、宫腔及宫颈粘连

（一）基本概念

任何引起子宫内膜破坏的原因均可导致宫腔粘连（Asherman综合征）。子宫内膜损伤后坏死，炎性细胞浸润，绒毛和（或）蜕膜组织发生退变，纤维结缔组织和（或）肌性组织增生，损伤严重时，子宫内膜直接剥脱，子宫内膜下结缔组织甚至肌性组织直接暴露而发生粘连。多继发于人流术、诊刮术、宫腔内其他手术引起的损伤。

临床表现为月经量过少、闭经、周期性腹痛、不孕或反复流产等。扩张宫颈时有阻力，严重的宫腔粘连可能无法通过宫颈进入宫腔。探条通过粘连的宫颈内口后，伴有少量暗红色血液流出。

根据子宫内膜粘连部位、范围及程度分为单纯性子宫颈管内口粘连、子宫腔内粘连、混合性粘连三类（图6-29）。

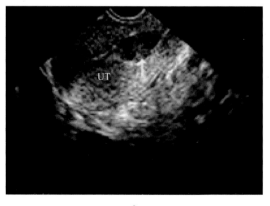

a

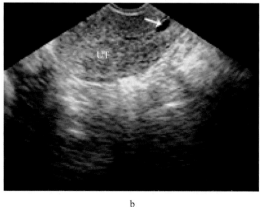

b

**图6-29　宫腔粘连**

a.患者30岁，人工流产术后3个月闭经，宫颈内口及宫腔部分粘连，内膜回声不明显，宫腔中下段分离，可见液性暗区及细弱点状回声；b.宫腔粘连，内膜纤细、不连续，内口处有少液性暗区

（二）超声诊断

1.单纯性子宫颈管内口粘连　宫腔分离，宫腔内查见液性暗区，暗区内可见点状细弱回声，粘连病灶处内膜回声不均匀。

2.子宫腔内粘连　粘连大多发生在子宫峡部。轻度粘连时，宫腔轻度分离，其内有散在细弱回声及条状、线状强回声。重度粘连时，宫腔闭锁，宫腔线消失，内膜呈低回声或无回声区。

3.混合性粘连　宫腔内及宫颈管内口粘连，宫腔内膜显示欠佳，呈片状低回声或无回声暗区，宫内膜较薄，小于2mm，内膜回声不连续，与周围肌层分界不清。

（三）特别提示

1.宫腔粘连的声像图表现较为复杂，经阴道宫腔声学造影术可进一步帮助了解宫腔粘连情况。

2.有条件者结合宫腔镜检查，明确判断有无粘连及粘连范围与程度。

## 三、宫腔妊娠物残留

（一）基本概念

1.是流产最常见的并发症，严重者可导致大出血，甚至发生失血性休克。

2.临床表现为药物流产和人流术后阴道流血超过10天，血量过多或流血停止后又有出血。

（二）超声诊断

1.少量的残留物在宫腔内可见一处或散在的小斑点状或小斑块状增强回声，大量的残留物在宫腔内时可见片状强回声或强弱不等的回声区，边缘不规则。

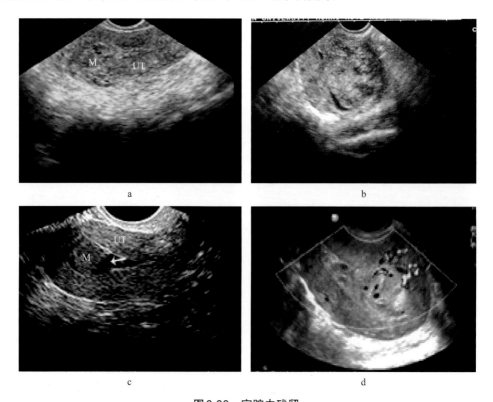

**图6-30　宫腔内残留**

a～d.均为人流后、清宫后、药流后或引产后宫腔内见占位性病变，清宫证实为残留物

2.伴有出血者，宫腔内可见不规则的液性暗区，仔细观察，可见点状细弱回声流动。

3.出血时间长，表现为宫腔分离暗区中有散在强回声区。组织变性坏死与部分机化，宫腔回声增强、杂乱（图6-30）。

4.部分患者可见单侧或双侧卵巢妊娠黄体囊肿未消失。

5.彩色多普勒血流显示宫腔内占位有血流信号，则提示残留物多为未坏死的组织。

## 四、流产失败（漏吸）

（一）基本概念

流产失败指因人工流产或药物流产后，宫腔内仍有胚胎及胎盘绒毛。

发生流产失败的原因多为胚囊过小或过大、子宫过度屈曲或子宫畸形、手术操作失误等所造成。

（二）超声诊断

1.超声检查发现宫内孕囊完好，妊娠囊随停经时间逐渐长大，甚至可见胚芽及胎心搏动（图6-31）。

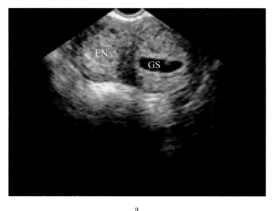
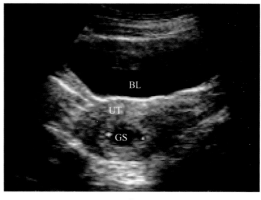

**图6-31　流产失败**

a.双角子宫刮宫失败；b.人流失败，胚胎继续生长

2.超声检查注意有无子宫位置异常或子宫畸形。

## 五、盆腔感染

（一）基本概念

女性内生殖器及周围的结缔组织、盆腔腹膜发生炎症时，称为盆腔炎（pelvic inflammatory disease，PID）。

计划生育手术所致的盆腔感染，多因吸宫不全、术中消毒不严或操作时带菌等引起。

临床表现为发热、下腹疼痛、白带混浊或阴道不规则出血。

（二）超声诊断

1.盆腔感染轻者声像图无明显改变。

2.感染严重者子宫增大、肌壁增厚、回声偏低，宫腔内有不均质低回声或伴有积液（图6-32）。

3.盆腔炎症波及卵巢、输卵管，并有炎性包块形成时，超声图像表现为囊性或弱回声团块，可有分隔，边界欠清楚，探头触及有疼痛感，包块周围及子宫直肠窝有积液（图6-33）。

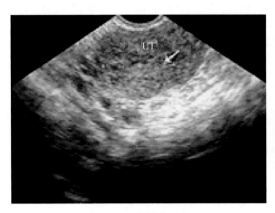 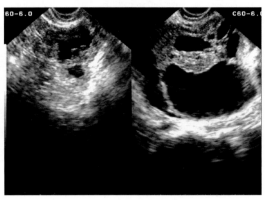

图6-32　宫腔内感染
患者，25岁，人流后1周腹痛、发热，
宫腔回声不均匀

图6-33　盆腔炎性包块
引产后20⁺天，下腹疼痛就诊，超声见左
附件区分隔状囊性占位，外形不规则

4.盆腔感染若未及时治疗，可能导致慢性盆腔炎致盆腔粘连，严重者可以形成盆腔脓肿。

（罗　红　庞厚清）

# 介入性超声在妇产科的应用

第七章

## □□ 第一节 应用概况 □□

介入性超声（interventional ultrasound）是在实时超声的监视和引导下完成各种穿刺活检、造影、抽吸、插管、注药治疗手术等操作，从而达到诊断或治疗的目的。其主要特点是定位准确和微创。

介入性超声已被广泛应用于妇产科领域。在诊断方面，用于胎儿产前诊断的取材，如绒毛膜活检、羊膜腔穿刺抽取羊水、胎儿血液取样及组织取样等，获得标本进行生化、酶学、细胞遗传学检查等；子宫腔输卵管声学造影术，对宫腔及输卵管疾病进行诊断；介入性超声还用于宫腔手术的术中监测等。在治疗方面，用于盆腔肿块的穿刺活检、引流、注药，如卵巢内膜异位囊肿穿刺、包裹性积液穿刺、异位妊娠介入治疗等；也用于辅助生殖技术的卵泡穿刺、取卵及减胎；还用于胎儿宫内治疗等。

目前，三维超声技术已被应用于妇产科，三维图像能充分显示盆腔脏器与包块内部结构的空间关系和立体形态，直观显示病变，用于介入性超声将为穿刺活检等操作提供更准确的定位。

## □□ 第二节 介入性超声应用的基本条件与操作方法 □□

### 一、适应证与禁忌证

（一）适应证

1.需要进行介入超声诊断的患者，如穿刺抽液、抽脐血或羊水、抽吸细胞学检查、穿刺活检或置管后造影、术中介入超声监测、肿瘤性质的判断。

2.需要进行介入超声治疗的患者，如穿刺抽液、引流、注入药物（硬化剂、抗生素、溶血剂、抗肿瘤药及免疫制剂等）或输入营养成分（血液、氨基酸等）。

（二）禁忌证

1.超声显示的病灶或目标图像不清楚、不明确或不稳定者。

2.患者有严重出血倾向或凝血机制障碍。

3.穿刺途径无法避开大血管及重要器官者。

4.病变可能沿穿刺途径造成盆腹腔播散。

5.患有严重的全身性疾病、生殖器炎症、对造影剂及相关试剂药物有过敏病史。

## 二、介入性超声操作方法

1.根据患者诊疗目的需要，取仰卧位、侧卧位、俯卧位或膀胱截石位，并维持患者体位稳定。

2.用实时超声诊断仪清楚显示病灶或目标后，确定穿刺点。

3.对穿刺区域进行常规消毒铺巾。

4.对穿刺点进行局部麻醉，用穿刺探头扫查病灶并锁定穿刺目标后，嘱患者屏气不动，迅速将穿刺针沿着超声仪屏幕上的引导线穿刺进入病灶目标。

5.根据患者具体病情要求，完成穿刺、活检、抽液、引流、注入药物等诊断或治疗操作。

6.介入操作完毕后，病人留观0.5～2h，注意观察患者的生命体征及有无加剧的腹痛、尿血及内出血等全身或局部异常表现。

# 第三节　介入性超声在产科的应用

在实时超声介入引导下，准确获取胎儿细胞、血液或组织，进行相关化验、DNA及酶学检查，对胎儿染色体异常、血液性疾病、遗传性疾病、代谢性疾病等进行诊断。在产科方面，介入性超声应用较多的项目有羊膜腔穿刺、胎血取样、胎儿绒毛活检，近年来还被用于胎儿宫内治疗及辅助生殖中的取卵、减胎。介入性超声技术的应用使产前诊断和治疗进入了细胞与分子遗传学领域。

## 一、羊膜腔穿刺

羊膜腔穿刺（US guided amniotic cavity aspiration）是在超声引导下通过穿刺获取羊水，收集羊水内细胞，进行细胞培养、分析酶/蛋白/代谢产物和进行染色体核型分析，诊断胎儿代谢性疾病、神经管畸形、染色体异常（常见染色体畸形有21-三体、18-三体等）；还可以进行羊膜腔内注药治疗。羊膜腔穿刺时间是在妊娠18～22周。该项检查是产前诊断的重要项目（图7-1）。

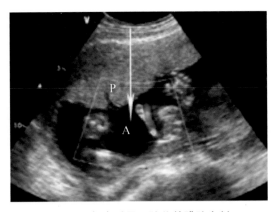

图7-1　超声引导下胎儿羊膜腔穿刺

（一）适应证

1.高龄孕妇（35岁以上者）。

2.夫妇中有染色体异常疾病史及家族史者，以往曾有异常妊娠史或生育史。

3.X-连锁遗传病及显性遗传病基因携带者，须进行性别鉴定者。

4.孕妇有病毒感染或放射线接触史；妊娠筛查风险率高者或常规超声检查发现胎儿有异常情况者。

5.羊膜腔穿刺注药引产，羊膜腔内注入药物及营养剂进行胎儿宫内治疗等。

6.晚期妊娠或胎膜早破者取羊水行胎儿成熟度测定或细菌学检查。

（二）术前准备

1.超声仪　实时超声诊断仪，探头频率3.5MHz，最好备有穿刺导向装置。

2.穿刺针　可选用型号20～23G，针长15～18cm。

3.药物　根据不同检查与治疗目的，备好所需药品。

4.其他　检查需用的试管、培养管等。

（三）操作方法

1.孕妇取仰卧位，先经腹部进行产科常规超声检查，选择好穿刺点。

2.常规以穿刺点为中心消毒铺巾，在超声监视屏上确定进针路线及深度。

3.穿刺针沿进针路线到达羊膜腔的羊水池内，取出针芯，用2ml注射器，抽出少量羊水，确定无血污染后，换上20ml注射器，抽出羊水约20ml送检。

4.需羊膜腔内注药者，将事先准备好的药物注入。

5.插上针芯后拔出穿刺针。

6.术毕，病人留观约半小时，超声观察胎心、胎动、进针点有无活动性出血等情况。

（四）注意事项和并发症

1.羊膜腔穿刺胎儿丢失率为0.2%～1.2%，感染率为0.3%～2%，羊膜破裂发生率约为1%，另还可能发生胎盘剥离、内出血、羊水渗漏等。

2.小孕周的羊膜腔穿刺危险性高于较大孕周，可增加胎儿畸形发生率，有可能发生胎儿足内翻。

3.穿刺时应尽量避开胎盘和胎体，寻找最大的羊水池；如为前壁胎盘可直接穿过胎盘进入羊水池，但应选择胎盘边缘部分或较薄处。

## 二、超声引导下胎血取样

超声引导下胎血取样（US guided fetal blood sampling）可用于诊断胎儿免疫性溶血、地中海贫血、血友病、血小板功能及数量异常等血液系统疾病；用于分析胎儿染色体核型，诊断先天遗传性疾病和代谢性疾病；还可以用于诊断胎儿的病毒、细菌及弓形体等病原感染。获取胎儿血液的途径：超声引导下脐血管穿刺、肝内静脉穿刺及心脏穿刺（图7-2，图7-3）。

目前超声引导下脐血管穿刺已成为采集胎儿血液标本和进行胎儿血管内输液或输血治疗的常用方法。胎儿脐血穿刺时间常在18孕周后，脐血管穿刺成功率较高，并发症相对较少。

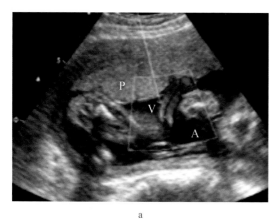
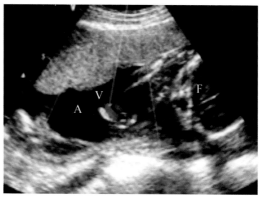

a　　　　　　　　　　　　　　　b

**图7-2　超声引导下胎儿脐带穿刺**

a.穿刺针对脐带胎盘侧进行穿刺；b.穿刺针对脐带羊水游离段进行穿刺

当脐血管穿刺有困难时，可用超声引导下肝内静脉穿刺法抽取胎血。

超声引导下胎儿心脏穿刺取血法仅用于脐血管及肝内静脉血管穿刺失败者。

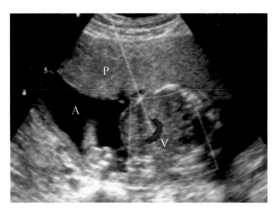

图7-3　胎儿肝内静脉穿刺

（一）适应证

1.需要进行快速的染色体核型分析。

2.产前超声发现胎儿发育异常或结构畸形时，需要确定胎儿染色体核型分析。

3.有遗传病妊娠史、分娩史或家族史的孕妇需进行胎儿染色体核型分析。

4.进一步证实羊膜腔穿刺羊水细胞培养中所发现的染色体异常，如嵌合体等。

5.有胎儿弓形体病及病毒感染史等致畸因素者。

6.胎儿宫内感染（TORCH）的产前诊断。

7.宫内胎儿发育迟缓时需要了解胎儿酸碱平衡情况。

8.通过脐静脉输液给药及输血。

9.胎儿血液性疾病的诊断，如先天性胎儿血小板减少症、血红蛋白病、白细胞疾病、血友病A、血友病B或其他凝血因子疾病。

10.免疫缺陷性疾病。

11.先天性代谢异常。

（二）术前准备

1.超声仪　实时超声诊断仪，探头频率3.5MHz，备好穿刺导向装置。

2.穿刺针　可选用型号20～23G，针长15～18cm。

3.药物　根据不同检查与治疗目的，备好所需的药品。

4.其他　检查需用的试管、培养管等。

（三）操作方法

1.孕妇取仰卧位，先经腹部进行产科常规超声检查，选择好穿刺点。

2.常规以穿刺点为中心消毒铺巾，在超声监视屏上确定进针路线及深度。

3.穿刺针沿进针路线到达被穿刺部位，取出针芯，抽出胎血送检。

4.插上针芯后拔出穿刺针。

5.术毕，病人留观约半小时，超声观察胎心、胎动、进针点有无活动性出血等情况。

（四）注意事项和并发症

1.彩色多普勒超声有利于了解胎儿血流情况，准确分辨脐静脉、肝静脉及心脏腔室等结构及血流，引导穿刺针准确定位。

2.进行心脏穿刺时，可先用17G穿刺针进行胎儿胸腔穿刺，再用23G穿刺针穿过17G的针筒穿刺胎儿心脏，抽取胎儿心脏血液；也可用23G穿刺针直接进行胎儿心脏穿刺取血。

3.选择平直且相对固定的脐带段进行穿刺。

4.脐带穿刺胎儿丢失率为0.8%～5%；脐血管出血发生率为23%～37%；胎儿心动过缓发生率约5%。

5.脐血管穿刺成功率与胎儿孕周密切相关，妊娠中、晚期穿刺成功率高于孕早期。

6.超声引导下胎儿心脏穿刺，有可能出现胎儿心包积血、心动过缓，甚至心脏停搏。

## 三、超声引导下绒毛取样

超声引导下绒毛取样（US guided villus sampling）是在超声引导下穿刺绒毛，获取绒毛组织，进行细胞遗传学检查，诊断胎儿先天性疾病和代谢性疾病，是早期产前诊断方法之一。

1.绒毛组织取样时间以孕10～12周较合适。

2.超声引导下获取绒毛组织的方法有两种：一种为经阴道吸取绒毛组织；另一种为经腹壁穿刺抽吸绒毛组织。可根据胎盘着床位置和子宫位置来选择具体的取样途径（图7-4）。

3.注意事项和并发症

（1）母婴Rh血型不合是该检查的绝对禁忌证。

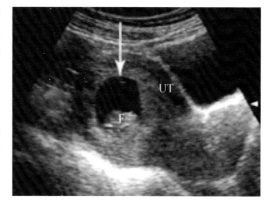

**图7-4　超声引导下绒毛活检**

（2）文献报道胎儿丢失率为0.6%～3%；阴道出血发生率为13.6%；孕囊刺破率约为0.3%；可增加胎儿畸形的发生率，如胎儿肢体缺如等。

（3）绒毛取样中应定位准确，操作轻柔，动作简洁，尽量减少并发症的发生。

## 四、超声引导下胎儿组织活检

超声引导下胎儿组织活检（US guided fetal tissue biopsy）即是在实时超声的引导下，穿刺获取胎儿特定部位的特定组织，常用于某些致死性特殊疾病的产前诊断。

胎儿组织活检的主要应用及注意事项：

1.对胎儿肝组织进行活检，诊断常染色体隐性遗传的葡萄糖代谢异常性疾病和对氨基甲酸转化酶缺乏症。

2.通过胎儿皮肤活检，诊断遗传性大疱性表皮松解病。

3.进行胎儿肌肉活检，诊断某些遗传性肌肉疾病。

4.胎儿组织活检宜于妊娠20～24周进行。

## 五、超声引导下胎儿宫内治疗

随着介入超声、微创外科设备及技术的不断改进，胎儿外科治疗迅速发展，在超声可视状态下直接进行胎儿宫内治疗已逐渐被认识和应用。

（一）超声引导下胎儿宫内治疗（US guided intrauterine fetal therapy）的主要优点

1.能实时显示穿刺时宫内情况，及时调整进针方向。

2.定位准确，避免盲目穿刺。

3.无X线辐射。

4.与开放式胎儿手术和胎儿内镜外科手术比较，创伤小、并发症少、费用低。

（二）介入性超声宫内治疗适用范围

1.羊膜腔内给药，如地塞米松促肺成熟、氨基酸治疗胎儿宫内发育迟缓等。

2.羊膜腔内灌注人工羊水治疗羊水过少、胎膜早破、胎监变异减速和羊水粪染等。

3.对羊水过多者进行羊水减量。

4.经脐静脉输血治疗胎儿贫血。

5.胎儿皮下或腹腔给药。

6.胎儿宫内治疗性引流治疗胎儿脑积水、胸腹腔积水。

7.超声引导下胎儿内窥镜手术。

（三）胎儿宫内治疗注意事项和并发症

1.因受胎儿体位及胎儿附属物限制，操作难度较大，易发生并发症。

2.宫内治疗可能发生羊水渗漏、早产、胎儿丢失、羊膜腔感染、胎膜剥离等并发症。

## 六、介入性超声在辅助生殖中的应用

（一）阴道超声引导下针吸取卵

目前超声监测下取卵的方法有多种，包括：腹部超声导引下经腹壁－膀胱途径、经尿道途径、经阴道穹隆途径；阴道超声导引下经阴道穹隆穿刺途径。

阴道超声引导下经阴道取卵与其他取卵方法比较，具有操作简便、创伤小、费用低、并发症少等优势，患者易接受。

1.注意事项

（1）卵巢与阴道探头间距如大于4cm，则穿刺卵泡较困难。

（2）对活动度大的卵巢，卵泡未突出表面或卵泡壁坚厚者，穿刺需进针快以减少卵巢的活动。

（3）穿刺针进入卵泡的同时需打开负压，以免卵泡液流入腹腔。

2.并发症　穿刺术中及术后可能发生出血、感染。

（二）超声引导下多胎妊娠胚胎减灭术

超声引导下选择性多胎妊娠胚胎减灭术有经腹及经阴道两种途径。经阴道超声引导下对早期妊娠施行胚胎减灭术是一种定位准确，操作简单、易行、安全有效的方法，可尽量减少并发症的发生。

## 七、胎儿镜

胎儿镜（fetoscopy，FS）由阴道或经腹光纤内窥镜组成的，在超声引导下，局部麻醉后经腹或经阴道穿刺，直接进入羊膜腔，直视下观察胎儿及其周围环境，并可抽取脐血、进行组织取样，亦可同时宫内给药和宫内进行手术治疗。胎儿镜有诊断和治疗两种作用，临床应用已经有40年的历史。胎儿镜现应用于产科临床，各国围产期医学工作者对其适应证、穿刺部位、时机、管径的大小、采取标本的种类及方法都进行了改进，现已发展成为能诊断70多种先天性异常疾病的有效方法。

（一）适应证

胎儿镜检查的适应证为需行细胞和（或）分子遗传学产前诊断的妊娠小于22周的孕妇。包括：① 观察胎儿有无明显的体表畸形，如唇腭裂、指（趾）畸形、外生殖器畸形、无脑儿、脊柱裂、腹壁裂、脑疝等虽经B超及AFP检查，但确诊疑问者；② 抽取胎儿血协助诊断胎儿有无地中海贫血、镰形细胞性贫血等遗传性血红蛋白病及慢性肉芽肿等；③ 遗传性骨骼肌肉系统疾病家族史者；④ 胎儿组织活检诊断遗传性皮肤疾病；⑤ 经羊水细胞培养发现某些染色体异常不能排除其为离体培养中产生的突变。

此外，还适用于宫内治疗。包括：① 宫内输血；② 复杂性单绒毛膜双胎疾病：双胎输血综合征、单绒毛膜双胎选择性发育受限、双胎反向动脉灌注序列征；③ 先天性膈疝；④ 先天性下尿路梗阻；⑤ 羊膜带综合征；⑥ 骶尾部畸胎瘤；⑦ 胎盘绒毛血管瘤；⑧ 用胎儿镜可不经母血循环稀释而有效投药。

（二）禁忌证

1.适应证不明确者。

2.先兆流产或先兆早产者。

3.宫内有感染者。

4.在超声引导下胎盘位于子宫前壁找不到合适的穿刺部位者或穿刺部位有肌瘤者。

（三）胎儿镜检查的时间选择

一般根据羊水量、胎儿大小、脐带粗细及检查的目的确定胎儿镜检查的时机。妊娠15～17周时，羊水相对足量，胎儿也较小，适宜观察其外形；妊娠18～22周时，羊水量继续增多，脐带增粗，易取胎儿血进行产前诊断；妊娠22周后，羊水透明度下降，则不利于胎儿外形的观察。妊娠晚期，子宫对机械性刺激敏感性增加，此时进行胎儿镜检查，发生早产的可能性较大，如果发生羊水栓塞则比妊娠中期严重。

（四）胎儿镜设备

胎儿镜主要由摄像系统、光源及镜头、器材三部分组成。最常用的胎儿镜镜长18cm，直径112～315mm，镜面角度0°～30°。镜内有导光纤维传导氙光源，并有数码影像增强设施，各种长度和角度调整使器械进出套管进入羊膜腔更容易。套管针是菱形针，针头藏在鞘内，这种装置可避免子宫出血和胎膜分离。胎儿镜另有超声、射频刀（切割肿瘤）、气管夹、灌注装置、掺钕钇铝石榴石Nd-YAG激光（凝固血管）等附件。

（五）胎儿镜操作步骤

1.术前准备 术前按下腹部手术常规备皮，排空膀胱；术前10min肌内注射哌替啶50mg，手术者常规洗手，戴消毒手套，穿刺部位常规消毒，铺盖消毒巾，严格遵守无菌操作。

2.穿刺点的选择 在超声引导下选择穿刺点，要求套管刺入子宫时避开胎盘附着区，穿入位置应面对胎儿的腹侧，穿刺点下有足够的羊水量，便于顺利刺入羊膜腔。如从腹壁进针，可选择子宫体前、侧壁或子宫底部的无胎盘附着区，但一般不选择子宫下段，因该处收缩性差，穿刺后创口不易闭合，容易发生羊水渗漏。

3.局部麻醉与穿刺 选定穿刺点后，局部切口用利多卡因进行皮下浸润麻醉。用尖刀片做长2mm切口深达皮下。穿刺过程中有两次落空感，一次为穿透腹直肌前筋膜与腹部肌层，另一次为穿过腹膜与子宫壁进入羊膜腔。穿透腹膜时需助手扶持子宫，将带芯套管穿过宫壁，进入羊膜腔后抽出针芯即可见羊水涌出，换上胎儿镜。

4.胎儿镜检查 安上冷光源，即可观察胎儿，助手用手于孕妇腹壁固定胎儿或通过母体静脉输入镇静剂，控制胎动以免胎儿随时可能转到不利于观察的位置。在胎儿镜单个视野下，不可能完整地观察整个胎儿，但可清晰地观察胎儿局部体表结构。必须反复移动胎儿镜，镜头距目标远，视野较大；反之，视野则较窄。

5.术后注意事项 检查完毕，将胎儿镜连同套管退出，无菌纱布压迫腹壁穿刺点5min，包扎，平卧3～5h，观察母体脉搏、血压、胎心率，以及有无子宫收缩、羊水及血液漏溢等。一般不使用沙丁胺醇、硫酸镁等抑制子宫收缩的药物，因为子宫肌松弛，不利于宫壁创口闭合，容易发生羊水漏溢。术后第2天进行超声检查了解胎儿存活状况及羊水量是否充足。

（六）并发症

1.胎膜早破。

2.胎盘和胎儿损伤。

3.流产和早产。

4.羊水渗漏和羊膜腔感染。

5.母体肺水肿和脏器损伤。

# 第四节　介入性超声在妇科的应用

介入性超声不仅可以对盆腔包块穿刺活检和进行细胞组织学检查外，还可以通过抽吸囊液、注入药物起到治疗作用。目前在妇科开展较多的介入性超声技术有：盆腔包块的穿刺活检，引流和注药，子宫宫腔输卵管造影，宫腔手术术中监测等。

## 一、超声引导下盆腔包块的穿刺活检、抽液和治疗

超声引导下对盆腔包块进行介入穿刺、引流及注药，避免了不必要的腹腔镜或开腹手术。盆腔包块穿刺（US guided pelvic cyst aspiration）可采取经腹及经阴道两种方式，根据患者包块的位置、性质及患者实际情况选择具体的穿刺方式。术前超声应全面扫查患者子宫及附件，了解包块与盆腔的关系；术中超声实时地监测穿刺针的位置，为术者提供准确的定位；术后观察患者有无内出血及残余包块的情况。在超声图像中穿刺针表现为线状强回声，后伴声影（图7-5）。

（一）适应证

1.盆腔包块药物治疗效果不佳。

2.盆腔包块术后复发，不宜再次行腹腔镜或行开腹手术。

3.不宜或不愿意接受开腹手术的盆腔包块患者。

4.需活检明确包块性质的盆腔包块患者。

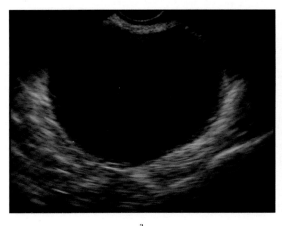
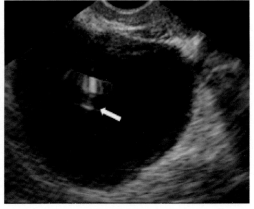

a                                    b

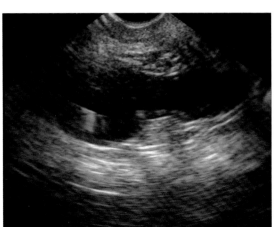
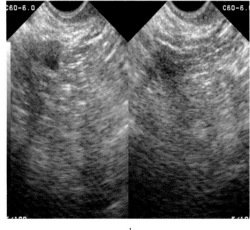

c　　　　　　　　　　　　　　　　　　　　　　d

**图7-5　盆腔囊性包块的穿刺、抽液和注药**

a.患者，45岁，主诉"子宫切除术后1年，发现附件囊肿4个月"；术前经阴道超声显示：盆腔内查见 9.1cm×8.5cm×7.9cm囊性占位，无分隔；b.术中抽出清亮的淡黄色液体约200ml，箭头所指为囊内针尖； c.注入无水乙醇冲洗囊腔；d.术后1个月复查盆腔未见囊肿复发

（二）术前准备

1.选用阴道探头频率5～7.5MHz或腹部探头频率3.5MHz，探头为穿刺探头或探头配有穿刺导向装置。

2.穿刺针型号：阴道穿刺针16～17G，长30～40cm；腹部穿刺针20～22G，长20cm。

3.术前宫颈或肌内注射阿托品，可预防人流综合征发生；手术中常用药物为无菌生理盐水、硬化剂，如无水乙醇等；庆大霉素、氢化可的松、糜蛋白酶等抗炎，防粘；使用氨甲蝶呤或氯化钾等杀灭胚胎，治疗输卵管妊娠。

（三）操作方法

1.术前常规超声检查盆腔囊肿或肿块的位置、边界，了解包块回声特点及有无分隔、粘连，与周围脏器的关系等，确定进针部位，注意避开重要脏器及大血管。

2.经腹壁穿刺者，对穿刺部位常规消毒铺巾；经阴道穿刺者，病员取膀胱截石位，外阴及阴道常规消毒铺巾。

3.在超声引导下，沿穿刺线对准盆腔包块进针。

4.根据不同目的进行包块的穿刺活检、引流、注药等操作。

5.术毕后留观0.5～2h，观察患者生命体征及有无其他异常情况。

（四）注意事项及并发症

1.多房性囊肿常需进行多次穿刺，尽可能将每一房囊液抽净并在囊内注射并保留无水乙醇或其他硬化剂。

2.一般选择5cm以上的盆腔囊肿病例进行穿刺。术前应结合临床，测定CA125值和彩色多普勒检查囊壁血流情况。对怀疑恶性肿瘤者，不宜穿刺。术中抽出物送细胞学检查及细菌学培养等。

3.对盆腔囊肿抽液后囊内注入抗炎类药物同时注如硬化剂，以降低复发率。

4.对输卵管妊娠患者进行介入穿刺治疗后，应定期复查血hCG。

5.穿刺中探头适当对腹壁或阴道穹隆略加压力，使肿块紧贴腹壁或穹隆，缩短穿刺距离。

## 二、宫腔输卵管声学造影

宫腔声学造影是将液体注入宫腔、膨胀宫腔，增加超声显像的对比度，利于观察宫腔及肌壁病变。宫腔内注入液体后压力增高，液体向输卵管流动，可以了解输卵管通畅程度，称为输卵管声学造影（图7-6）。

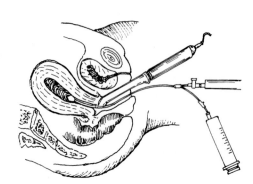

**图7-6　宫腔输卵管声学造影示意图**
（引自：刘吉斌主编.现代介入性超声诊断与治疗.北京：科学技术文献出版社，2004）

（一）适应证

1.内膜疾病，包括子宫内膜息肉、子宫内膜增厚、子宫内膜萎缩。

2.子宫肌瘤，主要用于黏膜下肌瘤及肌壁间肌瘤向宫腔内突情况。

3.宫内异物，如子宫内节育环异常，如嵌顿、断裂、异位、残留等，宫腔手术后宫内残留物。

4.宫腔粘连，宫腔手术后月经过少、闭经、疑有宫颈或宫腔粘连者。

5.疑有子宫畸形者。

6.原因不明的不孕或习惯性流产者。

7.原因不明的异常子宫出血者。

8.经腹或经阴道超声发现有宫腔内显像不满意，需进一步评价宫内情况者。

9.输卵管异常，对碘剂过敏的不孕妇女需了解输卵管通畅情况。

（二）术前准备

1.阴道探头频率5～7.5MHz或腹部探头频率3.5MHz。

2.消毒的双腔造影管及有关妇科器械。

3.宫颈或肌内注射阿托品，可预防人流综合征发生；声学造影剂，如超声微泡造影剂声诺维（SonoVue），生理盐水和双氧水等；抗炎、抗粘连类药物，如庆大霉素、糜蛋白酶等。

（三）操作方法

1.术前常规超声检查子宫及双侧附件情况，确定子宫的位置、大小和双侧卵巢位置。

2.病人取膀胱截石位，常规外阴消毒后铺巾。用扩阴器暴露宫颈后，消毒阴道及宫颈，用探针探查宫腔深度。

3.将无菌的双腔造影管经宫颈插入宫腔约1cm，在双腔管的囊管内注入生理盐水1～2ml，形成水囊堵住内口后用血管钳夹住，取出扩阴器。

4.阴道探头套上装有耦合剂的避孕套放入阴道内，双腔造影管主导管内用针管缓慢持续注入造影液体。注液同时应用超声实时观察宫腔内情况并作出诊断。

（四）注意事项和并发症

（1）注入声学造影剂的量应根据宫腔大小、检查的目的、病人的耐受性及超声图像的清晰程度来决定，一般为5～30ml。

（2）双腔管的水囊不宜过大或过小。以免漏诊宫颈内口处病变。

（3）宫腔输卵管声学造影常见并发症主要为人流综合征和感染。

（4）声学造影检查时间应在月经干净后3～7天进行，术前3天不能同房；检查前排除生殖器炎症及全身性疾病的急性期；术后可适当服用抗生素，禁同房和盆浴2周。

（5）造影剂可分为正性造影剂和负性造影剂，但一般每次检查选用一种造影剂。微泡造影剂为正性造影剂，声像图上常表现为高回声，如微泡造影剂Sonovue，双氧水等；负性造影剂，声像图上常表现为无回声，如生理盐水。宫腔声学造影常选用负性造影剂，输卵管声学造影可选用正性造影剂或负性造影剂。

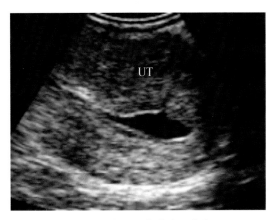

**图7-7 正常宫腔声学造影声像图**

经阴道超声子宫矢状面：注入造影剂后，宫腔扩张，内膜规则，宫腔内未见异常回声

（五）超声诊断

1.宫腔声学造影正常表现　宫腔内为无回声暗区和较规则的光滑内膜界面（图7-7）。

2.宫腔内病变的声学造影超声图像

（1）子宫内膜息肉：宫腔声学造影可清晰显示宫内息肉的生长类型、部位、数量（图7-8～图7-13）。

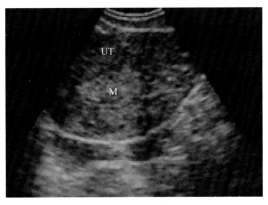

a

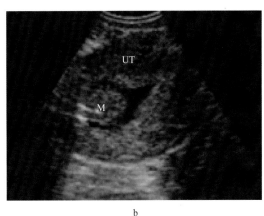

b

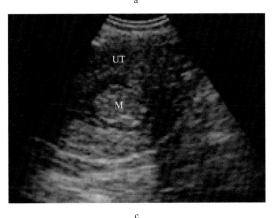

c

**图7-8 单发内膜息肉的造影声像图（一）**

a.患者41岁，月经量多1+年。经阴道超声检查宫腔内见稍强回声团块。b.注入造影剂后，可见直径约1.5cm的稍强回声附着于宫腔左前壁近宫底，附着面宽约0.8cm。c.注入造影剂后的宫腔声学表现

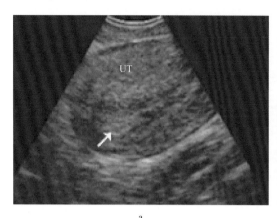
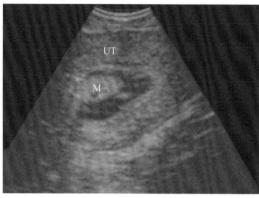

a          b

**图7-9　单发内膜息肉的造影声像图（二）**

　　a.患者33岁，阴道超声检查子宫，疑内膜增厚，回声不均匀；b.注入造影剂后，宫腔内查见1.5cm×1.6cm×1.0cm的稍强回声，团块附着于宫腔前壁近宫底，附着面宽约1.1cm

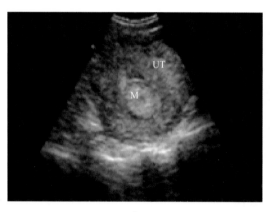
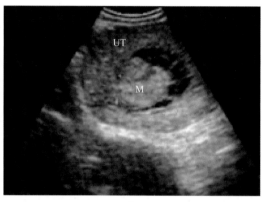

a          b

**图7-10　单发内膜息肉的造影声像图（三）**

　　a.患者29岁，阴道超声检查子宫内有直径约2.0cm的稍强回声团块；b.注入造影剂后显示宫腔内稍强回声团，附着于右侧壁，附着面宽约1.0cm

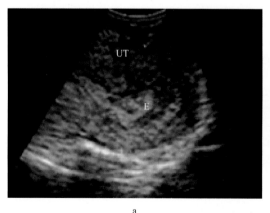
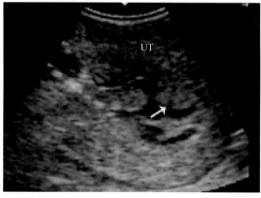

a          b

**图7-11　多发性内膜息肉的造影声像图（一）**

　　a.患者28岁，月经量多伴血凝块8个月。经阴道超声显示宫腔内膜增厚，回声不均匀；b.注入造影剂后，宫腔内各壁查见多个稍强回声团块，外形较规则，最大直径1.2cm

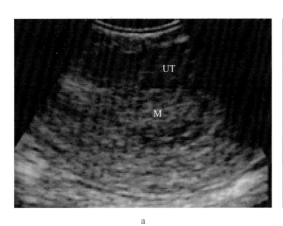 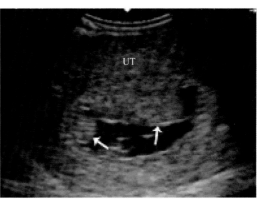

a　　　　　　　　　　　　　　b

**图7-12　多发性内膜息肉的造影声像图（二）**

a.患者34岁，超声发现"宫腔占位"；b.注入造影剂后，宫腔内各壁查见多个稍强回声，最大的位于宫腔后壁，直径约2.0cm，附着面宽约2.0cm，最小的直径约0.7cm

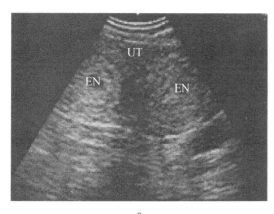 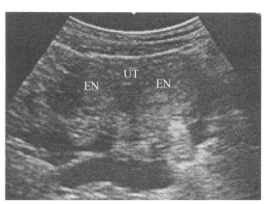

a　　　　　　　　　　　　　　b

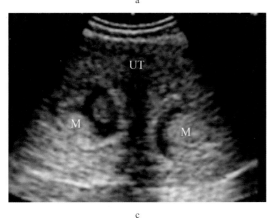

c

**图7-13　不完全性纵隔子宫伴多发内膜息肉的造影声像图**

a.患者27岁，原发不孕，超声显示有两个宫腔回声，宫内膜增厚，回声不均匀；b.经腹子宫横断面显示两个宫腔；c.注入造影剂见右侧宫腔分离1.0cm，左侧宫腔分离1.1cm，两个宫腔内各壁均查见几个稍强回声团块，团块外形光滑，边界清楚，团块最大直径1.5cm

（2）子宫肌瘤：宫腔声学造影提高黏膜下肌瘤定位的准确性，可观察根蒂的粗细及与肌层的关系（图7-14～图7-16）。

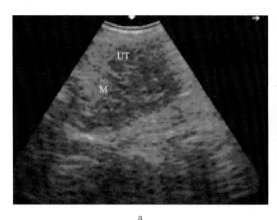
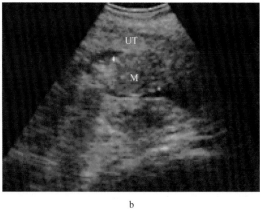

a                                    b

### 图7-14　黏膜下子宫肌瘤的造影声像图（一）

a.患者60岁，超声发现宫腔占位呈稍弱回声，边界欠清；b.注入造影剂后查见2.2cm×1.7cm×1.5cm的衰减回声团块，附着于宫腔后壁，附着面宽约1.5cm

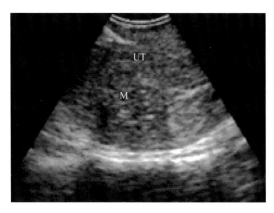
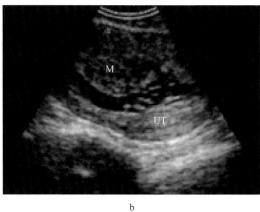

a                                    b

### 图7-15　黏膜下子宫肌瘤的造影声像图（二）

a.患者45岁，月经量多伴血块，超声显示宫腔内有直径约3cm的弱回声团；b.注入造影剂后，宫腔内查见2.7cm×2.5cm×1.7cm的低回声，内部回声衰减，附着于宫腔前壁

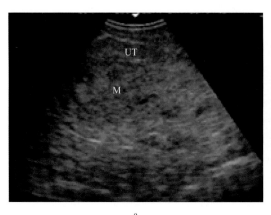
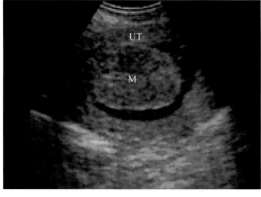

a                                    b

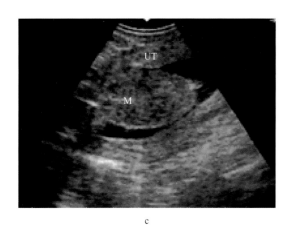

c

**图7-16　肌壁间内突型子宫肌瘤的造影声像图**
　　a.患者34岁，超声发现宫腔内占位；b.注入造影剂后，宫腔内查见弱回声团块，附着于右前壁近宫底；c.团块约2/3突向宫腔，1/3位于肌壁间

　　（3）子宫内膜癌：宫腔声学造影可观察内膜癌病灶的轮廓和局部形态，评价肌层穿透的程度，对手术类型及范围具有一定的参考价值。

　　（4）子宫内膜萎缩：宫腔声学造影显示子宫内膜菲薄，呈纤细的亮光带回声；单层内膜厚度常小于2.5mm（图7-17）。

　　（5）子宫内膜增生：宫腔声学造影可显示内膜的增厚程度，观察内膜与肌层界面的情况（图7-18～图7-20）。

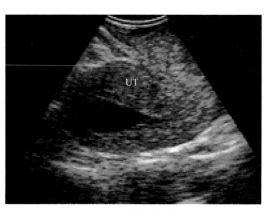

**图7-17　子宫内膜萎缩的造影声像图**
子宫内膜菲薄，厚度仅为1mm（单层）

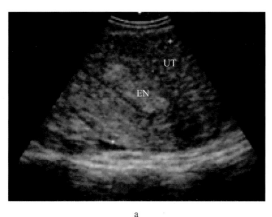

a

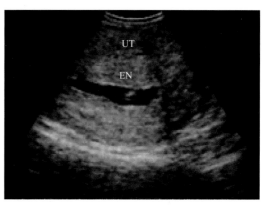

b

**图7-18　子宫内膜增生的造影声像图（一）**
　　a.患者40岁，超声检查怀疑宫腔内占位；b.注入造影剂后，宫内膜厚薄不均，后壁内膜局限性增厚达1.0cm，范围为1.9cm×1.6cm，回声均匀，与肌层分界清楚

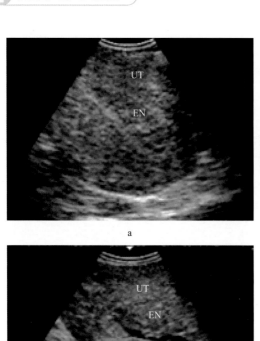

a

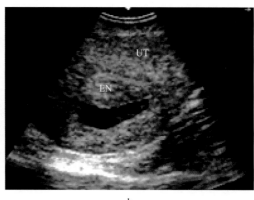

b

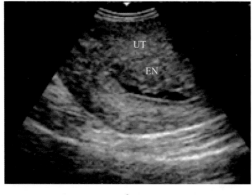

c

**图7-19 子宫内膜增生的造影声像图（二）**

a.患者36岁，月经量多6个月，超声显示内膜增厚，回声不均匀；b.注入造影剂后，宫腔后壁内膜增厚达1.1cm；c.注入造影剂后显示内膜表面不规则

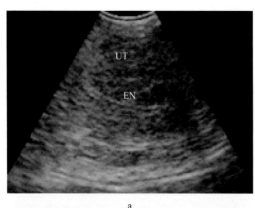

a

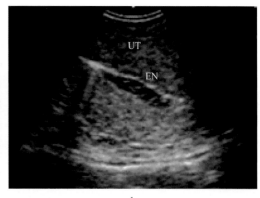

b

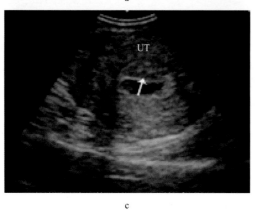

c

**图7-20 子宫内膜增生的造影声像图（三）**

a.患者29岁，超声检查怀疑宫腔占位；b.注入造影剂后，内膜厚薄不均，宫前壁内膜厚0.3cm，宫后壁内膜厚达0.8cm；c.造影后显示内膜局限性增厚

（6）子宫畸形：宫腔声学造影能清晰显示子宫和宫腔形态，可测量子宫纵隔的长度和厚度，观察纵隔与底部肌层的关系，有助于判断子宫畸形及其类型，如残角子宫无造影剂进入（图7-21，图7-22）。

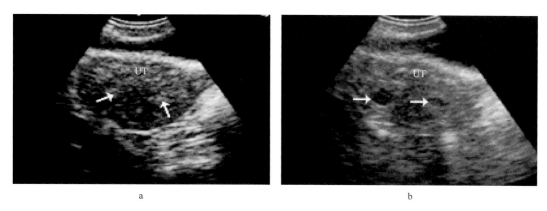

a                                    b

**图7-21 不完全性纵隔子宫的造影声像图**

a.患者30岁，超声检查怀疑纵隔子宫畸形；b.注入造影剂后，左侧宫腔分离0.7cm，右侧宫腔分离0.8cm，两侧宫腔内未见确切占位，纵隔厚约1.0cm

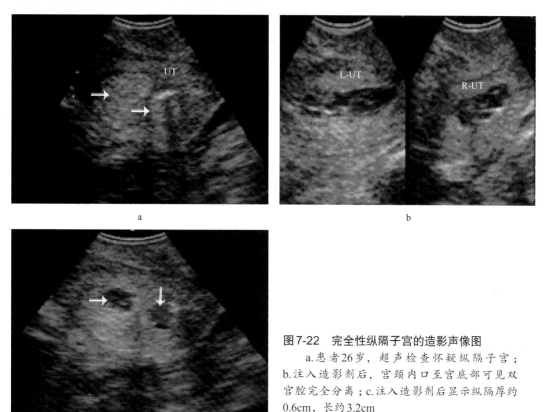

a                                    b

c

**图7-22 完全性纵隔子宫的造影声像图**

a.患者26岁，超声检查怀疑纵隔子宫；b.注入造影剂后，宫颈内口至宫底部可见双宫腔完全分离；c.注入造影剂后显示纵隔厚约0.6cm，长约3.2cm

（7）宫内异物：宫腔声学造影对宫内残留物显示为边缘不整齐、随造影剂漂动的稍强回声团，不附着于子宫内壁；造影可显示残留环的形态及长度，嵌顿环的部位及程度，为临床手术定位（图7-23～图7-25）。

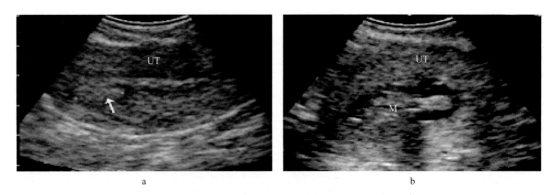

**图7-23　宫内残留物的造影声像图（一）**

　　a.患者26岁，人工流产后2个月。超声发现直径约2.0cm的稍强回声团，位于右宫角处；b.注入造影剂后，右宫角处查见2.1cm×0.9cm×1.8cm的稍强回声，外形不规则，漂于造影剂中

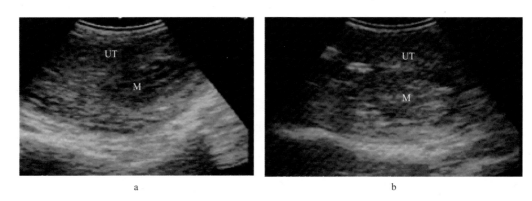

**图7-24　宫内残留物的造影声像图（二）**

　　a.患者26岁，人工流产后闭经2个月，超声显示子宫呈后位，宫腔内查见低回声团块；b.注入造影剂后，宫腔内偏左查见2.1cm×1.8cm×2.2cm的稍弱回声团，外形不规则，回声不均匀，团块周边可见不规则的无回声区（造影剂）

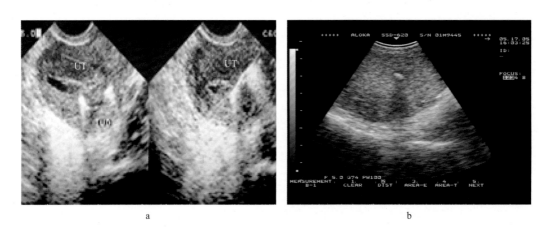

**图7-25　节育环嵌顿的造影声像图**

　　a.患者46岁，外院取环失败2个月；b.声学造影后显示部分节育环嵌于肌壁间

　　（8）宫腔粘连：宫腔声学造影中可发现宫腔狭小，宫壁僵硬，内可有粘连带，术中宫腔内可有陈旧性积血流出（图7-26）。

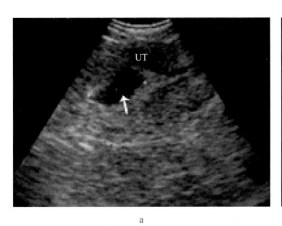
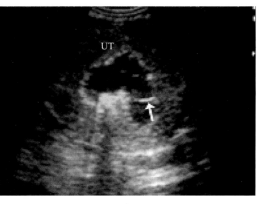

a         b

**图7-26 宫腔粘连的造影声像图**

a.患者28岁，人工流产后闭经3个月，造影前超声显示宫腔内可见2.1cm×2.5cm×1.4cm的液性暗区；b.经扩张宫颈内口后流出约3ml的陈旧性积血，注入造影剂后，宫腔分离1.5cm，宫内查见长约1cm的粘连带状稍强回声

以上病例均经四川大学华西第二医院检查并经手术或病理证实。

（9）特别提示

① 宫腔声学造影不能诊断直径小于2mm的息肉。② 位于宫腔下段的病变可能因球囊的原因而显示欠佳。③ 内膜癌超声表现缺乏特异性，应注意与黏膜下肌瘤、内膜增生、息肉等宫腔病变进行鉴别。④ 超声图像对局灶性内膜增生与息肉、宫腔内小肌瘤及内膜癌的识别能力仍很有限。

3.输卵管声学造影

（1）输卵管通畅度判断（正性造影剂）

① 输卵管通畅：注入造影剂时无阻力、无反流；输卵管全程走行自然、柔和，管径粗细均匀、光滑；卵巢周围环状强回声带，子宫直肠窝及肠间隙微气泡弥散均匀（图7-27）。

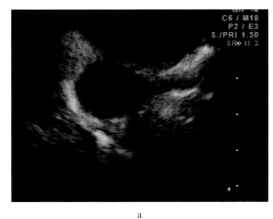
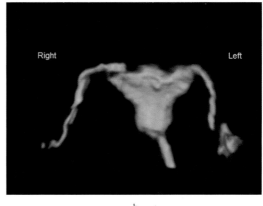

a         b

**图7-27 输卵管通畅的造影声像图（正性造影剂）**

a.盆腔内见造影剂包绕卵巢；b.三维超声造影显示双侧输卵管通畅

② 输卵管阻塞：推注造影剂时阻力较大，注射停止后几乎全部反流；输卵管不显示或部分显示，卵巢周围无环状强回声带，盆腔内未见微气泡回声（图7-28）。

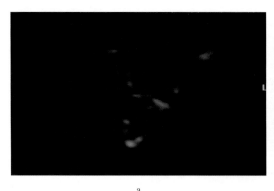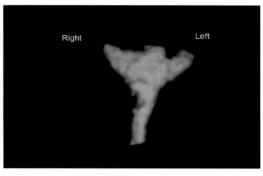

a  b

**图7-28　输卵管阻塞的造影声像图（正性造影剂）**
a.盆腔几乎没有造影剂弥散；b.三维超声造影显示双侧输卵管近端阻塞

③ 输卵管通而不畅：注入造影剂时有阻力，少量反流；输卵管局部纤细或呈结节状，走行明显迂曲、盘旋或成角；卵巢周围见半环状强回声带，子宫直肠窝及肠间隙见少量微气泡弥散（图7-29）。

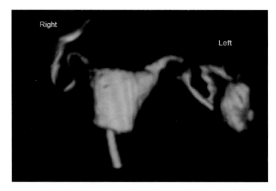

**图7-29　输卵管通而不畅的造影声像图（正性造影剂）**
三维超声造影显示右侧输卵管通而不畅，左侧输卵管积水

（2）输卵管通畅度判断（负性造影剂）

① 输卵管通畅：注入造影剂后，造影剂迅速从双侧输卵管流出，超声可见附件区有带状强回声，陶氏窝有液体显示，注液时无阻力（图7-30）。

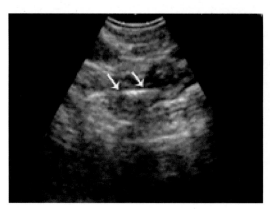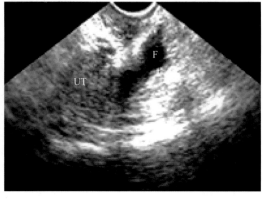

a  b

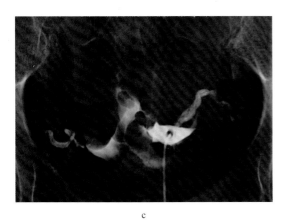

c

**图7-30 输卵管通畅（负性造影剂）**

　　a.注入造影剂后，附件区可见流动的水柱呈强回声，表示患者该侧输卵管通畅；b.造影后直肠凹可见游离的无回声暗区，间接显示患者输卵管通畅；c.输卵管碘油造影示患者双侧输卵管通畅

　　② 输卵管不通：注入造影剂后，造影剂在宫角处形成漩涡，无造影剂从输卵管通过，未见附件区有带状强回声流动，陶氏窝内无明显液性暗区显示，注液时阻力大，患者感下腹胀痛。输卵管积水时，可见注入的造影剂在扩张的输卵管中流动（图7-31）。

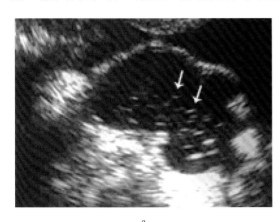
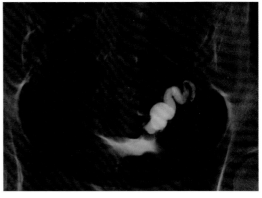

a　　　　　　　　　　　　　　　　　　　　b

**图7-31 输卵管积水的造影声像图**

a.注入造影剂时可见扩张的输卵管内有移动的点状回声；b.输卵管碘油造影示患者一侧输卵管水

　　③ 输卵管通而不畅：注入造影剂后，造影剂缓慢从输卵管通过，未见附件区有明显带状强回声流动，陶氏窝内显示少许液体，注液时有一定阻力。

## 三、宫腔手术术中超声监测

　　随着宫腔手术的广泛开展，宫腔手术的并发症也有所增多。应用超声监测各种宫腔手术，可以保证手术安全，减少并发症发生。本院在近三年中，通过超声监测，经阴道进行各种困难的宫腔手术病例676例，成功率达97.7%，无严重并发症发生，超声已作为宫腔手术中常规监测技术。

　　（一）适应证

　　1.困难的宫腔手术，如子宫位置异常、子宫畸形、异常妊娠及各种需要再次进行的宫腔手术。

2.宫腔镜手术。

（二）操作过程

宫腔手术超声监测方法一般采取经腹的方式。

1.术前让患者适度充盈膀胱。患者取膀胱截石位，常规外阴消毒、铺巾。

2.超声监测主要以纵切为主，手术前确定患者子宫位置、宫内孕囊、绒毛附着部位及宫腔内占位的大小与子宫腔及肌壁的关系。

3.手术中，指导手术器械进入宫腔的方向、部位和深度，探头随着宫内手术器械的移动而进行相应的改变，保证手术器械的活动在图像跟踪范围内。

4.术后观察患者盆腔内异常情况。

（三）注意事项

1.注意防止子宫损伤和穿孔的发生，跟踪器械位置，不断告知术者器械的方向和到达的部位。

2.术中超声图像显示操作器械呈强回声伴金属声影，注意鉴别伪像（图7-32）。

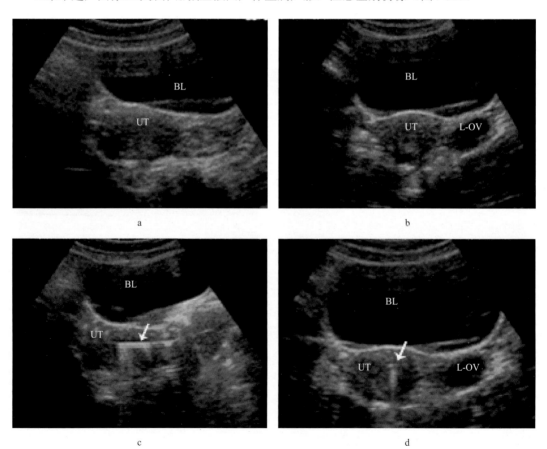

**图7-32　宫腔手术术中超声监测的声像图**

a.宫腔手术前，子宫矢状面；b.宫腔手术前，子宫横断面；c.宫腔手术中，子宫矢状面，宫腔内有带状强回声，后伴"彗尾征"；d.宫腔手术中，子宫横断面，宫腔内有点状强回声，后伴"彗尾征"

## 四、脏器超声造影

超声造影（contrast-enhanced ultrasonography，CEUS）是一种无创性的血流灌注功能成像方法。超声造影微泡经外周静脉注射后进入人体血液循环，在超声波作用下微泡在声场中形成谐振产生非线性信号，因周围组织与血液这类信号微弱，通过超声造影成像技术提高了信噪比，从而大大提高了微循环血流灌注的显像。造影微泡能够随血液流经和分布于全身的血液系统，是一种很好的血池显像剂。超声造影现已应用于临床多个学科。

（一）适应证

1.卵巢肿瘤、子宫肌瘤、子宫腺肌症、子宫内膜癌、宫腔残留等妇科疾病。

2.可用于了解病变组织的血供情况。

（二）术前准备

1.阴道探头频率 5 ～ 7.5MHz 或腹部探头频率 3.5MHz。

2.造影剂：选用意大利 Bracco 公司生产的 SonoVue（声诺维）造影剂，每支造影剂含六氟化硫（SF6）气体包裹磷脂 59mg，使用前加 5ml 生理盐水混合振荡，获得 4.8ml 的白色乳状微泡悬液。

（三）操作过程（以卵巢肿物为例）

脏器超声造影可采取经腹和经阴道两种方式。

1.常规超声检查　经腹部或经腔内对子宫、双附件和盆腔进行多切面的二维图像观察，检出病变，观察病变的部位、形态、大小、性质、边界及内部回声；运用彩色多普勒观察肿物的血流情况；并存储图像。

2.超声造影检查　在 3s 内经左肘静脉团注 2.4ml 的 SonoVue 微泡悬液，后立即以 5ml 的生理盐水团注。造影技术采用 PHILIPS iU22 非线性成像 - 脉冲反相谐波技术和能量调制技术。首先在常规超声状态下观察病变回声特点；后进入造影模式，在基波状态下观察病变，选取肿瘤的最大断面，并同时显示患者部分子宫，固定切面启用低机械指数的造影双幅模式，同时显示谐波和基波状态。团注造影剂的同时，启动计时器并存储动态图像至造影剂注入后 3min，连续动态观察造影图像，并将动态图像保存于硬盘。

（四）注意事项

1.在检查过程中嘱患者尽量平稳呼吸，保持体位固定。

2.禁忌证：有明显过敏史的患者；体重指数大于 25 的患者；有明显肺功能异常的患者。

3.图像分析应由经验丰富的医师完成。

（五）超声诊断

1.脏器声学造影的形态学分析　以卵巢肿物为例，对静脉造影的动态图像逐帧进行回放观察，目测观察卵巢肿物的造影剂灌注特点。根据团块的造影剂分布情况，可分为 3 种造影类型：无增强型，团块无造影剂进入；周围型，造影剂仅分布于团块的周边；伸入型，造影剂进入并分布于团块的内部。根据团块的造影剂强度可分为 3 种造影级别：与子宫的增强强度进行比较，如低于子宫的增强强度则为低增强；如接近或等同于子宫的增强强度则为等增强；如高于子宫的增强强度则为高增强。结合造影类型和造影级别见图 7-33。

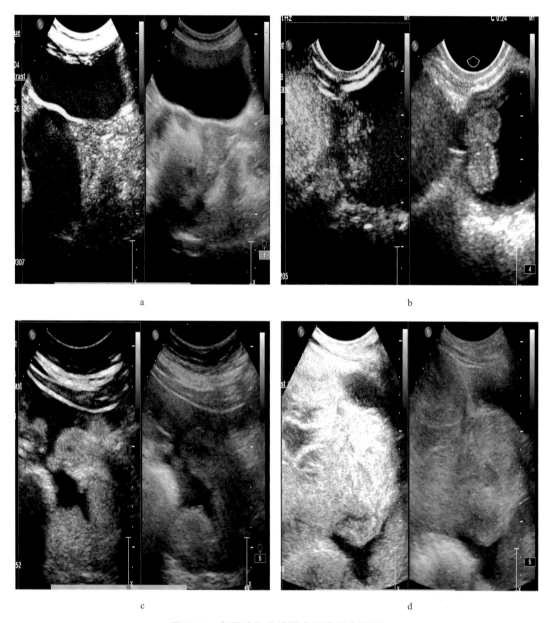

**图7-33 卵巢肿物的脏器声学造影声像图**

a.患者26岁，右侧卵巢肿物，脏器声学造影显示为无增强型；b.患者46岁，左侧卵巢肿物，脏器声学造影显示为伸入型＋低增强；c.患者43岁，左侧卵巢肿物，脏器声学造影显示为伸入型＋等增强；d.患者42岁，盆腔肿物，脏器声学造影显示为伸入型＋高增强

2.脏器声学造影的时间-强度曲线分析　对获得的动态图像采用Qlab-ROI软件对图像进行脱机分析，首先选取病变感兴趣区；得到时间-强度曲线（time-intensity curve，TIC），选取适宜于团注方式的伽马拟合函数对TIC进行伽马曲线拟合；得到病灶部位的造影灌注参数，包括：上升时间（rise time，RT）、峰值强度（peak intensity，PI）、曲线下面积（area under the curve，AUC）、半衰期（time from peak to one half，TTH）和达峰时间（time to peak，TTP）等（图7-34）。

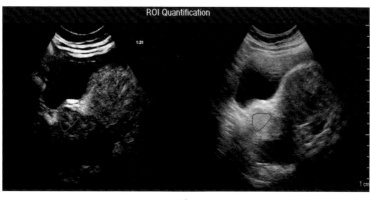

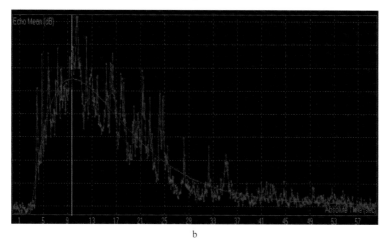

图7-34 卵巢肿物脏器声学造影的时间-强度曲线分析

a.造影谐波-基波双幅显像下，在卵巢肿瘤的最大纵切面中选取ROI；b.对时间-强度曲线运用伽马拟合函数进行曲线拟合

（罗 红 杨 帆 何 敏）

# 第八章

# 三维超声成像技术在妇产科的应用

## □□ 第一节　三维超声成像模式简介 □□

　　三维超声成像是超声技术发展的又一重大突破，开辟了全新的视觉空间。三维超声成像技术采集一个包含有无数二维断面的容积数据库，能够通过多种模式显示感兴趣区，提供了无需数学模拟公式测量容积的新方法。三维超声成像技术在妇产科临床应用中发挥了重要作用，随着应用的日益普及，三维超声的优越性得以更加充分的体现。

　　三维超声成像技术提供多种成像模式，包括多平面成像模式、壁龛成像模式、表面成像模式及透明成像模式等。

　　1.多平面成像模式　矢状面、横断面与冠状面三个相互垂直的平面同时显示，可任意平移和旋转，从而连续观察病灶，确定病灶与周围组织的空间关系。

　　2.壁龛成像模式　观察器官或病灶内部形态，利于确定病变累及范围的一种显示方式。

　　3.表面成像模式　观察低回声或无回声所包围的结构，具有层次感和立体感，主要显示体表器官或组织图像。

　　4.透明成像模式　依据不同回声数据算法获得三种不同的显示效果，其中最大透明成像主要应用于胎儿骨骼系统，最小透明成像主要用于血管及空腔脏器的三维成像，X线显示模式主要用于肿瘤组织区域及回声类似的结构。反转成像模式是在最小透明成像模式的基础上，将信息色彩反转，原来表现为无回声区域的低回声转换为高回声，而高回声则变成无回声。

　　5.彩色多普勒血流三维成像模式　立体显示血流的走行、方向及范围，观察血管与组织的关系并评价血流灌注情况。

　　6.毛玻璃成像模式　包含了灰阶和彩色两种信息，重点显示血管在组织中的位置、走行及分布。常常与三维彩色或能量超声一起使用。

　　7.断层超声显像技术（tomographic ultrasound imaging，TUI）是一种较新的三维超声显像模式，可将所采集的容积数据进行多方位断层显像，得到容积数据在各个方位上的断层图像，从一个新的视角观察胎儿的结构。应用3D/4D容积探头扫面后，获得一个有大量连续二维切面组成的三维数据库，TUI能够同时显示检查目标解剖区域三个正交平面的每个切面的一系列平行对面，通过调节层距和旋转图像，在同一屏幕上连续显示结构的变化，与CT、MRI成像有相似之处，达到CT和MRI的断层显像效果，并且操作相对简单。

　　8.时间空间相关成像技术（spatio-temporal image correlation，STIC）是一种用于胎儿心脏大血管的实时三维技术，原理是应用容积探头对于胎儿心脏大血管进行扫查，获得由连续二维切面组成的数据，与时间信息结合起来，将多个心动周期中的数据容积显示在一个心动周期。

## □□ 第二节 三维超声在产科的应用 □□

三维超声能够对胎儿体表和体内结构进行立体成像，观察胎儿的整体形态与结构，确定不同孕龄胎儿的正常与病理形态，提高胎儿畸形的产前诊断率。

### 一、胚胎及胎儿活动的观察

应用三维超声观察不同孕周的胚胎及胎儿：早孕期胎囊呈椭圆形或圆形，覆盖绒毛膜；卵黄囊呈球形；胚胎呈"C"形弯曲，上、下肢芽呈勺子状，脐带呈线状。中晚孕期三维超声能够直观、生动地显示胎儿在宫内活动，包括头部、嘴、手臂、躯干及下肢的运动（图8-1～图8-3）。

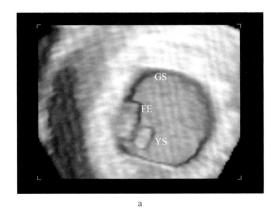
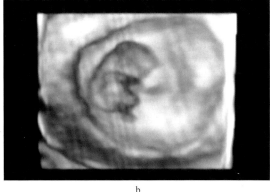

图8-1 胚胎及胎儿活动

a.6周孕，孕囊呈椭圆形，卵黄囊呈球形；b.10周孕，孕囊内胚胎呈"C"形弯曲

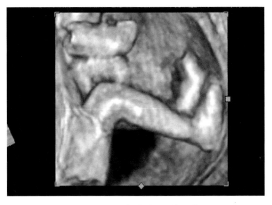
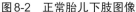
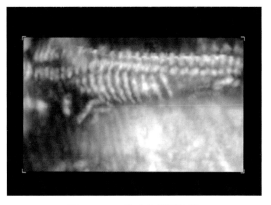

图8-2 正常胎儿下肢图像 　　　　　图8-3 正常胎儿脊柱图像

### 二、胎儿生物学测量

孕11～14周应用TUI技术测量胎儿颈部透明层厚度、鼻后三角、硬腭及牙槽骨等以早期发现胎儿发育异常都是近年来的研究热点。

应用三维超声准确测量胎儿头颅径线、四肢长骨长度及大脑、内脏器官、四肢的体积以评价胎儿发育情况（图8-4，图8-5）。随着三维技术的发展，利用三维超声技术观察胎儿胼胝体、小脑蚓部、硬腭等结构，准确测量胎儿小脑延髓池、小脑、胼胝体、肺、甲状腺、胃泡、膀胱等组织器官的体积，评价胃泡发育、计算胎儿产尿率等都得以实现。

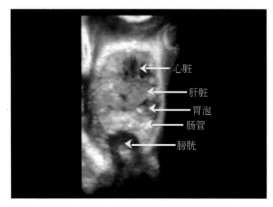

图8-4　正常胎儿内脏器官图像

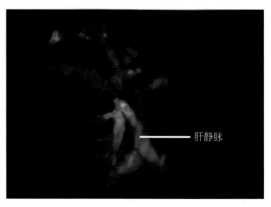

图8-5　三维血流显示正常胎儿肝血流

## 三、胎儿畸形的三维超声诊断

1.胎儿面部畸形　三维超声能够显示面部器官的全貌，提供面部立体图像，可以观察胎儿面部发育异常，如唇腭裂、无鼻、喙鼻、鼻梁塌陷、独眼、耳低置、小下颌等畸形（图8-6，图8-7）。

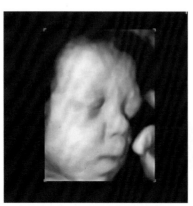

图8-6　正常胎儿面部图像

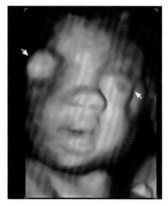

图8-7　胎儿双眼突出图像

2.胎儿骨骼发育畸形　三维超声的透明成像模式是了解胎儿骨骼情况的最佳手段，可从不同角度来观察胎儿骨骼发育情况，特别是评价脊柱发育情况，对诊断半椎体、脊柱侧弯、脊柱裂等脊柱畸形很有帮助。三维超声成像在桡骨缺如、手腕内外翻、手掌缺如、缺指、手裂、足裂、足缺如、足内翻等胎儿肢体局部畸形的诊断中也发挥着重要作用（图8-8，图8-9）。

3.胎儿中枢神经系统畸形　应用三维超声成像诊断Dandy-Walker综合征、胼胝体发育异常、脑脊膜膨出等；利用血流彩色多普勒三维成像显示胎儿颅底Willis环，对血管畸形的判断有一定价值（图8-10，图8-11）。

4.胎儿腹壁缺损及腹腔脏器畸形　三维超声的互相垂直的三个断面从不同角度同时观察腹壁连续性、脐带附着部位的空间关系，有助于脐疝、脐膨出、腹壁裂等畸形的鉴别诊断，并可定量评价排出物的体积大小，为临床提供更多的数据参考（图8-12，图8-13）。

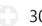

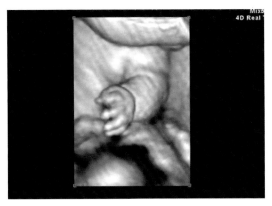

图8-8 胎儿短肢畸形图像

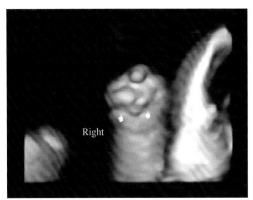

图8-9 胎儿右手叠指图像

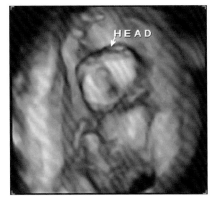

图8-10 无脑儿图像

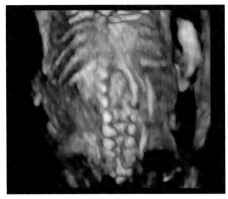

图8-11 胎儿脊柱裂图像

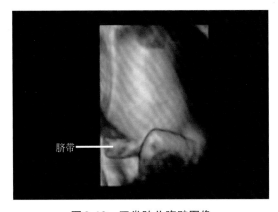

图8-12 正常胎儿腹壁图像

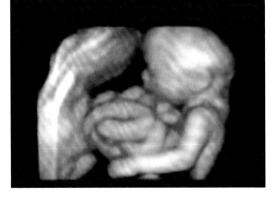

图8-13 胎儿内脏外翻图像

5.胎儿心脏及血管 STIC技术能够显示胎儿心脏及大血管的空间结构，获得二维成像困难或无法观察的切面，特别在胎儿心脏先天性复杂畸形诊断等方面具有明显优势。同时三维成像技术能够准确评价心室容积及其活动变化、测量射血分数，为胎儿心功能测定提供了更多方法。三维成像技术可快速一次性完成对胎儿心脏的数据采集，缩短检查时间，提高效率。

6.泌尿生殖系统 应用三维超声多平面成像可清晰显示多囊肾、肾脏发育不良等疾病；彩色多普勒三维成像有助于显示肾血管异常，诊断先天性肾动脉狭窄，评价肾血流灌注情况；表面成像能直观显示胎儿外生殖器立体形态，对判断两性畸形、尿道下裂等疾病有重要价值（图8-14）。

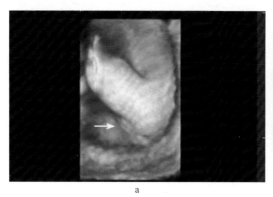 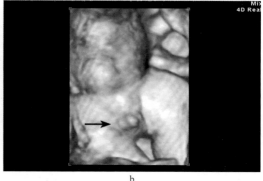

**图8-14 泌尿生殖系统**

a.胎儿外生殖器（女性）；b.胎儿外生殖器（男性）

7.**脐带与胎盘** 三维超声直观显示脐带动静脉数目、扭转缠绕方向，利于判断有无脐带绕颈等及缠绕圈数，脐带的缠绕、打结等（图8-15，图8-16）。三维彩色能量图适用于检测胎盘血管床，可以对胎盘血流进行定量测量，监测胎盘血流灌注。三维彩色多普勒血流成像技术有助于评价胎盘梗死、双胎循环吻合及轮状胎盘的诊断等。中晚孕期利用三维超声测量双胎分隔膜来判断双胎绒毛膜性具有良好的敏感性、特异度及准确率。

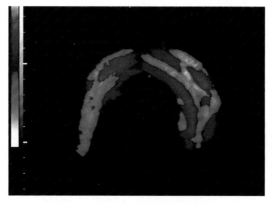 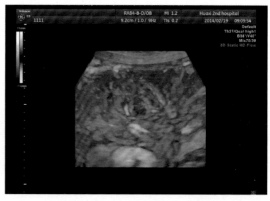

图8-15 胎儿脐带血流三维图像      图8-16 胎盘血管瘤三维图像

## 第三节 三维超声在妇科的应用

三维超声可同时显示子宫纵、横、冠状断面，展示一种全新视角，提供更为翔实的信息，使得术前模拟手术路径成为可能。三维超声是全方位观察子宫、附件情况，准确诊断、及时治疗和评价疾病预后的最佳的无创性检查手段（图8-17）。

### 一、子宫疾病

三维超声能够获取二维超声不能得到的冠状面的回声信息，并能通过相互垂直平面上的平行移动及旋转，对感兴趣结构做全面分析，如子宫畸形、子宫内膜息肉、黏膜下肌瘤等的判断。

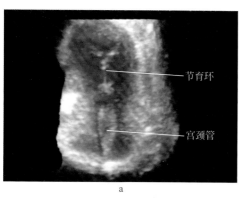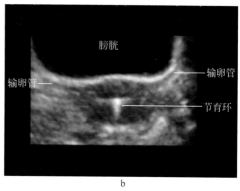

a           b

**图8-17 正常子宫纵切面（a）及正常子宫冠状切面（b）**

**1.子宫发育畸形** 三维超声能够通过自由旋转多平面获得标准断面以测量宫底部切迹的深度和宫腔内纵隔的长度，可以准确诊断弓形子宫、纵隔子宫及双角子宫等发育畸形，具有良好的敏感性与特异性（图8-18）。

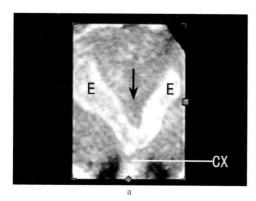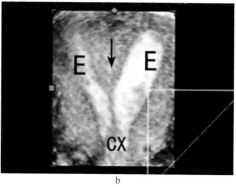

a           b

**图8-18 子宫发育畸形**
a.不完全纵隔子宫；b.完全纵隔子宫

**2.子宫肌瘤** 三维超声能够准确测量肌瘤的大小，判断位置及其与内膜的关系，利于随访疗效（图8-19）。

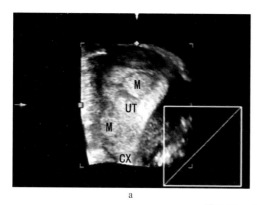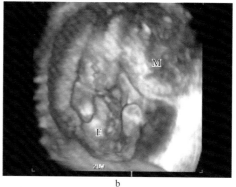

a           b

**图8-19 子宫肌瘤**
a.子宫黏膜下肌瘤；b.中孕合并子宫肌瘤

3.子宫内膜病变　三维超声准确测量子宫内膜容积，能够预测和诊断内膜癌。三维超声立体显示葡萄胎宫腔内水肿绒毛的海绵状改变，并形象展示葡萄胎病变的异常丰富血流（图8-20）。

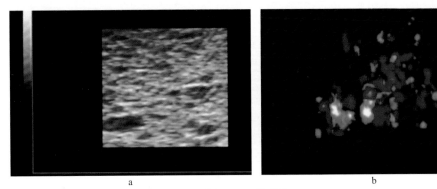

　　　　　　a　　　　　　　　　　　　　　　　　　b

图8-20　葡萄胎
a.葡萄胎三维图；b.葡萄胎血流三维成像

4.宫腔内占位　三维超声可提供最佳断面清晰显示宫腔内情况，准确判断占位大小、数目、位置关系等，是鉴别诊断宫腔内残留物、内膜息肉等病变的良好手段，与宫腔声学造影结合将更具优势（图8-21）。

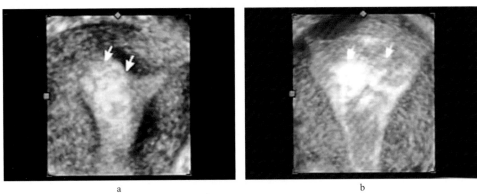

　　　　　　a　　　　　　　　　　　　　　　　　　b

图8-21　宫腔内占位
a.人工流产术后宫腔内残留物；b.子宫内膜息肉

5.宫颈疾病　宫颈癌变时宫颈血流丰富呈焰火状，三维超声的血流成像为全面评价癌变范围及程度提供了更翔实的信息（图8-22）。

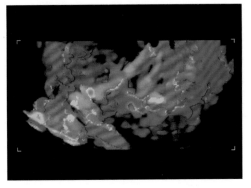

图8-22　宫颈癌血流三维成像

## 二、宫内节育环

三维超声立体显示宫内节育环（IUD）的形态、大小及类型，精确定位IUD位置，诊断IUD移位等（图8-23）。

## 三、监测卵泡发育

三维超声能更清晰地观察卵泡边界、饱满程度，准确测量卵巢及卵泡容积、监测排卵，指导临床用药，治疗不孕症。

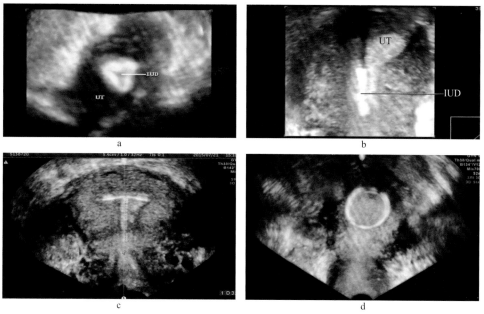

**图8-23 宫内节育环**

a.宫内节育环位置正常；b.宫内节育环下移至宫颈管内；c.宫内"T"形节育环；d.宫内环形节育环

## 四、卵巢疾病

三维超声能够直观显示盆腔占位与相邻脏器如子宫、卵巢、膀胱和直肠的空间关系，准确测量占位体积、判断有无浸润及评估浸润范围等。三维超声可以全方位观察盆腔内囊性占位的内部情况；清晰显示囊腔内隔膜厚薄、光滑度及赘生物情况；判断囊内乳头状物的大小、数目及其与囊壁的关系；辨别囊肿内容物的性质，如囊内血凝块、砂粒状皮脂液；测定囊内实变区范围，观察其表面形态，是判断病变良恶性的重要手段（图8-24）。

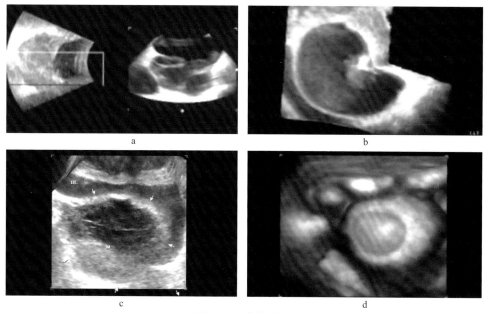

**图8-24 卵巢疾病**

a.附件囊腺瘤三维图；b.囊性畸胎瘤三维图；c.卵巢癌；d.胃癌盆腔转移性肿瘤

### 五、盆底超声

三维超声可以全方位显示盆底解剖结构，尤其是轴位显示盆膈裂孔及肛提肌的形态及走向，可评估耻骨内脏肌功能，清晰显示盆底器官脱垂。具体方法为：肛提肌呈高回声带，双侧对称，呈"U"形或"V"形、成角，而尿道、阴道及直肠呈一直线依次从前向后排列，菱形结构以此线左右对称。尿道壁呈环状回声，其中央的无回声为尿道腔；阴道紧贴其后，轮廓较清，典型者呈"H"形，阴道壁两侧可见盆底结缔组织与肛提肌相连；直肠位于阴道后方，呈圆形，使用较高频率超声可分辨肠壁肌层及黏膜层；三维盆膈裂孔平面可较清晰还原盆底解剖结构形态，尤其是轴切面上清晰显示肛提肌的形态、走向及连续性。在标准盆膈裂孔平面还可测量一系列参数，量化评估盆底容积数据（图8-25，图8-26）。

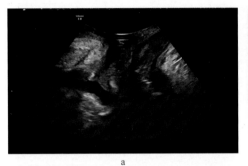
a
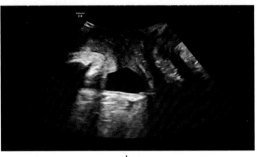
b

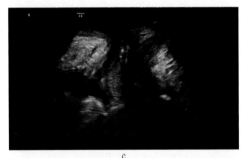
c

**图8-25　盆底超声**
　　a.静息时下尿路二维超声矢状切面；b.Vasalva时下尿路二维超声矢状切面；c.缩肛时下尿路二维超声矢状切面

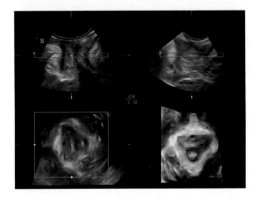

**图8-26　盆底三维超声显示盆膈裂孔平面**

（杨太珠　陈　娇　庞厚清）

# 第九章

# 超声内镜技术的应用

　　宫腔镜技术主要包括两部分：宫腔镜检查和宫腔镜手术。其优点在于微创、直视、经济、简便。目前宫腔镜检查是诊断宫腔内病变的常用手段。宫腔镜手术已成为功能失调性子宫出血的首选外科治疗方法，也是治疗子宫纵隔和子宫内膜息肉的最佳手术方式。但单纯应用宫腔镜，诊断往往局限于宫内病变；手术因视野狭小不易明确病变与周围组织的关系，无法了解壁间情况；加上电能传导难以估计，从而导致子宫穿孔等并发症的发生。宫腔镜与超声的联合应用能够很好地弥补以上的不足，同时也为超声检查提供了宫内病变的相关证据，为临床诊治妇科疾病开辟了新的途径。

## 第一节　超声与宫腔镜联合检查

### 一、宫腔镜检查的适应证

　　1.异常子宫出血。

　　2.黏膜下肌瘤和息肉的活检。

　　3.评价子宫内膜情况。

　　4.检查和判断子宫内膜癌的范围，子宫内膜癌分期。

　　5.检查IUD。

　　6.检查不孕、习惯性流产和妊娠失败的宫颈或宫内因素。

　　7.IVF及移植前的宫腔检查。

### 二、宫腔镜检查的禁忌证

　　1.绝对禁忌证

　　（1）急性子宫内膜炎；

　　（2）急性附件炎；

　　（3）急性盆腔炎（一般认为宫腔镜检查无绝对禁忌证，但因宫腔镜检查的操作可能会使炎症扩散，因此列为绝对禁忌）。

　　2.相对禁忌证

　　（1）大量子宫出血；

　　（2）妊娠；

　　（3）慢性盆腔炎。

### 三、超声与宫腔镜联合检查的适应证

　　1.宫腔镜的适应证；

　　2.输卵管阻塞；

3.决定子宫肌瘤手术方式。

## 四、超声与宫腔镜联合检查的方法

1.患者取膀胱截石位。检查术前准备：适量充盈膀胱。充盈量因人而定。未施行过盆腔手术者只需显示子宫体的上半部，只要向下牵引宫颈即可暴露出宫底，不必过度充盈膀胱而影响操作。如有手术史，存在盆腔粘连者，向下牵引时子宫移动幅度小则膀胱充盈量较前稍多，以充分暴露宫底为宜。

2.手术开始前，应先做二维超声，探查子宫大小、位置、肌壁厚度、宫腔线位置、黏膜厚度、双附件情况及盆腔病变位置、大小、与子宫关系等情况。

3.了解盆腔状况后，在超声监视下探查宫腔深度及方向，并在其引导下顺宫腔方向将宫腔镜置入宫颈内口，以5%葡萄糖溶液为介质膨宫。在宫腔镜检查宫腔的同时，超声探头在耻骨联合上做横向和纵向扫查，膨宫液与充盈膀胱形成双项对比的透声窗，以膨宫液和宫腔镜体作参照，进行全方位观察。

4.术中超声观察内容。

（1）子宫壁厚度变化和切割镜位置，防子宫穿孔。子宫穿孔的声像团特征：① 探针操作不当导致的子宫穿孔，损伤面积小，如果没有灌流液的渗入，声像图上无特征性改变；② 宫颈扩张器造成的子宫穿孔，损伤面积较大，声像图显示子宫浆膜层回声中断；③ 电热损伤造成的子宫穿孔，在声像图上显示为电热作用形成的强回声贯穿子宫肌层，局部浆膜层回声中断。

（2）判定子宫腔内病变的位置、大小、与肌壁的关系或肌壁内病变与宫腔的关系。

（3）监视病灶清除情况。

（4）探查术前尚未明确的情况，进一步明确诊断。

（5）观察膨宫压力，监视是否有灌注液经输卵管开口流入腹腔及流入量多少。

（6）电切术时，根据子宫内壁与肌壁在电热作用下的回声变化，确定电切深度、范围及肌壁内病变。

（7）镜体后退时，注意膨宫前后的声像图形变化、肌壁有无膨宫液渗入等。

## 五、常见病变

1.子宫黏膜下肌瘤    直径＜2cm的黏膜下肌瘤在单纯超声检查时仅显示为宫腔回声增厚。在膀胱与膨宫液双项对比中可较为清晰地显示，可见病灶呈位置较固定的圆形或卵圆形团块，周边有膨宫液形成的暗区。大于2cm的肌瘤团块显示为宫腔内低回声。联合检查可确定黏膜下肌瘤的数目、大小及位置、有无带蒂等情况（图9-1）。

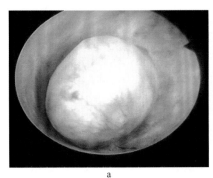 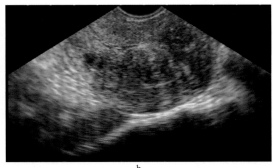

a                                        b

**图9-1    子宫黏膜下肌瘤**

a.宫腔镜显示黏膜下肌瘤；b.超声显示子宫黏膜下肌瘤

2.子宫内膜息肉 宫腔镜是诊治子宫内膜息肉的较佳方法。经腹超声检查常难以发现病灶，如为多发性息肉或单个小息肉，超声检查也仅显示为宫腔回声增厚，联合检查时通过双项对比可见宫腔内中高回声结节，带蒂，且位置不固定，注入膨宫液时可摆动（图9-2）。

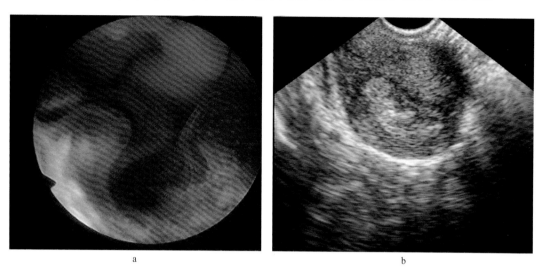

**图9-2 子宫内膜息肉**
a.宫腔镜显示多发性息肉；b.超声显示宫内膜回声不规则增厚

3.子宫内膜增殖症 超声表现为子宫内膜明显增厚，其内可见大小不等的蜂窝状暗区，内膜回声与肌壁回声分界清楚。内膜增生呈团状则很容易与前两种疾病混淆。联合检查时可适当加大膨宫压力使内膜变薄，蜂窝结构及内膜强回声团块消失，此种改变可与子宫黏膜下肌瘤和内膜息肉相鉴别（图9-3）。

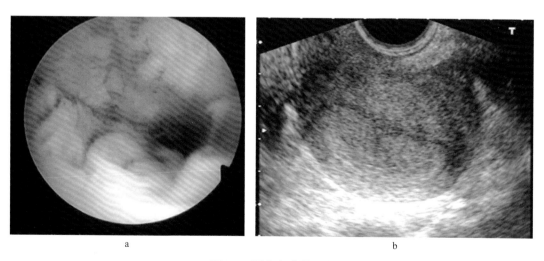

**图9-3 子宫内膜增殖症**
a.宫腔镜显示清晰内膜；b.超声显示内膜增厚

4.子宫畸形 子宫畸形常导致不孕、习惯性流产等。子宫畸形包括两侧副中肾管的融合缺损和吸收缺损两大类。子宫畸形以纵隔子宫较为常见。比较超声和宫腔镜检查，超声常将伴有交通的完全纵隔误认为不全纵隔，宫腔镜易将没有交通的完全纵隔误认为双子宫。超声对子宫底外形的观察是鉴别纵隔子宫和双角子宫以及指导临床治疗的关键，将超声和宫腔镜联合检查可提高准确率。当膨宫液充分膨宫后，超声可显示子宫底部轮廓是否有凹陷，纵隔子宫的凹陷深度≤10mm，部分为可复性；凹陷深度＞10mm，且凹陷深度与子宫收缩无关，则为双角子宫。双角子宫不能经宫腔镜手术矫正。子宫不全纵隔在注入膨宫液后，可见中隔两侧的宫腔（图9-4）。

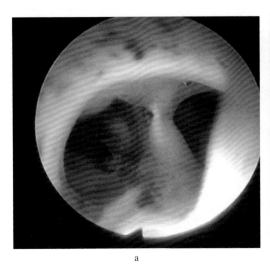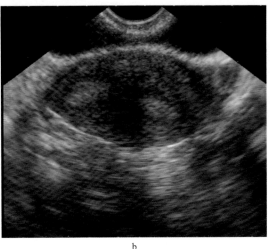

a　　　　　　　　　　　　b

**图9-4　纵隔子宫**
a.宫腔镜显示不全纵隔，宫底部显示两个宫腔；b.超声显示宫内膜呈"八"字形

5.宫腔粘连合并积血　宫腔镜只能发现宫腔粘连，但看不到粘连以上的情况。腹部二维超声检查往往不能发现单纯子宫粘连，如合并积血才可显示宫腔内液性暗区。联合检查可同时发现粘连的部位、范围、有无粘连带形成、是否有积血或积液（图9-5）。

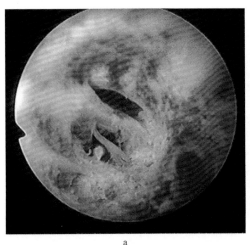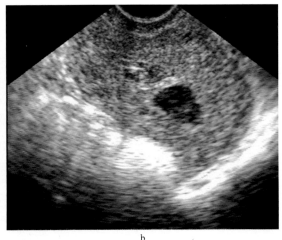

a　　　　　　　　　　　　b

**图9-5　宫腔粘连合并积血**
a.宫腔镜显示宫腔粘连；b.超声显示粘连带及宫腔积血

6.宫内异物　常见宫内异物有IUD嵌顿、断裂残留、妊娠物残留等。通过宫腔镜可以诊断异物残留，超声能够显示IUD嵌入肌层深度与部位，两者联合检查可以判断残留物有无粘连等情况（图9-6）。

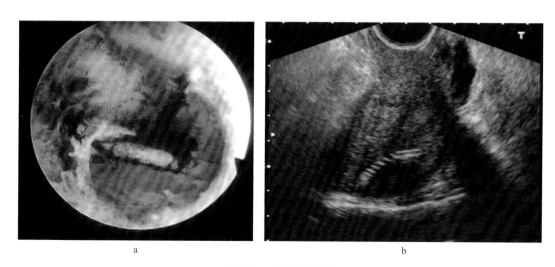

**图 9-6　节育环嵌顿**

a.宫腔镜显示宫腔内仅见部分节育环；b.超声显示节育环部分嵌入肌壁间，呈强回声

7.子宫肌壁间肌瘤　经腹部超声检查易将内突型子宫肌壁间肌瘤误诊为无蒂子宫黏膜下肌瘤。而在宫腔镜下，当膨宫压力过高时，内突瘤体可回缩于肌壁内，造成漏诊。将宫腔镜与超声联合检查以明确瘤体与子宫壁和宫腔的关系，利于确定手术方式（图9-7）。

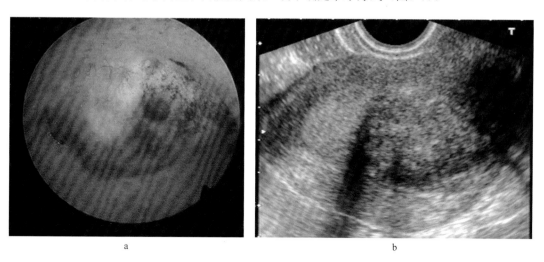

**图 9-7　子宫肌壁间肌瘤**

a.宫腔镜下见肌瘤，部分突向宫腔；b.超声显示肌壁间肌瘤

8.子宫腺肌病　常规超声检查可诊断典型的子宫腺肌病，对不典型者需结合宫腔镜检查。注入膨宫液后，部分液体可进入宫壁，超声显示病灶部位呈不均质的云雾状强回声。镜下宫腔黏膜面可见到腺管开口或隐藏在黏膜下的紫蓝色点。

9.子宫内膜癌　超声检查，特别是TVS和彩色多普勒超声及三维超声的应用在子宫内膜癌的诊断和分期上有重要作用。宫腔镜检查子宫内膜癌具有一定的实用性：① 从隆起的特殊外观有时可镜下判定子宫内膜癌；② 有些病变可推测出其病理类型和组织分化程度；③ 确定病变位置并可做直视下活检，避免盲目诊刮；④ 判断宫颈管内有无癌浸润，以定分期。

## □□ 第二节　宫腔内超声检查 □□

阴道超声与腹部超声比较，可清楚地显示子宫腔及肌层的图像，但对子宫内膜及子宫恶性肿瘤的术前评估方面却有一定的局限性。宫内高频探头较一般阴道超声能够更清晰显示宫腔内病变，将高频超声探头放在子宫腔内，能够显示子宫内膜厚度、微小病变及宫腔内肿瘤浸润的深度。

## □□ 第三节　腹腔镜超声 □□

腹腔镜超声（laparoscopic intraoperative ultrasound）是在腹腔镜的监视下，将超声探头直接伸入盆腔，放在子宫的表面，或向盆腔内注水，待腹腔镜探头伸入水中，可清晰地显示宫腔内的图像，又能避免肠气的影响。既可经腹腔镜观察子宫的外观，又可经腹腔镜超声监导宫腔内的操作。腹腔镜超声所具有的高频探头（5.0MHz、6.0MHz、7.5MHz）提高了对组织的显示力，可观察到粘连组织、粘连后形成的死腔、区别钙化灶和残留胎骨、区别电切肌壁后形成的强回声和宫内残环或胎骨，使经腹超声难以完成的宫腔镜手术得以顺利进行。既完善了诊断，又可准确监导手术进程。对于恶性肿瘤，腹腔镜超声的最大特点是可显示恶性肿瘤的浸润深度、范围及有无淋巴结转移，这对判断病变分期、协助制定手术方案很有帮助。然而，腹腔镜超声也属微创伤检查，只有在需要同时做腹腔镜检查或经腹和经阴道超声均难以确诊的患者，才行腹腔镜超声检查。因此，腹腔镜超声的应用同样受到限制，不宜作为宫腔镜手术的常规监导方法。

（杨太珠　杨　帆）

# 参考文献

[1] 欧婉燕，林萍，陈瑞芳等．三维超声对胎儿骨骼畸形的诊断价值[J]．现代医院，2013，12：60-62．

[2] 韩瑾，甄理，潘敏等．三种三维超声成像方法在胎儿唇腭裂诊断中的比较[J]．中华医学超声杂志（电子版），2014，01：52-54．

[3] 侯艳琼，罗红．三维超声在不孕症诊治中的应用研究[J]．现代妇产科进展，2013，12：1007-1009．

[4] 邹娅芳，林小影，孟卓等．二维及三维超声成像在胎儿脊柱病变诊断中的应用[J]．中华医学超声杂志（电子版），2013，12：1023-1026．

[5] 田静，陈进伟，李芬等．灰阶联合能量多普勒超声在评价早期类风湿关节炎骨侵蚀及疾病活动度中的应用价值[J]．中南大学学报（医学版），2013，12：84-88．

[6] 张雨芹，李响，王学梅等．三维能量多普勒对宫颈癌放疗疗效评估的价值[J]．中国医科大学学报，2013，09：836-838．

[7] 王咏梅，曹荔，查文等．定量三维能量多普勒超声监测正常中晚孕期胎盘血流的临床价值[J]．中国临床医学影像杂志，2013，11：818-820．

[8] 刘凤兰．超声波的特性及在医学诊断中的应用[J]．邢台职业技术学院学报，2008，03：101-103．

[9] 周忠洁，蔡志胜，虞志康等．新生儿缺血缺氧性脑病的MRI表现[J]．现代实用医学，2008，11：890-891．

[10] 徐媛，段云友，刘禧等．经颅二维及多普勒超声在新生儿缺血缺氧性脑病中应用研究[J]．生物医学工程与临床，2011，02：138-140．

[11] 徐媛，刘禧，段云友．经颅超声诊断新生儿缺血缺氧性脑病的研究进展[J]．中国医学影像技术，2010，09：1796-1798．

[12] 宋樟伟，林玲玲，赵雅萍等．新生儿颅内出血的超声与MRI对比研究[J]．现代实用医学，2013，07：743-745．

[13] 衣慧灵，刘兰祥，齐曦明等．SPGR-T2* WI序列对颅内出血的MRI诊断价值[J]．河北医药，2013，19：2900-2902．

[14] 张彩莲．49例颅内出血新生儿的早期诊断[J]．河北联合大学学报（医学版），2013，05：714-717．

[15] 刘莉娜，谢立旗．儿童脑室周围白质软化的MRI诊断[J]．实用医药杂志，2013，11：969-970．

[16] 夏涛．脑室周围白质软化的研究进展[J]．海南医学，2012，19：123-126．

[17] 李晓，冼江凤．早产儿脑室周围-脑室内出血的超声早期诊断价值[J]．中国医学影像学杂志，2013，10：749-751．

[18] 刘海涛．30例早产儿脑室周围白质软化颅脑超声随访观察[J]．河北中医，2013，06：958-960．

[19] Betel C，Atri M，Arenson AM et al. Sonographic diagnosis of gestational trophoblastic disease and comparison with retained products of conception[J]. J Ultrasound Med. 2006，25（8）：985-993．

[20] Yalcin OT，Ozalp SS，Tanir HM. Assessment of gestational trophoblastic disease by Doppler ultrasonography[J]. Eur J Obstet Gynecol Reprod Biol. 2002，103（1）：83-87．

[21] Visca E，Vokt CA，Tercanli S. Sonographic diagnosis of gestational trophoblastic disease in early pregnancy[J]. Ther Umsch. 2008，65（11）：657-661．

[22] Zhou Q，Lei XY，Xie Q，Cardoza JD. Sonographic and Doppler imaging in the diagnosis and treatment of gestational trophoblastic disease：a12-year-experience[J]. J Ultrasound Med. 2005，24（1）：15-24．

[23] 杨洁，黄志平，廖萍等．彩色多普勒超声对输卵管妊娠未破型与妊娠黄体的鉴别诊断[J]．临床超声医学杂志，2013，15（10）：720．

[24] 王位，薛丹．彩色多普勒超声和HCG在妊娠滋养细胞疾病诊断中的应用[J]．临床超声医学杂志，2013，15（1）：45．

[25] 朱晨，孙莉，常才．超声诊断29例卵巢妊娠[J]．中国医学影像技术，2013，9（2）：318．

[26]    王睿丽，范闽延等 . 多普勒超声对妊娠滋养细胞肿瘤疗效评估的价值 [J]. 郑州大学学报（医学版），2013，48（3）：417.

[27]    陈燕，马小燕，涂艳萍等 . 三维超声在早孕期残角子宫妊娠诊断中的应用价值 [J]. 中华医学超声杂志（电子版），2013，10（3）：222.

[28]    江明珠 . 异位妊娠的超声诊断及临床分析 [J]. 中国妇幼保健，2013，28（22）：3712.

[29]    张立华，李帅，卢珊等 . 剖宫产切口妊娠超声和 MRI 诊断比较 [J]. 中国医学影像学杂志，2012，20（12）：937.

[30]    高羽，方群 . 胎儿镜手术应用现状与展望 [J]. 妇产与遗传（电子版），2013，（3）：44-47.

[31]    赵颖，刘建 . 胎儿镜诊治的临床应用进展 [J]. 实用妇产科杂志，2008，24（11）：655-658.

[32]    Hecher K，Lewi L，Gratacos E，et al. Twin reversed arterial perfusion：fetoscopic laser coagulation of placent al anastomoses or the umbilical cord[J]. Ultrasound Obstet Gynecol，2006，28（5）：688-691.

[33]    Keswani SG，Johnson MP，Adzick NS，et al. In utero limb salvage：fetoscopic release of amniotic bands for threatened limb amputation[J]. J Pediatr Surg，2003，38（6）：848-851.

[34]    Middeldorp JM，Klumper FJ，Oepkes D，et al. Selective Feticide in Monoamniotic Twin Pregnancies by Umbilical Cord Occlusion and Transection [J]. Fet al Diagn Ther，2007，23（2）：113-117.

[35]    Yamamoto M，ElMurr L，Robyr R，et al. Incidence and impact of perioperative complications in 175 fetoscopy-guided laser coagulations of chorionic plate anastomoses in fetofetal transfusion syndrome before 26 weeks of gestation [J]. Am J Obstet Gynecol，2005，193（3）：1110-1116.

[36]    Chang J，Tracy TF Jr，Carr SR，et al . Port insertion and removal techniques to minimize premature rupture of the membranes in endoscopic fetal surgery[J]. J Pediatr Surg，2006，41（5）：905-909.

[37]    Chmait R，Kontopoulos E，Quintero R . Fetoscopic management of complicated monochorionic twins[J]. Clin Obstet Gynecol，2009，52（4）：647-653

[38]    Mosquera C，Miller RS，Simpson LL. Twin-twin transfusion syndrome[J]. Semin Perinatol，2012，36（3）：182-189 .

[39]    Chalouhi GE，Essaoui M，Stimemann J，et al. Laser therapy for twin-to-twin transfusion syndrome（TTTS）[J]. Prena Diagn，2011，31（7）：637-646 .

[40]    Shue EH，Miniati D，Lee H. Advances in prenatal diagnosis and treatment of congenital diaphragmatic hernia[J]. Clin Perinatol，2012，39（2）：289-300.

[41]    Cliton MS，Harrison MR，Ball R，et al. Fetoscpic transuterine release of posterior urethral valves：a new technique[J]. Fetal Diagn Ther，2008，23（2）：89-94.

[42]    Ronderos-Dumit D，Bricefto F，Navairo H，et al. Endoscopic release of limb constriction rings in utero[J]. Fetal Diagn Ther，2006，21（3）：255-258.

[43]    Quarello E，Bernard JP，Leroy B，et al. Prental laser reatment of a placental chorioangioma[J]. Ultrasound Obstet Gynecol. 2005，25（3）：299-301 .

[44]    梁新，陈书文，周鹏等 . 经腹及经阴道三维超声对 11 ～ 14 孕周胎儿畸形的诊断价值 [J]. 中国临床影像影像杂志，2012，23（6）：404-406.

[45]    孙超，何立红，杨璞 . 妊娠 $11^{+0}$ ～ $13^{+6}$ 周胎儿硬腭 / 牙槽骨的三维超声检测 [J]. 当代医学，2013，19（15）：14-15.

[46]    张波，杨太珠 . 三维超声在胎儿肺容积生理测值中的应用 [J]. 四川大学学报（医学版），2011，42（1）：141-143.

[47]    赵慧燕，曾晓茹，林纪光 . 三维超声 VOCAL 技术用于测量胎儿小脑延髓池的临床价值 [J]. 中国现代医生，2012，50（5）：92-94.

[48]    杨杰，袁建军，屈献忠 . 三维超声观察胎儿胼胝体及小脑蚓部正中矢状面 [J]. 中国医学影像技术，2012，28（8）：1574-1576.

[49]    郭楠，闵玲，陈娇等 . 三维超声时间空间关联成像技术检测胎儿心脏 [J]. 中国医学影像技术，2010，26（4）：730-733.

[50]    沈小玲，陆志红，廖建梅等 . 三维超声检测中枢神经畸形合并羊水过多胎儿的产尿率 [J]. 齐齐哈尔

医学院学报，2012，33（16）：2165-2167.

[51] 姜燕，王岐.胎儿颜面部三维超声的成像研究[J].中国优生与遗传杂志，2013，21（4）：78-79.

[52] 何淑媚，陈庆，王少敏等.轮状胎盘的三维超声诊断价值[J].实用预防医学，2011，18（7）：1281-1282.

[53] 谭喜平，王慧芳，甘晗靖等.三维超声测量妊娠中晚期分隔膜厚度判断双胎绒毛膜性[J].中国医学影像技术，2011，27（11）：2283-2286.

[54] 戴晴.三维超声在妇科领域的临床应用[J].中华医学超声杂志（电子版），2008，5（5）：704-707.

[55] 张英，杨太珠.三维超声在妇科疾病诊断中的应用[J].华西医学，2008，23（4）：943-944.

[56] 谢红宁，彭软.二维及三维超声在妇科盆腔肿瘤诊断中的应用[J].实用妇产科杂志，2011，27（11）：810-813.

[57] 何雪冬，刘巧巧，蔡海国等.先天性子宫畸形二维及三维超声诊断及图像分析[J].中华医学超声杂志（电子版），2013，10（7）：564-567.

[58] 曾小芬.妇科子宫畸形的三维超声诊断价值研究[J].中国医药指南，2013，11（29）：163-164.

[59] 周素芬，陈文卫，尹家保等.经阴道实时三维超声造影评价输卵管通畅性的应用研究[J].武汉大学学报（医学版），2013，34（5）：765-769.

[60] 黄丽卿，徐林.对照分析经阴道三维超声与X线子宫输卵管造影对诊断子宫畸形的临床意义[J].中国优生与遗传杂志，2013，21（6）：90-92.

[61] Betel C；Atri M；Arenson AM et al. Sonographic diagnosis of gestational trophoblastic disease and comparison with retained products of conception[J]. J Ultrasound Med. 2006V25N8：985-993

[62] Yalcin OT，Ozalp SS，Tanir HM. Assessment of gestational trophoblastic disease by Doppler ultrasonography[J]. Eur J Obstet Gynecol Reprod Biol. 2002，103（1）：83-87.

[63] Visca E，Vokt CA，Tercanli S. Sonographic diagnosis of gestational trophoblastic disease in early pregnancy[J]. Ther Umsch. 2008，65（11）：657-661.

[64] Zhou Q，Lei XY，Xie Q，Cardoza JD. Sonographic and Doppler imaging in the diagnosis and treatment of gestational trophoblastic disease：a12-year-experience[J]. J Ultrasound Med. 2005，24（1）：15-24.

[65] 杨洁，黄志平，廖萍等.彩色多普勒超声对输卵管妊娠未破型与妊娠黄体的鉴别诊断[J].临床超声医学杂志，2013，15（10）：720.

[66] 王位，薛丹.彩色多普勒超声和HCG在妊娠滋养细胞疾病诊断中的应用[J].临床超声医学杂志，2013，15（1）：45.

[67] 朱晨，孙莉，常才.超声诊断29例卵巢妊娠[J].中国医学影像技术，2013，9（2）：318.

[68] 王睿丽，范闽延等.多普勒超声对妊娠滋养细胞肿瘤疗效评估的价值[J].郑州大学学报（医学版），2013，48（3）：417.

[69] 陈燕，马小燕，涂艳萍等.三维超声在早孕期残角子宫妊娠诊断中的应用价值[J].中华医学超声杂志（电子版），2013，10（3）：222.

[70] 江明珠.异位妊娠的超声诊断及临床分析[J].中国妇幼保健，2013，28（22）：3712.

[71] 张立华，李帅，卢珊等.剖宫产切口妊娠超声和MRI诊断比较[J].中国医学影像学杂志，2012，20（12）：937.

[72] 周开宇，朱琦，陈娇，华益民等.胎儿心律失常超声心动图检测及临床意义[J].中国医学影像技术，2009，（11）：2084-2087.

[73] Zhou KY，Hua YM，Zhu Q，et al. Transplacental Digoxin Therapy for Fetal Tachyarrhythmia with Multiple Evaluation Systems[J]. The Journal of Maternal-Fetal & Neonatal Medicine，2011，24（11）：1378-1383.

[74] Small M，Copel JA. Indications for Fetal Echocardiography[J]. Pediatr Cardiol，2004，25（2）：210-222.

[75] Rein AJ，O'Donnell C，Geva T，et al. Use of tissue velocity imaging in the diagnosis of fetal cardiac arrhythmias[J]. Circulation，2002，106（14）：1827-1833.

[76] Tworetzky W，Wilkins-Haug L，Jennings RW，et al. Balloon dilation of severe aortic stenosis in the fetus：potential for prevention of hypoplastic left heart syndrome：candidate selection，technique，and

results of successful intervention［J］. Circulation，2004，110（15）：2125- 2131.

[77]　Wikins Haug LE，Benson CB，Tworetzky W，et al. In-utero intervention for hypoplastic left heart syndrome：a pernatologist's perspective［J］. Ultrasound Obstet Gynecol，2005，26（5）：481-486.

[78]　Wikins Haug LE，Tworetzky W，Benson CB，et al. Factors affecting technical success of fetal aortic valve dilation［J］. Ultrasound Obstet Gynecol，2006，28（1）：47- 52.

[79]　Jamjureeruk V. Evaluation of ventricular myocardial velocities and heart motion of the fetal heart by tissue Doppler imaging[J]. J Med Assoc Thai，2001，84（8）：1158- 1163.

[80]　Marjorie C，Treadwell MD，David E，et al. Benefits associated with harmonic tissue imaging in the obstetric patient[J]. Am J Obstet Gynecol，2000，182（6）：1620- 1622.

[81]　Ota T，Kisslo J，von Ramm OT，et al. Real-time，volumetric echocardiography：usefulness of volumetric scanning for the assessment of cardiac volume and function[J]. J Cardiol，2001，37（Suppl 1）：93-101.

[82]　Zeidan Z，Buck T，Barkhausen J，et al. Real-time three-dimensional echocardiography for improved evaluation of diastolic function using volume-time curves[J]. Herz，2002，27：237-245.

[83]　王新房，实时三维超声心动图，超声技术领域内的新突破 [J]. 中国超声影像学杂志，2003，12（2）：71-75.

[84]　Deng J . Terminology of three-dimensional and four-dimensional ult rasound imaging of the fetal heart and other moving body parts [J]. Ult rasound Obstet Gynecol，2003，22：336-344.

[85]　Paladini D，Russo MG，Teodoro A，et al. Prenatal diagnosis of congenital heart disease in the Naples area during the years 1994-1999- the experience of a joint fetal-pediatric cardiology unit[J]. Prenat Diagn，2002，22：545-552.

[86]　Carvalho JS，Ho SY，Shinebourne EA. Sequential segmental analysis in complex fetal cardiac abnormalities：a logical approach to diagnosis[J]. Ultrasound Obstet Gynecol，2005，26：105-111.

[87]　Ferencz C，Rubin DJ，Loffredo AC，et al. Epidemiology of Congenital Heart Disease. The Baltimore-Washington Infant Study 1981-1989[J]. Perspectives in Pediatric Cardiology，Vol. 4. Mount Kisco Futura Publishing Co：New York，1993；30-35.

[88]　Paladini D，Vassallo M，Sglavo G，et al. The role of spatio-temporal image correlation（STIC）with tomographic ultrasound imaging（TUI）in the sequential analysis of fetal congenital heart disease[J]. Ultrasound Obstet Gynecol，2006，27：555-561.

[89]　Yagel S，Benachi A，Bonnet D，Dumez Y，et al. Rendering in fetal cardiac scanning：the intracardiac septa and the coronal atrioventricular valve planes[J]. Ultrasound Obstet Gynecol，2006，28：266-274.

[90]　徐智章，张爱宏. 外周血管超声彩色血流成像 [M]. 北京：人民卫生出版社，2002：171-173.

[91]　龚兰，李汉萍，张强等. B-Flow技术在血管疾病中的应用价值 [J]. 中国医学影像技术，2004，20：32-33.

[92]　Volpe P，Campobasso G，Stanziano A，et al. Novel application of 4D sonography with B-flow imaging and spatio-temporal image correlation（STIC）in the assessment of the anatomy of pulmonary arteries in fetuses with pulmonary atresia and ventricular septal defect[J]. Ultrasound Obstet Gynecol，2006，28：40-46.

[93]　Volpe P，Campobasso G，Stanziano A，et al. Two- and four-dimensional echocardiography with B-flow imaging and spatiotemporal image correlation in prenatal diagnosis of isolated total anomalous pulmonary venous connection[J]. Ultrasound Obstet Gynecol，2007，30：830-837.

[94]　Simpson J. Echocardiographic evaluation of cardiac function in the fetus[J]. Prenat Diagn，2004，24：1081-1091.

[95]　Yagel S，Cohen SM，Shapiro I，Valsky DV. 3D and 4D ultrasound in fetal cardiac scanning：a new look at the fetal heart[J]. Ultrasound Obstet Gynecol，2007，29：81-95.

[96]　Allan LD，Chita SK，Al-Ghazali W，Crawford DC，Tynan M. Doppler echocardiographic evaluation of the normal human fetal heart[J]. Br Heart J，1987，57：528-533.

[97]　Rizzo G，Arduini D，Romanini C. Doppler echocardiographic assessment of fetal cardiac function[J]. Ultrasound Obstet Gynecol，1992，2：434-445.

[98]　Hung J，Lang R，Flachskampf F，et al. 3D echocardiography：a rcview of the current status and future directions[J]. J Am Soc Echocardiogr，2007，20（3）：213-233.

[99]　Meyer Wittkopf M，Cook A，Mclennan A，et al. Evalution of three dimensional ultrasonography and magnetic resonance imaging in assessment of congenital heart anomalities in fatal cardiac specimens[J]. Ultrasound Obstet Gynecol，1996，8（5）：303-308.

[100]　Deng J，Gardener JE，Rodeck CH，et al. Fetal echocardiography in three and four dimension[J]. Ultrasound Med Biol，1996，22（8）：979-986.

[101]　Vitarelli A. Tridimensional echocardiography：general principles and clincal applications（with special reference to congenital heart disease）[J]. Minerva Cardioangiol，1996，44（11）：545-554.

[102]　Chang FM，Hsu KF，Ko HC，et al. Fetal heart volume assessment by three dimensional ultrasound[J]. Ultrasound Obstet Gynecol，1997，9（1）：42-48.

[103]　Misumi I，Harada E，Doi H，et al. Tei index evaluated by M-mode echocardiography in patients with dilated cardiomyopathy[J]. J Cardiol，2002，39：85-91.

[104]　Falkensammer F，James P，Huhta JC. Fetal congestive heart failure：correlation of Tei-index and Cardiovascular-score[J]. J Perinat Med，2001，29：390-398.

[105]　Huhta JC. Fetal congestive heart failure[J]. Seminars in Fetal & Neonatal Medicine. 2005，10：542-552.

[106]　罗红，杨太珠，杨帆等. 阴道彩色多普勒超声诊断子宫内膜息肉的价值[J]. 华西医学，2011，26（3）：410-412

[107]　Hong luo，Qian Zhong，Li-juan Chen，et al. Liposomal honokiol，a promising agent for treatment of cisplatin-resistant human ovarian cancer[J]. Journal of Cancer Research Clinical Oncology，2008，9：937-945.

[108]　陈欣，罗红. 经阴道子宫输卵管四维超声造影的不良反应分析及对策[J]. 四川大学学报（医学版），2016，47（1）：114-116.

[109]　王晋，宋清芸，任泉霖等. 子宫肌层内膜异位囊肿的超声图像特征和鉴别诊断分析[J]. 中国超声医学杂志，2015，31（6）：540-542.

[110]　熊雯，罗红，安绍宇等. 胎儿骨骼系统异常与染色体异常的相关性分析[J]. 中华医学超声杂志（电子版），2015，12（2）：54-56.

[111]　张波，杨太珠，罗红. 产前超声联合MRI诊断胎儿颅后窝异常[J]. 中国临床医学影像杂志，2015，26（2）：111-113.

[112]　侯艳琼，罗红. 三维超声对人工周期冷冻胚胎复苏移植结局的预测价值[J]. 四川医学，2014，35（4）：428-430.

[113]　何冠南，罗红，杨家翔. 孕11～13周[+6]产前超声筛查胎儿肢体畸形的价值[J]. 中国医学影像学杂志，2014，22（8）：634-637.

[114]　何冠南，罗红，杨家翔，赵婧. 胎儿肺动脉瓣缺如综合征产前超声诊断分析[J]. 中华医学超声杂志（电子版），2014，11（10）：816-819.

[115]　陈娇，罗红. 子宫内膜间质肉瘤超声表现[J]. 中国医学影像技术，2014，30（4）：600-602.

[116]　张波，杨太珠，朱琦，罗红. 经超声诊断的胎儿孤立性透明隔腔消失的临床预后[J]. 中国临床医学影像杂志，2013，24（12）：866-868.

[117]　周彩云，罗红. 先天性心脏病胎儿静脉导管血流频谱及血流参数[J]. 中国医学影像技术，2013，29（4）：599-603.

[118]　周彩云，罗红. 孕11～40周正常胎儿静脉导管血流频谱分析[J]. 华西医学，2013，28（2）：244-248.

[119]　陈欣，罗红. 经阴道彩色多普勒超声在子宫切口妊娠诊断和治疗中的价值[J]. 声学技术，2013，32（4）：339-341.

[120]　张美琴，周彩云，罗红. 纳米级超声造影剂的技术进展[J]. 华西医学，2012，27（10）：1585-1587.

[121]　周彩云，罗红. 超声产前诊断双胎输血综合征38对分析[J]. 四川大学学报（医学版），2012，43

　　（2）：302-304.

[122]　周彩云，罗红.产前彩色多普勒超声诊断梅干腹综合征[J].中国医学影像技术，2011，27（8）：1647-1650.

[123]　陈欣，张波，杨太珠，罗红.阴道斜隔综合征的超声诊断价值[J].华西医学，2011，26（11）：1684-1686.

[124]　陈欣，罗红，杨太珠.彩色多普勒超声对胡桃夹综合征的诊断价值[J].声学技术，2011，30（4）：415-417.

[125]　唐英，杨太珠，罗红等.产前超声诊断永久性右脐静脉及预后[J].中华妇幼临床医学杂志（电子版），2010，6（3）：165-167.

[126]　周彩云，罗红.超声造影诊治卵巢肿瘤的应用与发展[J].声学技术，2010，29（4）：476-478.

[127]　杨帆，杨太珠，罗红等.超声造影成像在卵巢肿物中的诊断价值[J].四川大学学报：医学版，2013，44（003）：424-428.

[128]　杨帆，杨太珠，罗红等.超声灌注成像评价卵巢肿瘤血管生成的初步研究[J].四川大学学报（医学版）.2014，45（06）：964-969.

[129]　张力，李萍，何国琳，等.经腹彩色超声多普勒在前置胎盘并发胎盘植入诊断中的价值[J].中华妇产科杂志，2006，41（12）：799-802.

[130]　张波，杨太珠.胎儿隔离肺的超声诊断分析[J].中国超声医学杂志，2010，26（7）：658-660.

[131]　王晶，杨太珠.凶险型前置胎盘合并胎盘植入的产前超声诊断及临床意义[J].中华妇幼临床医学杂志：电子版，2014，10（3）：50-53.

[132]　庞厚清，杨太珠，罗红，等.经腹部超声与经阴道超声诊断孕11～14周胎儿畸形的对比研究[J].中国临床医学影像杂志，2012，23（2）：134-136.

[133]　张英，杨太珠.三维超声在妇科疾病诊断中的应用[J].华西医学，2008，23（4）：943-944.

[134]　叶璐，杨太珠，罗红，等.三维超声诊断胎儿肢体局部畸形的价值[J].中国超声医学杂志，2009，25（3）：316-318.

[135]　唐英，杨太珠，罗红，等.产前超声诊断胎儿永久性右脐静脉及预后[J].中华妇幼临床医学杂志：电子版，2010，06（3）：165-167.

[136]　张波，杨太珠.经超声诊断的孤立性轻度侧脑室增宽胎儿的临床预后[J].中国医学影像技术，2010，26（7）：1340-1342.

[137]　唐英，刘关键，杨太珠.孕早期超声筛查胎儿结构畸形的循证病案讨论[J].中国循证医学杂志，2009，9（6）：705-708.

[138]　杨太珠，何敏.腹腔镜与经阴道超声诊断异位妊娠的对比研究[J].实用妇产科杂志，2007，23（10）：620-621.

[139]　张波，杨太珠.三维超声测量胎儿肺容积的准确性研究[J].中国超声医学杂志，2011，27（2）：166-168.

[140]　廖林，何敏，杨太珠.宫腔声学造影诊断子宫内膜息肉的价值[J].华西医学，2009（2）：331-333.

[141]　田雨，杨太珠，罗红，等.罕见部位异位妊娠的超声诊断[J].实用妇产科杂志，2011，27（2）：118-120.

[142]　杨太珠，张波.子宫常见疾病的超声诊断[J].实用妇产科杂志，2011，27（11）：801-803.

[143]　王静欣，杨太珠.卵巢占位性病变的超声造影时间-强度曲线研究[J].中国超声医学杂志，2011，27（10）：938-941.

[144]　张英，杨太珠.彩色多普勒超声产前诊断单脐动脉及其意义[J].华西医学，2008（5）.

[145]　张波，杨太珠.三维超声在胎儿肺容积生理测值中的应用[J].四川大学学报（医学版），2011，42（1）：141-143.

[146]　何敏，杨太珠.宫颈妊娠的早期诊断及治疗进展[J].临床超声医学杂志，2007，9（7）：424-426.

[147]　程桂静，杨太珠，徐红，等.胎儿胼胝体发育不全的超声诊断及临床分析[J].中国超声医学杂志，2012，28（6）：549-552.

[148]　杨太珠.超声检查在胎儿畸形筛查中的应用[J].实用妇产科杂志，2010，26（7）：483-485.